The Lost
Art of Healing

잃어버린
치유의 본질에 대하여

The Lost
Art of Healing

잃어버린
치유의
본질에 대하여

○ 노벨상 수상자 버나드 라운이 전하는 **공감**과 **존엄**의 의료

버나드 라운 지음
BERNARD LOWN, M. D.

이희원 옮김

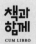

책과
함께
CUM LIBRO

일러두기

1. 이 책은 Bernard Lown의 *THE LOST ART OF HEALING*(Houghton Mifflin, 1996)을 완역한 책이다. 이 책은 2003년에 《치유의 예술을 찾아서》(몸과마음)로 번역 출간된 바 있으나 절판되었다.
2. 각주는 옮긴이가 독자의 이해를 돕기 위해 덧붙인 해설이며, 미주는 지은이가 붙인 해설과 참고문헌 출처다.
3. 외국의 인명과 지명은 국립국어원 외래어표기법을 따랐다.
4. 부록으로 실린 '질병 및 의학 용어 해설'은 옮긴이가 덧붙인 것이다.

추천의 글

버나드 라운 박사가 의료계에서 어떤 일을 해온 분인지는 책을 조금만 읽어 봐도 바로 알 수 있다. 오늘날 심폐소생술에서 사용되는 심장 제세동기(잔떨림 제거장치)나, 심실세동처럼 치명적인 부정맥을 치료할 때 사용하는 리도카인 주사 등을 현대 의료에 도입하는 데 핵심적인 역할을 한 분이다.

그런 저자가 이 책에서 강조하는 점은 환자와 의사 간의 관계 정립이다. 의사와 환자를 신뢰로 묶어주던 오랜 전통이 사라지고, 환자의 말에 귀 기울이던 의사의 자리에는 의료 장비가 대신 자리를 차지하고 있다고 말하며, 왜곡된 의사-환자 관계를 개탄한다. 환자라면 누구나 자신이 고장 난 생물학적 부품의 조립체로 인식되는 것을 원하지 않고, 의사와 동반자 관계가 되기를 원하며, 의사가 환자의 신체적 질병만이 아니라 고통받는 영혼까지도 관심을 가져주길 바란다고 말한다.

이 책을 읽고 난 뒤, 전 세계적으로 사용되고 있는 해리슨 내과 교과서 1950년대 판에서 읽은 문구가 떠올랐다. '훌륭한 의사를 만들기 위하여'라는 글에는, 학생들에게 과학적인 지식과 술기(technical skill) 외에도 인간에 대한 이해를 가르쳐야 한다고 되어 있다. 그런데 오늘날의 의대 교육은 어떠한가? 의과대학 4년 과정 동안 학생들이 배우는 것은 지식과 술기 두 가지에 집중되어 있고, 졸업 후의 전공의와 전임의 교육도 별반 다르지 않다. 실제로 의과대학 교육을 책임지고 있는 교과과정 실무자들 중에는 '의사가 진단을 잘 내리고 치료를 잘하면 그만이지, 그밖에 무엇이 더 필요한가?'라는 생각을 가지고 있는 사람들이 꽤 많다. 의과대학 전 학년의 교과과정이 일괄적으로 짜여 있고 선택 과목을 들을 기회란 거의 없는 현실에서, 별도의 시간을 마련해 '인간에 대한 이해'를 배우기란 거의 불가능하다.

추천사를 쓰고 있는 필자가 38년 전 인턴으로 근무할 때의 경험이다. 고열로 입원한 14세 어린이 환자가 있었다. 각종 검사를 시행했지만 진단이 내려지지 않은 채로 몇 개월간 투병하다가, 간신히 희귀 혈액암으로 밝혀지고 난 후 얼마 지나지 않아 환자는 사망했다. 병실에서 임종을 지켜보던 필자가 터져 나오는 울음을 참지 못하고 엉엉 우는 바람에 보호자가 오히려 필자를 위로해주는 상황이 되고 말았다. 그 어린이 환자의 이름은 아직도 생생하게 기억이 난다.

이후 40년 가까운 세월 동안 환자를 진료하면서 알게 된 것은, 환자가 호소하는 불편감이나 통증이 육체적인 문제에서가 아니라 정신적인 어려움에서 초래된 경우도 많다는 것이다. 군대에 간 외아들이 사고로 사망한 후 섭식 장애로 진료실을 찾은 환자, 3년간 뇌종양으로 투병하던 남편과 사별한 후 위통으로 진료실을 찾은 환자, 말기 암이던 배우자를 떠나보내고 잦은 대장의 통증으로 진료실을 찾은 환자, 교통사고로 갑자기 딸을 잃고 속 쓰림이 심해져 진료실을 찾은 환자 등등. 이런 분들의 경우 내시경 검사와 약물 처방만으로는 문제가 해결되지 않는다.

인간에 대한 이해 없이 유물론적 지식에 입각하여 환자를 진료하는 일은, 막힌 배관 파이프를 뚫어주는 배관공의 행위와 다르지 않을 것이다. 저자는 책에 인용한 12세기의 철학자이자 의사였던 마이모니데스의 간절한 기도, "환자가 고통받는 나의 친구임을 잊지 않게 해주소서. 그리고 내가 그에게서 질병만을 따로 떼어 생각하지 않도록 하소서"를 항상 명심하며 살아왔다고 고백한다. 이 책은 자신의 환자였던 분들에게 드리는 작은 선물이며, 그들은 자신을 의사로 만든 위대한 스승이었다고도 말한다. 2,500년 전 히포크라테스가 한 아래의 말은 현재에도 여전히 유효하다. "인간에 대한 사랑이 있을 때 의술은 사랑이 된다. 어떤 환자들은 의사가 그들의 어려운 처지를 이해하고 자신들을 안심시켜주기만 해도 건강을 회복한다."

의과대학생과 간호대학생 그리고 의료인들이 필수적으로 읽어야 할 책이라고 생각한다. 그리고 인간을 바라보는 깊이 있는 통찰을 담고 있다는 점에서 일반 독자들에게도 일독을 권한다. 더불어 책 후반부에 재치 있게 제시된 '의사를 대할 때 알아두어야 할 몇 가지 중요한 지식들'이라는 팁도 놓치지 마시기를.

서울대학교 의과대학 교수 정현채

한국의 독자들에게

　나의 책이 한국에서 번역되어 출판된다고 하니 매우 기쁩니다. 지금은 전 세계적인 위기의 시대이며 의료제도 역시 위기에 처해 있습니다. 현재 미국에서는 의사들에 대한 불만이 최고조에 달해 있습니다. 과거 어느 때보다 의사들이 더 많은 질병을 치료하고 생명을 연장할 수 있지만 대중들의 불신은 오히려 더 커졌고 의사들에 대한 반감까지 나타나고 있습니다. 현재의 의료제도에 대해서는 의사들도 불만이 많습니다. 그들은 의사 결정이나 진료에 자율권이 없고 환자에게 최선의 치료를 해줄 수 없다고 말하고 있습니다. 이 시점에서 우리는 과연 의사들이 계속해서 인간의 존엄성을 다루는 전문가 역할을 할 수 있을지, 아니면 단순히 고장 난 신체 일부를 고치는 기술자로 전락할 것인지를 심각하게 생각해보아야 합니다.

　의료제도에 닥친 위험은 깊은 근원을 가지고 있으며 제가 보기에는 모든 인간관계와 행위가 시장 기능에만 의존하는 것과 관계가 있습니다. 그로 인해 인간의 기본적 가치가 변질되고 사람들 사이의 관계가 단절되어가고 있습니다. 한국에서는 이와 같은 문제가 어쩌면 더 심각할지도 모릅니다. 한국의 모든 의료인들뿐만 아니라 대중들도 문제를 인식해야 합니다.

미국의 의료에 대해 기록한 이 책이 한국의 대중들과 의사들에게 어떤 의미를 가질 수 있을지 생각해보았습니다. 대답은 자명합니다. 민족이 다르고 인종이 다르며 서로 다른 문화 환경 속에서 살아갈지라도 우리 인간들은 그 이상의 것을 서로 공유합니다. 그것은 우리의 신체적 생김새가 비슷하다는 말이 아니라 태어나서 자라고, 늙어가고, 죽게 되는 과정에서 부딪히는 커다란 문제들이 서로 비슷하다는 의미입니다. 한국의 의사든 미국의 의사든, 또는 서로 다른 영역에 종사하는 의사든 모두 다 같이 우리 인간들의 고통을 완화시키고 건강을 증진시키고자 하는 같은 목적을 가지고 있습니다.

이 책에서 강조하고 있는 문제는 특히 한국의 상황에서는 더욱 의미를 가질 수 있을 것입니다. 한국의 의료제도는 미국을 모델로 하여 출발했을 뿐 아니라 어떻게 보면 잘못된 방향으로 급속히 진행되고 있기도 합니다. 한국에서는 전문의가 차지하는 비율이 세계에서 제일 높으며 일반의는 전체의 3분의 1을 밑돕니다. 그리고 전문의 중에서도 4분의 1이 두 가지 이상의 전문 과목을 표방합니다. 전문의는 자신의 전문 영역에만 집중적인 관심을 가진 의사입니다. 또 그러한 집중적인 관심으로 인해 의료 장비에 의존하게 되고 이는 의사와 환자 사이의 이해와 신뢰 구축에 장애가 되기도 합니다. 의사들이 점점 더 최신 약을 처방하는 배

후에는 제약 회사가 있고 의사들은 이들 회사와 결탁하여 이익을 취하고 있습니다. 내가 알기로 한국은 세계에서 약제비가 가장 높은 나라입니다. 한국의 건강보험 총지출에서 약제비가 차지하는 비중은 30퍼센트를 넘고 있는데, 약제비가 차지하는 비중이 높다는 비판이 크게 제기되는 미국에서조차 그 비중이 10퍼센트에 불과한 것이 비교됩니다.

한국에서 의료비로 인한 경제적 문제는 점점 더 심각해지고 있으며, 다른 신흥 개발도상국들과 마찬가지로, 점점 증가하는 노령 인구의 건강 문제가 중요한 주제로 대두되었습니다. 향후 10년 이내에 심장 질환은 사망과 장애의 가장 중요한 원인이 될 것으로 예상되지만, 심혈관 질환이 증가하는 이유에 대한 인식이 아직 부족합니다. 수명이 늘어난 것도 그중 한 가지 원인이지만 세계화 경향으로 인한 경제적·문화적 영향도 중요한 역할을 할 것입니다. 농경 위주의 작은 공동체의 일원이었던 사람들이 거대한 기업체에 소속되고, 상품도 소상점에서 취급하던 식품이나 과일·채소 대신에 고지방·고단백의 육류와 복합탄수화물이 자리 잡았습니다. 칼로리 섭취는 증가하는데도 신체 활동은 오히려 감소하여 비만 인구가 크게 증가했습니다. 인구의 도시 집중, 대단위 실업, 폭력의 난무 등 사회적·정신적 스트레스도 한 원인입니다. 흡연율 증가도 큰 역할을 하여 관상동맥성 심장 질환이 늘어나고 있습니다.

한국이 이러한 문제들을 어떻게 다루는가에 따라 국민들의 건강뿐만 아니라 사회적 안녕도 큰 영향을 받게 될 것입니다. 미국의 의료제도를 답습한 전문 과목 중심의 치료, 고도의 의료 장비 중심의 병원 진료는 엄청난 재정적 부담을 안게 되므로 사회의 다른 부문에 투자할 자원을 잠식하는 결과를 초래하게 됩니다. 세계에서 가장 부유한 국가인 미국에서도 이러한 형태의 의료제도로 인해 재정적 부담을 감당할 수 없어 의료개혁을 추진하고 있습니다. 그러나 이것은 과학적 진료를 반대한다는 의미가 아니며, 반대로 과학이 더욱 발전하여야 우리 인류가 당면하고 있는 중요한 건강 문제들을 정복할 수 있습니다. 우리는 앞으로 한국 사회에서 중요한 건강 문제가 될 심장 질환의 급속한 증가를 막거나 늦추기 위해서는 예방적 방법이 가장 중요하다는 사실을 잘 인식해야 합니다. 그리고 의사들이 진료 과정에서 마주하게 되는 환자들의 건강 문제 중 대부분은 현대사회에서 살아가면서 겪는 환자들의 스트레스와 관련이 있습니다.

개별 환자의 안녕을 생각하며 환자의 이야기를 듣는 데 관심을 갖고 많은 시간을 투자하면 환자가 말하는 대부분의 건강 문제를 비싼 진료비를 들이지 않더라도 해결할 수 있습니다. 인간애를 지닌 의술과 인간의 존엄성에 가장 관심을 두고 쓴 이 책이 인간의 삶이 가지는 고귀함에 대한 존경심을 높일 수 있기를 기대합니다. 그러한 존경심은 개인의 건강을 도울 뿐만 아니라 사회 공동체의 안녕도 증진시킬 수 있을 것입니다.

버나드 라운

여는 글

의학이 눈부시게 발전함에 따라 과거에는 불가능했던 질환들이 완치되고, 사람들은 과거 어느 때보다 더 오래 그리고 더 건강하게 살아갈 수 있게 되었다. 현재 미국의 의학 수준은 세계 제일로 인식되고 있다. 하지만 환자들은 의사들에 대해 더 큰 불만을 나타내고 있다. 의사들이 점점 많은 질환들을 정복해가고 사람들의 생명을 연장시키고 있음에도 많은 미국인들은 의사라는 직업을 신뢰하지 않으며 적대감을 표시하기까지 한다. 그러나 미국의 의료제도가 위기 상황이라는 지적에 대해 의사들은 동의하지 않는다. 매년 수천억 달러라는 천문학적 액수의 의료비가 지출되는 미국의 의료제도가 지닌 문제의 해결책은 대부분 이러한 지출의 억제에 중점을 두고 있다. 하지만 이 책에서 나는 미국 의료제도의 문제에 대해 다른 결론을 내린다.

폭발적으로 증가한 의료비가 전적으로 미국 의료제도의 심각한 위기 상황을 초래한 것은 아니다. 경제적인 문제는 단지 일부일 뿐이며 문제의 본질은 이보다 훨씬 깊은 곳에 있다는 것이 나의 생각이다. 나는 현재 위기의 근본적 원인을 의술이 본래의 형태와 신념을 망각한 데 있다고 본다. 수천 년 동안 관습적으로 전해져오던 의사와 환자 사이의 신뢰관계가 단절되고 있다.

나는 의사로서 살아오면서 의술이 최고의 존경을 받던 시기도 경험했으며 이제는 사회적으로 의술의 지위가 하락해가고 있는 과정을 지켜보고 있다. 20세기 중반에는 의사가 다른 어떤 전문인들보다 존경을 받았지만, 의학이 과거 어느 때보다 발전한 지금 의사들의 지위는 하락하고 퇴색했다. "죄인을 의사들의 손에 맡겨라"라고 한 구약성서 시대를 제외하면 의사들에 대한 평판이 오늘날보다 더 나빴던 시기는 없었다.

이러한 퇴락은 단지 한두 가지 요인에 의한 것이 아니다. 45년간 의사 생활을 하며 얻은 느낌은 의술이 매우 중요한 무엇인가를 잃어가고 있다는 생각이다. 이제 의료 행위는 상업화되었다. 3,000년 동안 내려오며 의사와 환자 사이를 신뢰로 묶어주던 전통이 이제는 새로운 관계로 대체되었다. 치유healing는 처치treating로 대체되고, 치료caring 대신 관리managing가 중요해졌으며, 환자의 말에 귀 기울이던 의사는 사라지고 그 자리를 의료 장비가 대신한다. 이러한 관계에서는 고통받는 인간으로서의 환자라는 존재가 잊히고 만다. 첨단 의학 기술의 도입도 분명히 한 가지 요소로 작용했다. 초음파, 내시경, 혈관조영술 등으로 촬영된 과학적인 영상에 비해 환자가 말하는 병력은 다분히 주관적이고 비논리적이며 별로 중요하지 않은 것으로 취급된다. 또한 환자로부터 자세한 병력을 얻어내기 위해서는 긴 시간 동안 병력을 청취해야 하는데, 일부 의사들은 환자와 대화하기보다는 의료 장비에 더 의존한다.

　의과대학 시절부터 몸에 밴 오만한 자세도 의사들에 대한 존경심을 흐리게 만드는 요인이다. 의과대학에서 가르치는 인간 존재의 모델은 그저 생화학적인 요소가 복잡하게 결합된 개체로 축소되어 있다. 환자란 하나 혹은 몇몇 기관들의 기능에 문제가 있거나 이러한 결합체가 적절히 기능할 수 있도록 하는 조절 장치에 문제가 생긴 대상물일 뿐이다. 이러한 관점에서는 의사는 엄격한 과학자이며, 고도로 정교한 기술을 이용하여 흥미진진한 과학적 탐구를 수행하는 사람이다.

　이러한 시각의 배경에는 질병을 인식하는 현재의 철학뿐만 아니라 경제적 동인도 큰 역할을 한다. 병력 청취나 환자와의 상담보다는 의료 테크놀로지의 이용이 더욱 높은 수가를 받는다. 환자나 가족들과 상담하는 시간에 수술이나 복잡한 시술을 하면 열 배 이상의 경제적 이익을 얻을 수 있다. 과도하게 많은 시술 문제 외에도, 현재의 임상의학이 질병의 예방이나 건강 증진은 소홀히 한 채, 급성이나 응급 질환에 중심을 두는 점도 문제이다. 사실 비용 편익의 면에서 본다면 질병에 대한 예방적 접근이 가장 효과적이지만 이는 거의 무시된다. 오직 질병의 치료만이 중요할 뿐 예방의학의 역할은 미미한 것으로 취급되고 있다.

　이러한 상황을 변화시키기 위해서는 경제적인 노력만으로는 불가능하다. 부패의 고리는 의사들이 과거와 같이 자신들을 치유자healer로서 자리매김할 때에만 끊어질 수 있다. 수필가인 아나톨 브로야드Anatole Broyard가 전립선암으로 사망하기 직전에 쓴 글에서 의사들에 대한 이러한 바람을 엿볼 수 있다.

나는 의사들이 내게 많은 시간을 할애해주기를 바라지 않는다. 단 5분만이라도 내가 처한 상황에 대해 심사숙고하고, 한 번이라도 그들의 진심 어린 배려를 받고, 잠시의 순간이라도 그들과 내가 교감하고, 나의 신체적 어려움만이 아니라 정신도 위로받으며, 환자들을 일률적으로 대하지 않고 …… 그들이 나의 신체에 대해 혈액검사나 골조영술을 처방하듯이, 나의 전립선뿐만 아니라 나의 마음까지도 살펴봐주기를 원한다. 이러한 것들이 없다면, 나는 그저 하나의 질병에 지나지 않는다.

—아나톨 브로야드, 《뉴욕타임스 매거진 New York Times Magazine》, 1990년 8월 26일.

나는 독자들과 임상 경험을 나누기 위해 이 책을 쓴 것이 아니다. 나는 이 책을 통해서 오늘날과 같이 어려운 시기에 꼭 필요한 생각들이 독자들에게 전달되기를 원한다. 모든 것을 자기 안으로 빨아들이는 블랙홀과 같은 개인주의 사회에서, 인간 존재를 인격체로 생각하며 진료 행위를 하는 일은 과거 어느 때보다 중요하다.

치유를 할 때는 과학이 간과되어서도 안 되지만 너무 과학에만 치우쳐서도 안 된다고 생각한다. 즉, 치유를 위해서는 예술과 과학이 동시에 필요하며 신체와 정신을 함께 살펴야 한다. 고통과 두려움에 싸인 한 인간 존재의 운명을 깊이 생각할 수 있어야만 의사는 개인적 특수성 속으로 편입해 들어갈 수 있다. 환자를 질병과 따로 떼어놓고 보아서는 안 된다. 환자는 그 이상의 존재이다. 이렇게 환자 각자에 대해 폭넓은 접근을 하면 임상적 상상력이 활짝 열리고, 판단이 정확해지며, 중요한 결정을 내릴 때의 갈등이 줄어든다. 그리고 이렇게 함으로써, 의사들은 의학적 기술만으로는 판단이 힘든 불확실한 문제들을 다룰 때 더욱 자신감을 얻게 된다. 그러면 환자와 의사 간에 서로 대등한 동반자 관계가 형성된다. 환자가 자신감을 얻게 되면 의사도 자신감 있게 치료할 수 있다. 반세기 전 하버드 의과대학의 교수였던 프랜시스 피바디Francis Peabody는 치료의 비밀은 환자에 대한 관심에 있다고 말한 바 있다.

환자가 처음 방문했을 때 그의 말을 주의 깊게 들어주면 환자에게 관심을 가지고 진료하는 의사라는 신뢰감을 심어줄 수 있다. 이를 위해 의사는 자신이 가진 모든 감각을 동원해야 하며, 이것은 진단을 위해 의사가 사용할 수 있는 수단 중 가장 강력한 것이라 할 수 있다. 사실, 의사는 환자에게서 병력을 잘 수집하기만 해도 약 70퍼센트의 확률로 정확한 진단을 내릴 수 있으며, 이것은 현재의 어떤 검사나 기술보다 더 효과적인 수단이다. 환자가 의사에게 호소하는 증상의 대부분은, 특정 장기 혹은 장기들의 증상을 말하더라도, 살면서 겪게 되는 고난에서 발생하는 것들이 대부분이기 때문이다. 예를 들어 마음의 상처로 나타나는 증상들은 아무리 훌륭한 현대적 진단 장비로도 찾아낼 수 없지만, 의사는 자신의 귀로 들리지 않는 환자의 한숨 소리를 듣고 눈으로 보이지 않는 애원의 눈물을 볼 수 있다.

물론, 냉정한 현실주의자들은 이런 말들을 모두 허튼소리로 치부해버릴지도 모른다. 그러나 그러한 현실주의자들도 경제 원리에 동의하지 않을 수는 없을 것이다. 즉, 의사가 환자의 전 인격체 속으로 개입해 들어가는 것이 가장 효과적으로 진단을 내릴 수 있는 방법이라는 점 말이다. 중년의 남성이 가슴 통증을 호소하면 병원에서는 값비싸고 힘든 검사를 시행하기 일쑤이다. 의사들은 이런 환자들에 대해 획일적인 방법으로 진료하는 경우가 많다. 건성으로 병력을 청취하고 나서 협심증과 같은 중대한 관상동맥 질환일 수 있으니 검사를 받아야 된다고 말한다. 그러면 환자는 즉시 그리고 충실히 검사를 받는다. 2주일 넘도록 그 힘든 관상동맥조영술을 비롯하여 각종 값비싼 검사들을 받게 되는데, 이 기간은 환자에게 악몽같이 느껴질 것이다. 그리고 마침내, 혈관조영술이 정상으로 나타났으며 환자가 느끼는 가슴 통증이 심장과는 무관하다는 의사의 말을 듣게 된 환자는 의사의 기술과 철저함에 존경심을 갖고, 자신의 심장 내부까지 들여다보는 현대 기술의 마술적인 위력에 깊은 감명을 받는다. 이렇게 환자가 기뻐하는 모습을 본 의사는 자신이 올바르게 진료했다는 확신을 얻는다. 환자에게 최악의 상황을 말하는 것이 좋다는 생각은 의사에게 심리적으로뿐만 아니라 경제적으로도 이익이 되는 일이다.

장황하게 이야기할 필요 없이, 나는 40년이 넘도록 의사 생활을 해오면서 가슴 통증을 호소하는 환자를 수천 명 진료해왔다. 이들 가운데 90퍼센트는 차분한 병력 청취만으로 협심증이 아님을 진단할 수 있었다. 지금으로부터 2세기 전에 협심증에 대해 최초로 그리고 매우 자세히 기술한 윌리엄 헤버든William Heberden 박사도 마찬가지 견해를 밝힌 적이 있으며 그 후로 이루어진 기술적 진보도 이러한 견해를 넘어서지 못했다. 대부분의 사례에서는 주의 깊게 환자의 증상을 듣는 것만으로도 가슴 통증의 원인이 관절염이나 심리적 스트레스, 소화불량 등의 일상적 문제였음이 밝혀졌다. 관상동맥 질환은 체내 지방질 이상이나 당뇨병, 고혈압 등이 없으면 거의 나타나지 않으며, 특히 가족력에서 심장 질환이 없거나 담배를 피우지 않거나 특별한 정서적 스트레스가 없는 경우에도 드물다. 이러한 정보는 병력 청취나 간단한 몇 가지 검사로만으로도 충분히 알아낼 수 있다. 입원시키지 않고 외래로 환자를 진료하는 것도 중요한데, 그럼으로써 환자의 불안감을 해소시키고 많은 사회적 비용을 절감할 수 있다. 외래 진료와 입원은 비용이 거의 다섯 배나 차이가 난다. 단지 가슴 통증 하나를 진단하기 위한 과잉 검사로 매년 수십억 달러를 낭비하고 있다. 의료제도에 닥친 재정적 위기는 궁극적으로 의술의 위기라 할 수 있으며 이에 대해는 뒤에서 자세히 다룰 것이다.

일부 비판적인 독자들은 내 의견이 현재 미국에서 쏟아지고 있는 의료 정보들과 배치된다고 생각하여 동의하지 않을지도 모른다. 내가 누구이고 어느 정도나 진실인지는 이 책을 읽으면 알 수 있겠지만, 여기서는 내가 어떻게 해서 이러한 생각을 굳히게 되었는지를 간단히 설명하겠다.

오랜 세월 동안 의학적 사례들을 수집해오던 어느 날, 나는 내가 만났던 환자들에 대해 간단한 메모를 해두기 시작했다. 사례들을 다시 살펴보면서, 초기 수련 과정의 영향으로 인해 나는 내가 환자들마다 가지고 있는 고유한 특징을 중요시한다는 점을 늦게나마 깨닫게 되었다. 1942년 존스홉킨스 의과대학에 입학했을 때, 나는 환자의 행동을 이해하는 수단이 될 수 있는 정신과에 매료되었지만 곧 정신과라는 영역이 과학적 엄격성을 결여하고 중세적인 교조주의에 빠져 있다고 생각하여 관심을 버렸다. 나는 질서를 추구했고 엄격한 대칭성을 염원했으며 과학적인 예측을 할 수 있기를 바랐다. 정신과는 확실히 내가 전공할 분야가 아니었다. 젊은 시절 낭만적인 생각에 과학은 인체의 신비를 풀고 질병이 발현하는 기전을 밝혀내줄 것 같았다. 나는 과학기술의 발전에 흠뻑 빠졌고 내가 과학적 발견의 장대한 대열에 동참할 수 있기를 진심으로 원했다.

당시, 심장학은 가장 급속히 발전하는 의학 분야였다. 의과대학을 막 졸업하던 1945년에는 노벨상 수상자인 앙드레 F. 쿠르낭*과 디킨슨 W. 리처즈**가 심도자법을 도입해 심장학에 새로운 지평을 열었다.

처음으로, 원격 조절할 수 있는 도자를 심장의 각 방으로 넣어 정확한 정보를 얻을 수 있게 된 것이다. 과거에는 임상적 관찰을 바탕으로 한 추측에 의해서 정보를 얻었으나 심도자법이 도입되면서 직접 측정해 얻은 정보로 과학적 설명을 할 수 있게 되었다. 선천성 심장기형이나 이상판막을 교정하는 수술 방법과 관상동맥을 우회하여 이식하는 수술 방법 등이 혁신되었다. 심장학 분야에 커다란 발전이 이루어진 것이다.

내가 의사 생활을 시작할 때는 결핵이나 소아마비와 같은 감염성 질환이 크게 줄어든 상태였기 때문에 선진국에서는 심장병으로 인한 사망이 크게 대두되고 있었다. 미국에서는 90초에 한 명이 심장 질환으로 사망했다. 복잡하고 어려운 문제가 해결을 기다리며 산재해 있었다. 그러나 새로운 과학적 발견들은 진료 방법이나 질환들을 대부분 해결할 수 있게 되었다. 낙관론이 팽배해졌다.

나는 보스턴에서 20세기 최고의 심장학자라 할 수 있는 피터 벤트 브

---

* **앙드레 F. 쿠르낭Andre F. Cournant(1895~1988)**
  프랑스 출신의 미국 의사, 생리학자. 심장 카테터법과 순환에 관련된 발견으로 베르너 포르스만Werner Forssmann, 디킨슨 리처즈와 함께 1956년 노벨생리학·의학상을 수상했다.

** **디킨슨 W. 리처즈Dickinson W. Richards(1895~1973)**
  미국의 내과 의사. 1956년 앙드레 쿠르낭, 베르너 포르스만과 공동으로 노벨생리학·의학상을 수상했다.

리검 병원의 새뮤얼 A. 레빈Samuel A. Levin 선생님과 일하면서 전임의 과정을 이수했다. 레빈 선생님은 당시 하버드 의과대학 교수였으며 피터 벤트 브리검 병원은 후에 브리검 여성병원으로 이름이 바뀌었다. 나의 첫 번째 연구 대상은 심부전 치료제로 2세기 넘게 사용되어오던 디기탈리스라는 오래된 약물이었다. 그 약은 매우 효과적이지만 어떤 경우에는 심장박동에 심각한 장애를 일으켜 사망하는 경우까지 있었다. 나는 칼륨이 디기탈리스의 안전한 사용에 중요한 역할을 한다는 사실을 발견했다.

나는 젊은 나이에 여러 가지를 잇따라 발견하여 세계적인 주목을 받게 되었다. 특히 심장소생술을 위한, 직류전류를 이용한 심박동 전환의 기술을 개발하여 심장박동이 빨라지는 여러 빈맥성 부정맥을 치료할 수 있게 되었다. 그 기술은 많은 사람들의 생명을 구했을 뿐만 아니라 관상동맥 질환 치료 병동을 운영하는 데 기반이 되었고, 관상동맥우회술 등의 심장 수술을 활성화시키는 효과도 가져왔다. 그리고 우리는 돌연사라는 무서운 원인을 밝히는 커다란 업적도 이룩했으며 그 예방법에 대해서도 연구했다.

레빈 선생님 외에 나의 삶에 큰 영향을 준 다른 사람은 프레드릭 스테어Fredrick Stare 교수이다. 스테어 교수는 하버드 공중보건대학원에 최초로 영양학교실을 개설하고, 나의 초기 연구에 많은 도움을 주었다. 그 영양학 교실에서 대규모 연구 실험실을 관리하면서도, 나는 그의 도움으로 임상에 충실할 수 있었다. 결국 나의 의학적 관점들은 상아탑 속에서 형성된 것이 아니라 직접 환자를 진료하며 얻은 경험과 지식들을 바탕으로 한다고 할 수 있다.

의사로서 내가 지닌 철학은 여러 요인의 영향을 받았다. 외국인, 유대인의 랍비적 전통, 책에 대한 사랑 그리고 무엇보다도 의학과 끊임없이 맺어온 사랑이 그것이다. 40여 년간의 의사 생활을 통해 나는 치유의 예술이 갖는 마술적 힘에 점점 더 매료되었으며 12세기의 위대한 철학자이자 의사인 마이모니데스*의 간절한 기도를 늘 명심하며 살아왔다.

"환자가 고통받는 나의 친구임을 잊지 않게 해주소서. 그리고 내가 그에게서 질병만을 따로 떼어 생각하지 않도록 하소서."

나는 의사로서 커다란 자부심을 느끼고 있다. 의사는 한 번도 공연된 적이 없는 연극 무대 앞의 제일 앞자리에 앉아 있다고 할 수 있다. 예술은 삶을 모방하는 것일 뿐 삶 자체를 그대로 보여줄 수는 없다. 의사는 한 인간의 사회사와 문화사의 여러 사건들이 얽혀 있는 연극의 관객이다. 환자에게 진료비를 청구하면서 나는 죄스러운 마음을 가질 때가 많다. 의사라면 누구나 그러한 마음을 가질 수밖에 없을 것이다. 한 사람이 건강하게 그리고 오래 살 수 있도록 도와주는 행위보다 더 기쁨을 주는 일은 없을 것이다.

이 책은 나의 환자였던 분들에게 드리는 작은 선물이다. 그들은 나를 의사로 만든 위대한 스승이었다.

* **마이모니데스Maimonides**
  본명은 모세스 벤 마이문Moses ben Maimun. 유대계의 철학자이자 신학자, 의학자, 천문학자. 이븐 루시드Ibn Rushd(아베로에스Averroës)와 함께 칭송되는 중세 유럽 최고의 학자다. 그의 사상은 마그누스, 토마스 아퀴나스 등에 영향을 끼쳤다.

차례

1부

진단에 대하여

의사가 병력 청취를 하는 이유는 무엇인가?
가장 기본적인 목적은 의학적인 문제와 함께 증상 뒤에
숨어 있는 한 인간을 이해하는 것이다.

환자의 말이
곧 핵심이다

오늘날과 같은 기술혁명 시대에 사는 사람들은 의료 서비스를 이루는 가장 기본적인 요소가 인류 문명의 태동기에 형성된 것이라는 사실을 흔히 잊곤 한다. 2,500년 전 히포크라테스Hippocrates는 이렇게 말했다.

"인간에 대한 사랑이 있을 때, 의술은 사랑이 된다. 어떤 환자들은 의사가 그들의 어려운 처지를 이해하고 자신들을 안심시켜주기만 해도 건강을 회복한다."

16세기의 위대한 의사인 독일의 파라켈수스*는 의사가 갖추어야 할 기본적인 자질로 "환자와 그의 몸 그리고 질병을 이해할 수 있는 직관

---

* 파라켈수스Paracelsus(1493~1541)

16세기에 활동한 의학자이자 화학자. 의학 속에 화학의 개념을 도입하여 '의화학'의 원조가 되었다. 의학 혁신을 위해 성급한 개혁을 시도하다가 사람들의 반감을 사서 1528년 추방당한 후 잘츠부르크에서 병사했다.

과 더불어, 환자의 영혼과 정서적 교류를 할 수 있는 감수성과 자세"가 필요하다고 했다.

오늘날과 같이 과학적 진료가 중시되는 시대에도 이러한 원칙들은 절대적으로 유효하다. 나는 의사 생활을 하는 동안 이러한 가르침에 충실하고자 노력했다. 이런 생각은 하늘이 내린 것도 아니며 어떤 유전적 자질에 기인한 것도 아니다. 훌륭한 스승들이 내게 의사의 길을 가르쳐주었다. 나는 그분들 중에 새뮤얼 레빈 선생님이 근무하던 보스턴의 피터 벤트 브리검 병원에서 1950년에 의사로서의 생활을 시작했다. 선생님 곁에서 2년을 보낸 후 그분은 나의 정신적 스승이자 삶의 본보기가 되었지만, 처음에는 나의 발전에만 집착한 나머지 별로 배울 것 없는 한갓 노인네 정도로 생각했다. 선생님이 하는 이야기는 너무 많이 들어서 지겨울 정도였고, 매일 아침 함께 병실을 회진하는 시간에 차라리 좀 더 생산적인 연구 활동을 하는 편이 낫겠다고 생각한 적도 있다.

6개월 동안 나는 회진에 참여하지 않고 외래 심장병 센터에서만 일주일을 보내기도 했다. 그러나 얼마 지나지 않아 내가 어리석었다는 것을 인정할 수밖에 없었다. 선생님이 진료한 환자와 내가 진료한 환자들이 보인 반응은 너무나 큰 차이가 났다. 선생님은 환자의 병리적, 생리적 상태에 관해 많이 알지도 못하면서, 또 내가 보기에 불확실한 약물을 처방했음에도 환자들이 호전되고 완전히 회복되기도 한 반면, 나는《뉴잉글랜드 의학협회지 New England Journal of Medicine 》에 실린 최신 의학 지식을 바탕으로 환자를 진료했는데도 결과가 레빈 선생님보다 훨씬 안 좋았다.

나는 충격을 가라앉히기 위하여 일주일에 6일간 선생님의 아침 회진을 따라다니며 치유의 예술을 배우고자 했다. 그 후 선생님과 11년을 함께한 후에야 비로소 임상의사로서 확신을 갖게 되었기 때문에 의사들 중에서 발전이 늦어질 수밖에 없었다. 그러나 나는 이 과정을 거치면서, 각자 다른 특징을 지닌 환자들을 특성에 따라 빨리 인식하고 환자 개인에 맞는 처방을 내릴 수 있게 되었다.

이 기간 동안, 선생님에 대한 경외심은 커져갔다. 선생님은 윌리엄 오슬러* 박사와 함께 의술을 '불확실성의 과학, 확률의 예술'이라고 정의했다. 환자의 병력을 꼼꼼히 듣고 진찰을 하면 많은 정보를 얻을 수 있다고 믿었으며 또한 의과학의 발전을 적극 수용하여 이를 임상에 적용하는 것도 중요하지만, 가장 중요한 것은 의사의 마음가짐이며 여러 가지 복합 검사가 이를 대체할 수 없다는 신념을 가지고 있었다. 선생님은 3만 명 이상의 심장병 환자를 진료했지만 환자들 모두가 각각 선생님의 뇌리에 깊이 각인되어 있었다. 자신이 맡은 환자와 관련된 정보를 놀라우리만큼 상세히 파악하고 있었으며 이를 바탕으로 임상적으로 탁월한 능력을 보였다. 선생님은 무엇보다 환자가 가진 문제의 핵심에 파고들었던 것이다.

선생님은 협심증의 특성과 관련해서 심장병 전문의사로서 새 장을 열었다. 놀랍게도 나는 선생님이 협심증 진단에서 실수하는 것을 한 번도 본 적이 없다. 특히 관상동맥 이상에서 오는 흉부의 불편감을 호소하는 경우는 더욱 정확히 진단했다. 선생님은 의사가 환자들에게 상세하

---

* **윌리엄 오슬러William Osler(1849~1919)**
  캐나다의 의학자. 몬트리올 맥길 대학교 의학부를 졸업하고 존스홉킨스 대학병원의 내과 과장을 겸임했다. 《의학의 원리와 실제》, 《근대 의학의 개혁》과 같은 명저를 남겼다.

고 신중하게 병력을 물어보면 협심증을 진단할 수 있다고 설명했다. 요즈음의 의사들은 이러한 상세한 병력을 간과하거나 아니면 병력 청취를 소홀히 하는 경향이 많아 잠재적인 협심증을 거의 놓치고 있다. 현재는 관상동맥 질환을 진단할 때, 관상동맥조영술을 비롯한 관혈적 방법은 물론 비관혈적 방법도 많이 이용한다. 1993년에 미국에서 시행된 약 100만 건의 관상동맥조영술 검사 중 20만 건에서 관상동맥이 정상이라는 결과가 나왔다. 선생님의 가르침을 염두에 두었더라면 이렇게나 많은 환자가 값비싼 검사를 받지 않아도 되었을 것이다.

처음으로 협심증 환자를 진단할 때, 나도 선생님의 가르침을 적용했다. 선생님은 위치를 물어보는 기술, 예를 들어 환자에게 '통증'이 느껴지는 위치를 '손가락으로 짚어보도록' 하는 방법 등을 가르쳐주었다. 협심증은 통증처럼 느껴지지 않으며, 그 부위가 손가락으로 가리킬 수 있는 한 군데에 한정되지도 않는다. 만약 환자가 가슴의 한 지점을 가리킨다면, 일단은 협심증이 아니라고 할 수 있다. 반대로, 특정 부위를 가리키지 않고 주먹을 움켜쥐거나 손바닥을 가슴 가운데에 올려놓으면 협심증이 의심된다. 그리고 환자가 "통증이 아니고 어디라고 꼭 집어 말할 수 없이 가슴을 누르거나 쥐어짜는 느낌이다"라고 표현한다면 진단은 거의 확실해진다. 선생님은 진단을 위한 여러 가지 다른 근거들도 가르쳤는데, 이러한 가르침을 따랐을 때 의사들은 환자와의 첫 면담 때부터 협심증을 거의 놓치지 않았다.

1960년대에 내가 로스앤젤레스에서 외래교수로 근무하던 시절 M 박사라는 분이 선생님을 무척이나 존경한다고 말한 적 있다. 그는 초기에 선생님에게 수련을 받던 의사였는데, 건강해 보이는 젊은 남자가 상복부에 불편을 호소하면서 자신들에게 진료받으러 왔던 때의 일을 이야기했다. 레빈 선생님은 환자에게 몇 가지 질문을 해본 뒤, 증상으로 볼 때 협심증이 확실하다고 설명한 후 진료 기록부에 '협심증을 앓고 있는 환자'라고 간단히 기록했다고 한다. 사실, 환자는 겨우 34세에 불과했으며 관상동맥 질환의 위험 요인을 가지고 있지 않았다. 검사 결과 환자는 커다란 횡격막탈장으로 인하여 젊은 사람에게는 드문 비특징적인 증상을 보였음에도 이를 선생님은 협심증이라고 진단했던 것이다. M 박사는 그 이야기를 예로 들며 이렇게 말했다.

"레빈 선생님은 보통 분이 아니셨습니다. 그는 진료 기록부에 굵은 글씨로 '내가 잘못 진단했음'이라는 내용을 추가했죠. 그 정도 실수야 쉽게 은폐할 수 있었지만 레빈 선생님은 그렇게 하지 않았습니다. 선생님이 어떤 사람인가를 보여주는 일화이지요."

이 일이 있은 후, 레빈 선생님과 병실 회진을 하게 되었을 때 나는 횡격막탈장 환자에게도 이러한 형태의 복부 불편감이 자주 나타나는지를 물어보았다. 그러자 레빈 선생님은 "물론 아니지. 나는 환자가 관상동맥 질환을 앓고 있고, 말하는 증상으로 보아 협심증으로 인한 것이 틀림없다고 확신하네"라고 대답했다.

내가 "그럼 그때 진료 기록부에는 왜 그렇게 기록하셨나요?"라고 묻자, 선생님은 빙그레 웃으며, "나는 교수일세. 오류가 전혀 없는 사람은 없다는 사실을 가르치는 것도 중요하네. 천하의 레빈도 실수를 한다네"라고 말했다. 나중에는, "내 말 한마디에 매달리는 젊은 의사에게 왜소한 모습으로 보이기 싫어서이기도 했지"라는 말도 했다.

하지만 그 일화는 복잡하고 비극적으로 전개되었는데, 그로부터 3년 후 37세에 불과한 이 남자에게 심한 심장발작이 일어나고 말았다. 처음 진단이 옳았던 것이다. 돌이켜보면 레빈 선생님이 협심증이라고 말한 후 진단이 틀렸다고 했을 때 환자는 크게 불안했을 것이다. 그러나 이 일은 40년도 더 오래전의 일이며, 당시의 의학 수준으로는 협심증의 경과를 변화시킬 방법이 없었다는 사실도 생각해야 한다.

레빈 선생님은 실을 엮어 옷을 짜듯이 작은 단서들을 모아 정확한 진단을 하는 방법을 학생들에게 가르쳤다. 가장 먼저 병력을 조사하는데, 이 과정에서 중요한 단서와 그렇지 않은 사항들을 구분하게 된다. 그런 다음에는 진찰을 하여 가능성 있는 진단을 확실히 하거나 혹은 배제시킨다. 선생님은 진단을 내리는 데 가장 중요한 도구는 청진기라고 말했다. 심장이 가진 비밀은 청진 과정에서 드러난다. 우리는 실제로 청진기를 통해 심음이나 심잡음을 듣게 된다. 레빈 선생님은 진찰을 철저히 하면 거의 대부분의 진단을 내릴 수 있다면서 흔히 말하는 검사, 즉 방사선이나 심장동영상, 심전도, 심초음파 등과 같은 최첨단 기술을 이용한 검사나 혈액검사, 소변검사 등에 의존하는 것은 임상 능력이 모자람을 드러내는 일이라고 했다.

선생님은 치료가 가능한 질환들과 관련된 아주 작은 단서들을 많이 알고 있었다. 예를 들어, 심장판막 질환인 아급성 세균성 심내막염은 대부분 심잡음이 들리며 기존에 만성 심방세동이 있던 환자에서도 매우 드물게 발생하므로, 의사들이 이를 알고 있으면 환자들에게 힘들고 값비싼 검사를 시행하지 않아도 된다. 또한 선생님은 복잡한 문제를 간단히 해결하는 방법을 찾는 데도 천재적이었다. 대동맥협착증을 알아내는 방법이 대표적 예인데, 이 병은 몸의 상반신에만 고혈압을 초래하는 치료 가능한 질병이지만, 진단을 놓치는 경우가 많다. 선생님은 대동맥협착이 의심되면 의사가 손으로 환자의 엄지발가락과 엄지손가락을 동시에 누른 후 손을 떼면 눌렀던 발가락 부위는 손가락에 비해 혈색이 늦게 돌아온다는 사실을 이용했다. 이 방법은 검사하는 데 불과 10초 정도밖에 걸리지 않으며, 손과 시계 외의 다른 장비도 필요없기 때문에 비용도 들지 않는다.

레빈 선생님은 또 갑상선중독증으로 인한 심장 장애도 즉시 찾아냈다. 당시에는 이 병이 흔히 간과되었으며, 거의 대부분의 의사가 이 병을 의심해보지 않던 시기였지만 선생님은 정확하게 찾아냈다. 갑상선중독증에서 비롯된 심장 질환을 앓고 있는 환자는 심장 질환이나 부정맥증의 특징적 증상을 많이 나타내지만, 근본 원인은 심장이 아니고 기능이 항진된 갑상선에 있으므로 심장의 상태는 완치가 가능하다. 선생님은 이를 위해 여러 가지 사소하게 보일 수도 있는 단서들을 찾았다. 즉, 환자에게 손을 펴게 했을 때 손가락의 약한 떨림, 식욕은 왕성한데도 체중이 늘지 않거나 오히려 줄어듦, 정상적인 장운동의 증가나 또 다른 증상, 차가운 곳에서도 땀을 흘림, 고령인데도 추운 날씨를 좋아함, 추운 날씨에도 손바닥에 땀이 남, 머리카락이 일찍 희어짐, 광대뼈 부위가 연어 빛으로 달아오름 등의 증상들이다. 선생님은 이러한 증상 가운데 어떤 것이라도 보이면, 추가로 작은 단서들을 더 찾아내기 위하여 샅샅이 살펴보았다. 미끈하고 따뜻하며 축축한 피부, 혀의 미세한 떨림, 반사기능의 항진, 특히 매우 밝고 예민한 모습, 작은 변화이지만 갑상선이 커진 것이 만져질 때, 혹은 너무 빠른 움직임 등이 있으면 진단은 거의 확실해진다.

병원의 내분비 담당 의사가 선생님에게 관상동맥 질환이 의심된다면서 한 여자 환자에 대한 자문을 의뢰했을 때의 일이다. 우리가 환자에게 도착한 순간부터 선생님은 크게 흥분한 듯이 보였으며 심장에 대한 청진을 하고는 바로 갑상선중독증이라는 진단을 내렸다. 선생님은 내게 환자의 제1심음에 대해 어떻게 생각하는지 물었고, 나는 스냅음* 같다고 대답했다.

"심전도상에 P-R 간격**이 이렇게 길게 나타날 때는 무엇을 의심할 수 있나?"

선생님이 물었다.

"자네는 P-R 간격이 연장되고 제1심음이 크게 들리는 임상적 경우가 임신, 승모판협착증, 동정맥누공, 파제씨병, 혹은 심한 빈혈 등의 경우밖에 없다고 생각하나? 63세 된 이 환자는 임신일까, 아니면 다른 병일까?"

나는 손으로 내 머리를 칠 수밖에 없었고 선생님이 진단을 내려놓고도 빙빙 돌려 말한다고 생각했다. 선생님은 내게 임상적 예리함이 부족하다고 꾸짖었다.

"이봐, 자네는 눈에 분명히 보이는 것을 놓치고 있어."

"분명히 보이다니요?"

내가 짜증스럽게 물었다.

---

* **스냅음snapping**
  심장 속에서 혈류가 판막을 빠르게 통과할 때 나는 소리.
** **P-R 간격**
  심방에서 심실로 전기신호가 전달되는 데 걸리는 시간, 100분의 1초 단위로 측정한다.

* 잃어버린 치유의 본질에 대하여 ─

"환자가 왼쪽 눈을 크게 뜨고 있는 것이 안 보이나?"

물론 나는 주의 깊게 보았다. 분명히 보인다고는 할 수 없었지만 환자의 양쪽 눈은 약간 차이가 났으며, 왼쪽 눈의 위쪽 눈꺼풀이 몇 밀리미터 올라가 있었다. 이것은 갑상선중독증에서 흔히 나타나는 증상이다. 레빈 선생님은 이제 보라는 듯이 나를 몰아붙였다.

"갑상선종은 만져지지 않지만 이것으로 갑상선기능항진증을 진단할 수 있네."

갑상선 질환이 전공인 나는 몸둘 바를 몰랐고 선생님의 진단은 나중에 확진되었다.

레빈 선생님은 갑상선기능항진증 환자들의 재기 넘치는 발랄함을 좋아했다. 선생님은 그들을 무척 부러워했으며, 갑상선기능항진증 환자들은 관상동맥 질환에 잘 걸리지 않을 것이라 생각했다. 나중에 레빈 선생님이 내 환자가 되고 나서 안 일이지만, 선생님은 30년 이상 갑상선호르몬을 조금씩 복용해왔었다. 갑상선의 기능이 항진된 사람들은 밝게 빛나는 눈을 갖게 되는데, 선생님은 사람들과의 만남에서 눈이 반짝이면 만나는 이에게 호감을 줄 것이라 생각했던 것이다. 선생님은 모나리자 그림이 전 세계적으로 사랑받는 이유도 갑상선기능항진증의 덕택이라고 주장했다. 모나리자의 응시하는 듯한 눈매는 그림을 바라보는 사람을 주시하는 듯하며, 이로 인해 모나리자의 그림이 수 세기 동안 사랑받고 있다는 것이다. 언젠가 레빈 선생님은 이렇게 말했다.

"모나리자의 목 부위를 자세히 살펴보게. 갑상선종 때문에 목이 불룩해진 것을 알 수 있을 거야."

루브르박물관에 갈 때마다, 나는 레오나르도 다빈치가 그린 이 특별난 여성을 살펴보았지만 갑상선종을 생각나게 하는 부위는 찾을 수 없었다. 그렇다고 해서 선생님의 진단이 틀렸다고는 할 수 없는데, 사실 레빈 선생님은 남들이 보지 못하는 것을 보곤 했기 때문이다. 의사라고 해서 시인처럼 상상의 날개를 펼치면 안 된다는 법은 없지 않은가.

레빈 선생님은 내게 임상에서 가장 요체가 되는 것은 환자의 말을 듣는 것, 즉 병력 청취이며, 효과적인 청취를 위해서는 청각뿐만 아니라 모든 감각을 동원해야 한다고 가르쳤다. 의술을 행하기 위해서는 질병에 관한 풍부한 지식과 더불어 환자의 정서적 상태까지 면밀히 파악해야 한다는 것이다. 그러나 이 부분은 보통 정신과 영역으로 간주되고 있었다. 의학 교과서나 의사 수련 과정 어디에도 의사가 환자의 인격체 내로 깊숙이 개입해 들어가야 한다는 내용은 없다. 환자를 치유하는 의사가 되기 위해서는 무엇보다 먼저 듣는 법을 배워야 한다. 할 말이 많은 환자들에게는 의사가 그의 말을 사려 깊게 들어주는 것 자체가 치료의 과정이 된다. 환자의 눈은 어떤 교과서보다도 환자의 상태에 대해 더 많은 것을 알려준다.

환자의 병력을 듣는 목적 중에는 중요한 정보를 얻어내기 위한 것도 있지만 환자에게 귀를 기울임으로써 환자의 마음속으로 들어가려는 것도 있다. 그리고 이 부분이야말로 매우 중요하다. 쉬운 것처럼 보이지만, 듣기는 의사가 해야 하는 일 가운데 가장 복잡하고 어려운 기술에 속한다. 의사는 환자가 말하지 않는 문제까지 들을 수 있도록 적극적인 자세를 가져야 한다.

메릴랜드 대학교의 과학자인 창광Chang Goyang은 내 진료실을 방문할 때면 늘 자그마한 중국인 아내와 동행했는데, 항상 목을 꼿꼿이 세우고 나를 뚫어지게 쳐다보는 자세를 유지하는 그녀를 볼 때면 마치 감정 없는 부처상 같다는 생각을 하곤 했다. 창광은 관상동맥이 좁아져 생긴 협심증으로 10년 이상 나의 진료를 받고 있었다. 그의 주치의가 관상동맥 우회술을 권하여 처음 보스턴으로 나를 찾아왔을 때 그는 수술을 두려워하고 있었다. 나는 수술 대신 매년 정기 검사를 받도록 처방했으며 수년 동안 그의 상태는 안정되어 있었다.

그를 처음 진찰할 때 병력을 듣고 그의 관상동맥 질환이 안정되어 있음을 확신할 수 있었다. 그의 협심증 증상은 빈도나 강도에 변화가 없었으며 운동 능력도 감소되지 않고 있었다. 일주일에 적어도 다섯 번 정도 수영을 했고 가슴에 불편감을 느끼지 않고 걸을 수 있었으며, 운동할 때는 협심증이 나타나지 않도록 하기 위하여 예방 차원에서 니트로글리세린을 혀 밑에 넣고 녹여 복용한다고 했다. 그의 말에 나는 매우 고무되었다.

그러나 진찰을 하는 동안 나는 뭔가 이상하다는 느낌을 떨칠 수 없었는데, 나를 혼란시키는 것이 무엇인지 점차 뚜렷해졌다. 최근에는 처음 10회 동안 방문했을 때와 무언가 많이 달라졌다. 항상 나를 응시했던 창광의 아내가 계속 천장만을 응시하며 남편이나 나를 쳐다보지 않던 것이다. 그녀가 이런 행동을 보인 적은 없었다. 혹시 이것이 하나의 단서가 되지 않을까? 여기까지 먼 길을 운전해오며 부부싸움을 했을 수도 있고 어쩌면 심신이 괴로운 상태였을 수도 있다. 다른 한편으로, 그녀가 뭔가를 말하고 있다고도 생각됐다. 그렇다면 무슨 말일까?

'소설 쓰고 있나? 쓸데없는 망상을 하는군' 하고 자신을 질책해보기도 했지만 그녀의 행동이 신경이 쓰여 창광을 충실히 검사할 수 없었다. 창광의 아내에게 도대체 무슨 일이 있었냐고 물어보면 되는데 내가 왜 마치 고대 수도승처럼 움츠러들고 있을까 하는 생각도 들었다.

진찰 결과는 과거와 달라진 점이 없었다. 그래서 나는 상태가 안정되어 있다고 재확인시켜주고 내년에 다시 검사하자며 돌려보내기로 했다. 그러나 보통 때처럼 환자와 아내를 상담실에서 함께 만나 이야기하지 않고, 아내만을 따로 만났다. 창광이 어떻게 지내고 있는지를 물어보자 그녀는 남편과 말을 맞춘 듯이 대답했다. 나는 뭔가 달라진 점은 없는지 물었는데, 그녀는 미동도 않고 대답을 회피했다. 자신은 말할 게 없으니 남편에게 물어보라는 것이다. 별 소득 없이 5분이 지나갔다. 그녀가 틀림없이 무언가를 숨기고 있다는 생각이 들자 나는 신경이 곤두서서 날카로운 목소리로 말했다.

"정말, 남편에게 무슨 일이 있었는지 말하지 않을 겁니까? 담당의사에게 남편에 대한 중요한 정보를 알려주지 않는다면 진정한 아내라고 말할 수 없어요."

단단한 바위같이 무표정하던 아내가 마침내 눈물을 터뜨렸다.

"중국인 아내는 남편의 험담을 늘어놓지 않아요."

이번에는 부드럽게 구체적인 사항을 물었다.

"남편이 니트로글리세린을 더 많이 사용하고 있죠?"

"네, 하루 종일 입에 달고 살아요."

그녀가 흐느끼며 말했다.

"운동은 하나요?"

"아뇨, 가슴 통증이 너무 심해요. 최근 한 달간 운동을 못 했어요."

"수영은?"

"안 해요. 수영하길 겁내요."

"왜 거짓말했죠?"

나는 집요하게 파고들었다.

"남편은 수술을 두려워하고 있어요."

그녀가 대답했다.

나는 즉시 창광에게 답차 운동부하 검사[*]를 받게 했는데, 과거에 창광은 경사면 운동부하 검사를 10분 이상 견뎌냈었다. 그러나 지금은 시작한 지 불과 5분 만에 가슴에 심한 압박감을 느끼고 땀을 비 오듯 쏟아 중지할 수밖에 없었다. 혈압이 크게 떨어져서 현기증도 생겼다. 심전도 상에서는 심실성빈맥이 자주 나타났는데 이는 심장박동의 이상으로 커다란 위험을 초래할 수도 있는 것이다. 앰뷸런스로 그를 브리검 여성병원으로 이송하여 관상동맥조영술을 실시해보니 좌측의 커다란 관상동맥에 심하게 좁아진 부분이 보였다. 좌측 관상동맥 세 개 중 두 개에 혈액이 공급되지 않는 상태를 의미하는, 매우 위험한 상황이었다. 이러한 상태에서는 즉시 수술하는 방법밖에는 없다고 알려져 있었다. 그는 관상동맥우회술을 받았고, 지금은 회복되어 건강하게 잘 지내고 있다. 만약 아내가 동행하지 않고, 내가 그들의 말과 행동을 '보고 듣지' 않았더

* **답차 운동부하 검사**
걷거나 달리면서 하는 심전도검사.

라면, 상태가 그렇게 심각하게 진행된 것을 알지 못했을 것이고 창광은 나의 실수로 사망했을 것이다.

병력 청취를 수동적으로 해서는 안 된다. 병력을 청취할 때는 세심히 준비하여 현재의 증상, 가족력 등을 과거에서 현재까지 그리고 머리에서 발끝까지 체계적으로 샅샅이 알아보아야 한다. 보통, 의사들은 새로운 환자를 처음 만날 때 기초적인 조사를 한 다음에 주 증상,* 즉 환자가 의사를 찾은 이유를 중심으로 진료해야 한다고 알고 있다. 그러나 사실 이러한 주 증상은 환자를 괴롭히는 주된 이유가 아닐 수도 있고 실제 문제와는 상관없는 경우도 종종 있다. 나는 이러한 사실을 존스홉킨스 의과대학생 시절에 이미 경험했다.

의과대학을 졸업한 지 50년 이상이 지난 지금 나를 가르쳤던 교수님들에 대한 기억은 거의 희미해졌지만, 소아정신과 의사였던 레오 캐너 Leo Kanner 선생님은 생생히 기억난다. 내가 그 분을 뵌 건 겨우 두 번뿐이었지만, 그분은 나에게 큰 영향을 주었다. 선생님을 처음 뵌 건 1943년 의과대학 본과 2학년 때 그분의 사례 발표를 듣는 자리에서였다.

아직도 캐너 선생님의 강의가 뚜렷이 기억난다. 강의에서 선생님은 자신이 몇 주 전 만난 여성의 사례를 들어 설명했다. 여덟 살 난 아들 디키의 행동에 문제가 있어 보인다는 것이 그녀가 병원을 찾은 이유였다.

* **주 증상chief complaint**
  보통 주소主素라고 하며 환자가 의사를 찾게 된 이유.

부모는 아이를 위하여 3층에 온갖 장난감을 갖춘 놀이방을 만들어주었지만 아이는 매일 아침 거실로 내려와 신문에서 오려낸 만화나 만화책을 페르시안 융단 위에 늘어놓았고, 아무리 주의를 주고 달래보아도 변화를 보이지 않자 그녀는 아이에게 문제가 있다고 생각하고 캐너 선생님을 찾은 것이었다.

그날 밤 캐너 선생님은 제2차 세계대전 전비 마련용 채권 판매를 위한 연회에 참석했는데, 마침 선생님 옆에 특이한 모습의 중년 여성이 앉았다. 저녁 식사 중 그녀는 흔들리지 않으려 애쓰면서, 자신의 아들 로버트가 태평양 함대에 소속된 해군인데, 하루하루를 아들이 일본군의 습격으로 전사할지도 모른다는 공포에 사로잡혀 지낸다고 말했다. 그러고는 전혀 생각지 못했던 말을 했다.

"박사님은 정신과 의사니까 사소한 사건의 심리적 영향력을 잘 아시겠죠? 돌이켜 생각해보면, 제 아들에 관해 가장 즐거웠던 기억은 그 애가 거실 바닥에다 장난감들을 늘어놓았을 때인 것 같아요."

캐너 선생님은 아들의 행동을 탓하던 앞의 부인에게 문제는 그녀 자신에게 있음을 설명했다. 남편이 외도를 하여 결혼생활은 파탄 지경에 이르렀고, 그녀는 자신이 버려졌다고 느끼며 절망감에 빠져 있었다. 캐너 선생님은 또, 그녀가 말하는 주 증상은 자신의 문제들과는 무관한 것이었지만 사실 그 주 증상은 연극 공연의 입장권 같은 것이라고 말했다.

"여러분들이 만약 연극비평가라면 연극은 보지도 않은 채 입장권만 가지고 그 연극에 대한 비평의 글을 쓸 수 있나요? 쓸 수 있는 건 기껏해야 어느 날 밤에 어떤 제목의 연극이 어디에서 공연되었다는 정도겠죠. 물론 극작가의 이름을 알 수도 있지만 그것이 여러분이 알 수 있는 전부입니다. 주 증상도 이와 마찬가지입니다. 무슨 일 때문에 의사를 찾아왔다는 게 전부입니다. 주 증상이 바로 원인 장기organ로 연결되지 않는 경우는 많습니다."

우리가 의과대학생 생활을 시작할 때, 캐너 선생님은 주 증상이라는 말은 그것이 진정으로 환자를 괴롭히는 문제임이 확인될 경우에만 사용할 수 있다고 말하면서, 의사가 환자를 치유하기 위해서는 환자가 말하는 주 증상 혹은 질환이 있는 장기에만 집착해서는 안 되며 또 그렇게 할 수도 없다고 강조했다. 고통받는 사람을 돕기 위해서는 그가 생활 속에서 부딪칠 수밖에 없는 스트레스들도 살펴보아야 한다는 것이다. 그러고는 슬픈 어조로 아직도 일부 의사가 주 증상에만 집착하는 것은 잘못된 태도라고 덧붙였다.

가슴의 불편감을 호소하는 환자들의 병력을 세심히 물어보면, 사회적으로 혹은 가정 내에 어려운 문제가 있음을 알게 된다. 그래서 주 증상을 환자가 말하는 것과 다르게 설정하는 경우가 자주 있다. 환자는 흔히 "선생님, 그건 별로 중요하지 않은 문제인데요……"라고 말한다. 종종, 나는 환자의 가정이나 직장 문제, 심리적 문제 등에 개입하며 어떤 경우에는 세계적인 문제에까지 관여하게 되는데, 보통 환자가 겪는 가장 큰 문제는 가정 내에서 일어나는 문제이다. 일단 문제가 밝혀지면 약물보다는 대화가 가장 효과적인 치료법이 된다. 주 증상을 완화시키기 위한 약물 처방은 대부분 잘못된 것으로서, 사실 수많은 약물들이 효과가 없으며, 그로 인해 의료비가 상승할 수밖에 없는 것이다. 실질적인 문제를 해결하지 못한 환자들은 다른 의사나 병원들을 찾아다니게 된다. 그리고 주 증상을 완화시키기 위해 처방되는 약물들은 부작용이 잦아서, 환자들은 결국 비싼 수술이나 주사 등의 방법에 의존하게 된다.

의사들이 주 증상에만 집착하는 것은 의과대학에서 학생들에게 환자의 말을 듣는 기술을 가르치지 않는 데 가장 큰 원인이 있다. 병력을 잘 청취하는 일이 중요하다고 하면서도 실제로 그 방법에 대해서는 가르치지 않는다. 이를 풍자하여 의사들 사이에 회자되는 말이 있다.

"무슨 방법을 써도 안 될 때는 환자와 대화해보시오."

여기에는 또 다른 이유도 있다. 주 증상 외에 더 자세한 병력을 알기 위해서는 시간이 걸리고 시간은 곧 돈과 직결된다. 병력에서 얻는 정보는 느슨하게 나열되는 반면 의사들은 꽉 짜인 확실한 사실을 원한다. 그러나 나는 의사들이 장비에 의존하는 이유가 단지 확실한 결과를 얻고자 하는 것 외에 장비를 사용하면 시간을 절약할 수 있다고 생각하는 데 원인이 있다고 본다.

병력 청취를 주 증상과 관련된 것으로 한정 지으면, 실제적으로 아무 관련이 없는 엉뚱한 문제에만 매달리는 결과를 가져올 수 있다. 주 증상에만 집착하다가 중요한 문제를 방기할 수 있다는 사실을 나는 의사 생활 초기에 직접 경험한 바 있다.

40대의 여성이 "제 아버님은 심장병을 앓고 있습니다"라며 자신의 아버지를 소개했다. 그녀는 손수건을 꽉 쥐고 있었으며 매우 초조해하는 모습이었고, 그녀의 아버지는 우리의 대화에는 관심이 없는 듯 먼 곳만 바라보았다. 노인은 치매 증상을 보이지는 않았으며 질문에 쾌활하고 정확하게 대답했지만, 왠지 절망감이 느껴졌다.

가장 힘든 것이 무엇이냐고 묻자, 그녀는 아버지가 심한 협심증 증세로 힘들어한다고 대신 대답했다. 마치 아버지가 그 자리에 없는 듯한 태도였으며, 아버지는 딸의 말에 아무런 관심도 보이지 않았다. 그녀는 넌지시 아버지가 살날이 얼마 남지 않은 것 같다고 말했다. 가슴의 불편감을 경험한 적이 있는지 묻자 환자는 슬픈 표정으로 고개를 저었고 그 모습에서 나는 그에게 아무런 신체적 문제가 없음을 확신할 수 있었다.

"아빠, 분명한 일을 왜 아니라고 해요?" 하고 딸이 소리를 질렀다.

딸은 무서운 기세로 적극 방해하려 들었다. 아버지는 75세라는 나이보다 훨씬 노쇠하고 무관심해 보였지만 진찰 결과 심장은 혈압이 높거나 비대해 있지 않은 지극히 정상이었다.

이 기쁜 소식을 딸에게 전했을 때 그녀가 보인 반응은 나를 어리둥절하게 했다.

"아니에요, 아니에요, 안 돼요!"

그녀는 거의 발작적으로 소리쳤다. 가까스로 진정된 후, 그녀는 의심스러운 듯이 이렇게 물었다.

"선생님은 아빠가 중증 심장 질환에 걸렸다는 걸 왜 믿지 못하지요?"

자신을 주체하지 못한 채 "이제 어떻게 하지?"라고 흐느끼는 모습을 보고서야 나는 비로소 실상을 알게 되었다.

그녀의 아버지는 비교적 번창하는 약국을 운영하고 있었고, 남편은 약국에서 일하는 약사 중의 한 명이었다. 5년 전 어머니가 돌아가셨을 때, 그녀와 남편은 아버지를 자신들의 집으로 들어와 살게 하고는 3층을 개조하여 아버지가 혼자서 모든 것을 해결할 수 있도록 했다. 그리고 1년 후 아버지는 약국을 사위에게 넘겨주었다.

최근 몇 년 동안 그녀의 아버지는 사위와 자주 부딪쳤는데, 사위는 아버지가 식사를 따로 하게 했으며 아버지가 집 안을 걸어 다니기만 해도 신경질적인 태도를 보였다. 아버지는 사위의 신경을 거슬리지 않기 위해 사위가 집에 있을 때에는 의자를 집 밖으로 내놓고 앉았다. 혼자서 식사를 한 뒤부터 아버지의 체중은 눈에 띄게 줄어들었고 점점 더 고립되어갔다. 딸은 양심의 가책과 죄의식을 느꼈고 남편의 다혈질적인 기질을 두려워했다. 결국 몇 달 전부터는 아버지를 내보내든지 남편과 이혼하는 수밖에 없다는 생각을 하게 되었다. 이때부터 그녀는 아버지가 심각한 심장병을 앓고 있으며 이로 인해 돌아가실 거라고 생각해왔던 것이다.

이것은 인간의 비극이 주 증상에 가려진 사례라고 할 수 있다. 주 증상은 상상의 산물일 뿐 가정 문제와는 아무런 상관이 없었다.

병력을 주 증상에 관한 것으로 한정하지 않고 폭넓게 청취하는 것은 환자의 기본적인 문제에 접근하는 가장 빠르고 효과적인 방법이다. 영국의 한 연구 결과를 보면, 정확한 진단을 가능하게 하는 정보의 75퍼센트는 상세한 병력 조사에서 얻을 수 있었으며, 10퍼센트는 진찰, 5퍼센트는 일상적 검사, 5퍼센트는 어떤 방법으로도 찾을 수 없었다.

이러한 결과는 별로 놀라운 것이 아니다. 사실, 의사에게는 환자가 전부이므로 환자와 대화할 때 최선을 다해야 한다. 의사 생활 중에 겪은 가장 어려웠던 문제들도 환자들로부터 얻어낸 정보로 해결된 적이 많았다.

세심하게 과거력을 조사하느라 들이는 시간을 낭비라고 생각해서는 안 된다. 오히려 꼼꼼한 병력 청취는 실제적으로 시간을 절약해준다. 병력은 지도에 비유될 수 있으며, 그 지도가 없으면 의사와 환자는 여러 장비만을 찾아 헤매게 된다. 즉, 병력에 관한 상세한 정보가 없으면 의사는 무력해지거나 부적절한 치료법을 시행할 수밖에 없다.

홀터 심전도검사를 시행하기로 되어 있는 난치성 심장부정맥 환자의 예를 들면, 그는 하루에도 몇 번씩 심장박동이 빨라지는 부정맥으로 큰 어려움을 겪고 있었는데, 일주일째 입원 중이었지만 아직 해결책을 찾지 못하고 있었다. 의사들과 회진을 하면서, 나는 "만약 이 환자의 부정맥이 발생하는 순간을 직접 목격할 수 있다면 문제가 훨씬 쉬워질 텐데……"라고 아쉬운 듯 말했다. 환자는 그 말을 듣고 어리둥절한 표정으로 말했다.

"선생님, 저는 제 심장에 부정맥을 발생시키는 방법을 압니다."

나는 적잖이 당황해서 물었다.

"어떻게요?"

"똑바로 서서, 제 왼쪽 구두의 끈을 묶기 위해 몸을 구부리면 되지요."

전혀 뜻밖의 대답에 나는 미소를 지으며 한번 해보라고 했다. 그가 허리를 굽힌 후 시간이 조금 지나자 빈맥이 집중적으로 나타났으며 환자는 어쩔 줄 몰라 했다.

환자는 우리에게 틀린 부분을 지적해주기도 하지만, 또한 문제를 해결할 수 있는 가장 좋은 방법을 알려주기도 한다. 심각한 심장박동 질환이라 할 수 있는 심실성 부정맥으로 10년 이상 고생하고 있는 한 대학 총장이 있었다. 그는 유명한 병원들은 다 찾아다니며 입원하고 수많은 치료를 받았지만 모두 소용없었다. 그가 나를 처음 찾아왔을 때, 나는 하루 중 언제쯤 부정맥이 생기는지를 물었고, 그는 거의 변함없이 오전 일과를 시작하기 전에 생긴다고 대답했다. 정확한 시간을 묻자 7시 반에서 8시 반 사이라고 했다.

몇 가지 질문을 더 한 후 나는, 부정맥이 생기지 않게 하려면 자명종 시계의 알람을 오전 5시 반으로 맞춰두고, 일어나자마자 항부정맥 약을 두 배 용량으로 복용한 후 다시 잠들도록 권했다. 그리고 낮에는 약을 복용하지 말도록 지시했다. 환자는 그 후 8년 동안 나의 지시를 잘 따랐고 부정맥은 더 이상 발생하지 않았다.

의사들이 부정맥이 일어나는 정확한 시간을 물어보지 않는 것은 놀랄 만한 일이다. 그 전에 그는 의사의 지시대로 같은 약을 하루 종일 시간에 맞춰 여러 번 복용했고 약도 훨씬 더 많이 복용했다. 그렇지만 부정맥은 억제되지 않았고 약에 따른 부작용만 나타났다. 이유는 자명하다. 환자는 약을 아침, 저녁으로 나누어 복용했으며 아침에 복용하는 약도 부정맥이 발생하는 시간에 너무 가까웠다. 따라서 약물이 효과를 나타낼 수 있는 혈중 농도에 미처 도달하기 전에 부정맥이 발생했고 약의 용량도 부정맥 발생을 막기에는 너무 적었다. 이 사례는 최신 의료 장비를 동원해서도 해결하지 못한 문제를 환자가 제공해준 정보로 간단히 해결한 경우이다.

진단을 할 때 환자 가족 중 한 사람을 함께 만나면 병력을 더 효과적으로 청취할 수 있다. 특히 배우자가 함께 자리하는 것이 좋다. 하지만, 대부분의 의사들은 환자를 따로 만나기를 원하는데, 환자가 가진 문제에 집중하고 통제하기가 쉽다는 것을 이유로 든다. 그 외에, 그렇게 해야만 방해 받지 않고 환자와 대화할 수 있으며, 마음 깊은 곳에 있는 것까지 나눌 수 있다는 점도 내세운다.

나는 이러한 의견에 동의하지는 않는다. 물론, 환자와 대화할 때면 먼저 환자에게 배우자가 있으면 동참시키겠냐고 묻는데 환자들 대부분이 이에 동의한다. 나는 이런 방법이 환자의 중요한 정보가 훨씬 빨리 전달되고 환자에 대해서 파악하는 데 걸리는 시간도 단축하는 방법이라고 생각한다. 만약 배우자가 동참하지 않은 상태에서 대화가 진행되면 환자에 대한 중요한 정보가 누락되거나, 환자가 고의로 대답을 회피하는 경우가 생길 수 있다. 무엇보다 중요한 것은 부부를 함께 만나면, 말로는 알 수 없는 가족 상황을 짐작할 수 있다는 점이다. 환자의 대답을 듣고 배우자를 관찰하면 가족 내에 잠재된 갈등이 있는지 즉시 알 수 있다. 결혼생활이 원만한가? 혹은 항상 서로 다투는 사이인가? 가족 내에 숨겨진 비밀이 있는가? 입양한 자식과 다른 가족 구성원 사이에 갈등이 존재하는가? 탈출구가 없을 정도로 직업에서 크게 좌절하고 말하기조차 꺼릴 정도로 환자가 고통스러운 상황인가? 이 외에도 여러 많은 문제들을 배우자와 함께 면담할 경우 즉시 파악할 수 있다.

이와 같이, 환자와 배우자를 함께 만나는 것은 진실한 대화를 끌어내어

잃어버린 치유의 본질에 대하여

환자가 의사를 찾게 된 본질적인 이유를 알고 거기에 집중할 수 있도록 할 수 있기 때문에 매우 중요하다. 나는 몇 가지 이유로 주로 '남편'보다 그의 '아내'에게 말한다. 보통 아내들은 남편의 건강에 대해 더 잘 알고 있으며 그것을 잘 전달해주기 때문이다. 그리고 나의 주된 관심 분야의 하나인 관상동맥 질환이 남성들에게 흔히 발생하기 때문이기도 하다. 남편들은 직장 때문에 아내를 데리고 병원에 올 시간을 내기 어려운 경우가 많다. 아내들은 남편과 함께 시간을 보내기 위해 항상 노력한다.

앞에서 언급했던 창광의 부인이 남편과 동행하여 천장만 응시했던 경우에는 미치지 못하지만, 이와 비슷한 사례가 있었다. 남편에게 부부관계에 대해 물었을 때 그는 즉시 "부부관계 문제없어요Sex no problem"라고 대답했다.

매년 정기적으로 방문할 때마다 나는 같은 질문을 했다.

"부부관계는요?"

내가 물었다.

"부부관계 문제없어요."

그가 즉시 대답했다.

그가 나의 환자가 된 지 5년이 됐을 때 처음으로 아내가 동행했다. 병력을 청취하던 중 전에 했던 것과 같이 부부관계를 물었고 그는 전과 같이 대답했지만, 그의 아내는 깜짝 놀라며 남편을 이상하게 바라보았다. 나는 남편에게 다시 요청했다.

"말을 정확히 끊어서 해보세요."

그는 난처한 듯 대답했다.

"부부관계 없어요Sex no. 문제죠Problem!"

그는 변명했다.

"5년 동안 똑같은 말을 해왔어요, 하지만 선생님은 귀담아듣지 않으셨어요."

나는 의사가 연륜이 깊어지면서 환자의 말을 듣는 방법이 변한다고 생각한다. 검사 결과 등의 자료가 급속히 쌓여가면, 왜 이런 사소한 것들을 얻기 위해 시간을 들여야 하나라는 의문이 들 수도 있다. 그러나 잃는 것이 있으면 얻는 것이 있다. 나는 환자들이 말하는 단어와 단어 사이에 더 관심을 갖고, 말을 머뭇거리는 의미를 찾고, 억양을 중요시한다. 흔히 침묵은 중요한 의미를 전해주며 환자가 입 밖으로 내지 않은 말을 듣는 법을 가르쳐준다. 직관이 날카로워지면 환자에게 잠재된 생각들을 모아 형상화해낼 수 있다. 그러나 유감스럽게도 의사가 환자와의 대화를 통해 의학적 문제들을 가장 잘 이해할 수 있는 지혜를 얻기까지는 오랜 시간이 걸린다.

캘리포니아에 사는 70대 남성이 관상동맥치환술이 필요하다면서 내 조언을 듣기 위해 찾아왔다. 그는 가슴의 압박감 때문에 고생해왔는데 저녁 늦은 시간에 증상이 나타나 잠들 때까지 계속되고 가끔은 잠을 제대로 이루지 못할 때도 있었다. 라호야에 사는 그는 지역 의사를 찾았고 의사는 환자의 병력을 상세히 알아보지도 않고 장비를 이용한 검사만 시행했다. 방사선동위원소검사를 해보니 관상동맥이 막혀 심장근육의 손상 우려가 있는 부위가 보였다. 환자는 관상동맥 질환을 가지고 있었지만 가슴 통증은 협심증에서 나타나는 것과는 달랐다. 증상은 운동 중이 아닌, 쉬고 있을 때 나타났으며 특히 저녁 시간에 심해져 여러 시간 동안 계속되고 니트로글리세린으로도 통증이 완화되지 않았다. 이러한 사실로 볼 때 협심증일 가능성은 거의 없었다. 그러나 이것만으로는 협심증이 아니라고 말할 수 없었다. 환자는 확실한 대답을 듣고 싶어 했으며, 나는 납득할 만한 대처 방법을 제시해야 했다.

그보다 2년 앞서 그의 아내를 한 번 진료한 적이 있었다. 그녀는 심각한 심장병을 앓고 있었지만, 말기에 이른 폐기종이 더 큰 문제였다. 그녀는 아름답거나 우아하지는 않지만 진정한 의미의 여성이라 할 수 있었다. 휠체어에 앉아 힘들게 숨을 쉬면서도 삶의 기쁨을 발산하고 있는 그녀에게 나는 큰 존경심을 갖게 되었다.

"매일 아침 잠에서 깨어 햇살을 바라볼 때면, 내가 받은 축복을 생각하며 기쁨을 느낍니다. 무엇보다 사랑하는 나의 동반자와 50년 이상 함께 살아왔다는 사실을 말이에요."

그녀는 미소를 지으며 매 순간 감미로운 표정으로 말했다.

남편이 자신의 가슴 통증에 대해 말하는 동안, 나는 그의 아내가 2년 전에 한 말을 떠올렸다. 텍사스의 스모그와 오염된 공기가 자신의 병을 더 악화시키므로 캘리포니아로 이사할 계획이라던 말이, 마치 지금 듣고 있는 것처럼 내 머릿속에 떠올랐다.

남편에게 캘리포니아로 언제 이사했는지 묻자 그는 '1월 28일'이라고 대답했다. 정확히 두 달 전이었고 그때부터 그의 가슴 통증이 시작된 것이었다. 나중을 위해 그 말을 기억해두고 가족과 친구 관계에 대해서 물었더니 자녀들과 친구들은 여전히 텍사스에 산다고 했다.

뭔가 실마리가 잡히기 시작했다. 잠은 잘 자느냐는 질문에, 남자는 아내를 돌보느라 뜬눈으로 지새울 때가 많다고 했다. 그는 아내가 호흡하는 것을 돕기 위해 아내의 등을 자주 문질러주어야 했다. 밖으로 나가는 일이 그들에게는 너무 위험했기 때문에 온종일 집 안에 머물 수밖에 없었지만 불만은 없었다. 아내는 눕거나 휠체어에 앉아 지냈다. 아내의 호흡이 더욱 힘들어지고 산소에 의존하여 호흡할 수밖에 없게 되자 그의 사회 활동은 완전히 단절되었다.

자동 답차 검사에서 가슴의 불편감은 나타나지 않았으며 놀랍게도 10분 이상 피로를 느끼지 않고 검사받을 수 있었다. 그보다 10년 이상 젊은 사람들에게도 힘든 일이었다. 그가 '마음을 굳게 먹으며' 매일매일을 살아가는 것은 두 시간 동안 고강도 운동을 하는 것과 마찬가지였다.

문제를 정리하기 위해서 상담실에서 이야기할 때 그의 아들도 함께 자리했다. 나는 그들에게 설명했다.

"당신은 놀랍도록 건강한 심장을 가지고 있습니다. 몇 년 전 혈관조영 검사에서 보였던 관상동맥 질환은 완전히 안정되어 있습니다. 즉, 협심증은 없습니다. 가슴이 불편하다고 하셨지만 그것은 심장과 상관이 없습니다. 하지만 저는 당신의 가슴에 더 심한 증상이 나타나지 않는 것이 오히려 이상할 뿐입니다."

그는 어리둥절한 표정으로 나를 바라보았고, 나는 말을 계속했다.

"당신과 같이 꽉 묶여 지낼 수밖에 없는 어려운 상황에서, 그렇게 밝고 말없이 그리고 온 정성을 다해 어려움을 헤쳐 나가는 모습에 얼마나 감명을 받았는지 모릅니다. 당신은 아내를 위해 캘리포니아로 이사한 뒤로 모든 것을 혼자 해결해야 했습니다. 해뜨기 전부터 일을 시작하고 해가 지고 난 뒤에도 일은 끝나지 않습니다. 마치 시간에 쫓기며 일하는 의사처럼 말입니다. 훨씬 젊은 인턴들도 수년 동안 그렇게 끊임없이 중노동과 같은 일을 계속하면 녹초가 될 수밖에 없을 겁니다. 오후에 가슴을 무겁게 누르는 느낌이 드는 것은 당신이 지금 지쳐 있다고 신체가 말해주는 것입니다. 밤엔 더 나빠지죠? 그것은 밤이 되면 무력감과 고립감이 더 커지기 때문입니다."

말을 마치자, 그는 얼굴을 돌린 채 어깨를 들썩였고 아들은 부끄러움도 잊은 채 눈물을 닦았다. 나는 이 상황을 여러 사람이 도울 수 있는 방안을 말했다. 그리고 그를 돌려보내면서 다음부터는 더 자주 방문하라고 했다. 그가 다음에 방문했을 때는 가슴의 불편감은 완전히 사라져 있었다.

정성껏 병력을 청취하는 일은 상세한 정보를 얻는 것 이상이며 진료행위에서 중요한 부분이다. 병력을 청취하는 데 시간이 걸리기는 하지만 그것은 가장 생산적인 시간이다. 그렇게 할 때 궁극적으로 환자와 의사는 서로 신뢰하는 인간적인 관계를 맺게 된다. 여기에 시간을 투자하는 일은 치료뿐만 아니라 치유를 위한 아주 작은 희생일 뿐이다.

촉진,
환자와 교감하는 효과적인 방법

　　루이스 토머스[*]는 《최신 과학*The Youngest Science*》이라는 책에서 촉진touching 을 가장 오래되고 효과적인 의술이라 했다.[1] 나는 이 말에 전적으로 동 감한다. 환자와 떨어져 앉은 채 듣기만 하는 정신과 의사와는 달리 특 히 내과 의사에게 촉진은 많은 의미를 가진다. 촉진은 중요한 통찰력을 얻을 수 있는 방법이라 할 수 있다. 환자와 처음 면담할 때 오가는 대화 는 비인간적인 경우가 종종 있지만, 진찰을 한 후 환자와의 관계가 크게 변하는 경우가 많다. 의사와 환자 사이에 존재하던 거리감이 사라지고 서로가 자연스러운 대화를 주고받게 된다. 의심스럽던 사실이나 감추 고 있던 문제들도 허심탄회하게 말하고 더 이상 질문에 거부감을 나타 내지 않는다. 불과 몇 분 전까지 낯설었던 관계에서 벗어나 마음을 열고

[*] **루이스 토머스Lewis Thomas(1913~1993)**
　미국의 의학자. 생물학에 대한 명상록과, 수필 모음집으로 유명하다.

오래된 친구처럼 신뢰하게 된다.

중년의 의사들 중에는 장관음腸管音이나 심음心音을 듣기 위해 자신의 귀를 환자의 가슴이나 배에 밀착시키는 사람들도 있다. 그렇게 해서 이 상음異常音을 잘 감지해내기도 하지만 환자와 더 가까워지는 면이 있기 때문이다. 환자의 가슴에 의사가 귀를 대는 것은 인간적인 친밀감을 표시하는 일이다. 토머스는 "이렇게 의사가 머리를 숙여서 환자의 피부에 자신의 귀를 밀착시키는 일보다 더 인간적인 관심과 애정을 표현할 수 있는 행동은 없을 것"이라고 말하면서 이것을 의술의 역사에서 가장 큰 진보의 하나라고 썼다.

의사는 환자를 만날 때 악수를 하는 것에서부터 촉진을 시작해야 한다. 이것은 만나서 기쁘고 환영한다는 의미임과 동시에 그를 인격적인 동반자로 받아들인다는 표시이다. 의사에게 악수는 많은 정보를 얻을 수 있는 보물 창고라 할 수 있다. 환자가 기쁘게 손을 내밀고 있는지 아니면 머뭇거리며 손을 떨고 있거나 마지못해 묵묵히 내밀고 있는지, 잡은 손을 흔들 때 쉽게 놓쳐버릴 것처럼 건성으로 잡고 있는지 아니면 꽉 쥐고 있는지 등 세밀한 신호를 포착해야 한다. 그리고 이러한 내용을 진단에 참고할 수 있도록 기록해두어야 한다.

나의 경험을 예로 들면, 65세 된 남자가 한겨울에 심계항진 때문에 나를 찾아온 적이 있었다. 나는 그와 악수를 하며 약간 긴장했는데, 그의 손이 따뜻하고 땀이 약간 솟아나 있었기 때문이다. 바깥 날씨가 매섭게 추웠으므로 환자에게 털장갑을 끼고 왔는지 묻자 환자는 장갑은 거의 끼지 않는다고 대답했다. 즉시 갑상선기능항진을 의심했고 나중에 적절한 검사를 시행한 결과 진단이 확인되었다. 갑상선의 기능이 과도해지면 모든 장기의 대사가 활발해져서 피부에 대한 혈액 공급이 증가하여 혈색이 돌고 따뜻해지지만, 심장에는 부정맥이 발생하기 쉽다.

토머스는 의사가 진료하는 데 이용하는 기술 중 가장 오래된 것이 손을 이용하는 기술이라고 했다. 20세기 이전까지는 대부분의 경우 손 이외에는 이용할 수 있는 것이 거의 없었다. 시간이 지남에 따라 이렇게 정을 주고받던 방법이 기술로 발전했고 과학적인 수단이 되어, 진단에 가장 유용한 도구가 되었다. 손으로는 심장박동의 속도와 리듬을 감지했는데, 로마 시대의 뛰어난 그리스인 의사였던 갈레노스*는 처음으로 맥박을 촉진하여 심장박동의 리듬을 분석했다. 가슴을 촉진하면 심장의 크기나 동맥류의 존재를 확인할 수 있으며, 목을 촉진하면 갑상선 비대나 대동맥판막 이상을 감지할 수 있다. 복부에도 손가락 끝으로 촉진하여 알 수 있는 많은 정보가 있다. 비장이나 간의 비대, 대동맥 확장, 충수염, 종양 등은 손으로 촉진이 가능하다.

복부나 흉부에 대한 청진법을 완전히 익히기 전, 나는 가슴을 손으로 촉진하는 방법으로 많은 질병을 찾아냈다. 심장발작까지도 촉진을 통하여 알아낼 수 있다고 주장했는데, 동료 의사들은 이를 믿지 않았다. 그러나 약 35년 전, 7월의 어느 더운 날 나는 나의 주장을 입증할 수 있었다. 박사과정을 마친 후 코스를 밟고 있는 전임의 두 명이 내가 근무하던 피터 벤트 브리검 병원으로 파견을 나왔다. 우리가 함께 만난 첫 환자는 솔트레이크시티 출신의 건강한 체격을 지닌, 미식축구 출신의 중

* 갈레노스Galenos
  고대 의학을 완성한 의사, 해부학자. 실험생리학을 확립했으며 중세와 르네상스 시대에 걸쳐 유럽의 의학 이론에 절대적인 영향을 끼쳤다.

● 잃어버린 치유의 본질에 대하여 ─────

년 남자였다. 그는 그날 담낭 절제 수술을 받았고, 우리는 수술 후의 의례적인 진찰을 위해 그를 방문했다. 활력징후*는 정상이었지만, 가슴을 촉진하기 위해 그의 두터운 가슴에 손을 대보니 좌측 가슴 상부 외측에서 비정상적인 오르내림이 감지되었다. 그 부위는 정상 상태라면 어떠한 움직임도 감지되어서는 안 되는 부위였다. 그래서 나는 전임의에게 환자에게 심장발작이 나타나려 하니 즉시 응급 심전도를 실시해야 한다고 말했다. 전임의들은 어리둥절해서 서로 바라보았고, 그 둘 중 좀더 냉소적이고 성급한 한 명이 낮은 목소리로 내가 자기들을 놀리고 있다며 비웃음을 내뱉고는 가버렸다.

우리는 회진을 계속하기 위해 걸어갔다. 약 20분쯤 지나자 우리가 방금 회진을 끝낸 병동에서 환자가 심장마비를 일으켰다는 응급 신호가 왔다. 방금 진찰한 환자였다. 급히 심폐소생술을 시행했지만 반응을 보이지 않고 사망했으며, 부검 결과는 심한 심장발작으로 나왔다. 두 전임의들이 놀라서 며칠 동안 나를 이상한 사람 취급했던 기억이 난다.

촉진 중의 하나로 타진打診법도 있는데, 18세기의 의사인 레오폴트 폰 아우엔브르거Leopold von Auenbrugger가 인체의 신비를 규명하고자 개발한 방법이다. 그는 젊었을 때, 주류상인 부친이 술통을 두드려 그 속에 술이 얼마나 들어 있는지 확인하는 것을 보고 의사가 된 후 이 방법을 몸속의 구조를 살피는 데 적용했다. 타진으로 폐 조직의 고형화(폐렴 등에서 발생)나 가슴이나 복강 내에 체액이 차 있는 등의 상태를 알 수 있으며, 심장의 대략적 크기 등도 짐작할 수 있다. 그리고 타진을 시행하는

* **활력징후vital sign**
  혈압, 맥박, 체온, 호흡수 등 기초적인 건강 상태.

과정에서 의사와 환자 사이에 신뢰도 쌓이게 된다.

　　　　　　　　　　　　　　　　✿

　두 환자의 사례가 기억난다. 그들의 병력을 자세히 청취해도 별다른
사항이 없었지만, 진찰을 하며 그들에 대해 놀랄 만큼 많은 정보를 얻을
수 있었다. 진찰은 촉진을 통한 환자와의 교감을 가져다주었다.

　한 환자는 병력 청취로는 어디가 문제인지 알 수 없었지만, 여러 군데
가 아프다고 호소하는 할머니였다. 그녀는 안으로 움츠러들고 슬픔에
잠겨 있었다. 진찰을 하면서 팔을 부드럽게 잡자, 그녀는 펄쩍 뛰며 놀
랐다. 나는 "진료 받으러 오셨으면서 그렇게 감추려 들면 어떻게 하십
니까?"라고 말하고는 곧 딱딱하고 단도직입적으로 말한 것을 후회했다.
그녀는 고양이에게 몰린 쥐처럼 떨었고, 머리를 옆으로 흔들며 들릴 듯
말 듯한 목소리로 애원했다.

　"안 돼. 오, 안 돼."

　한참이 지난 후, 그녀는 마치 내가 알고 있다고 생각하는 듯 물었다.

　"그때 일을 알고 계시죠?"

　나는 어찌해야 할지 몰라 가만히 있었다. 그녀는 얼굴을 들고 슬픈 표
정으로 먼 곳을 바라보며, 오랫동안 비밀로 간직해왔던 이야기를 털어
놓았다.

　보스턴의 유복한 가정에서 곱게 자란 그녀는 19세 때 30대 중반의 남
성과 만났다. 그녀의 부모는 이들의 관계를 맹렬히 반대하면서 만약 그
와 결혼하면 비극으로 끝날 것이라고 경고했다. 임신했음을 알게 된 그

　　　　　　✿ 잃어버린 치유의 본질에 대하여

녀는 버몬트 농장에 취직했고 그곳에서 혼자 아이를 낳아 우물에 버렸다. 그리고 아무에게도 그 비밀을 말하지 않은 채 지금까지 정숙한 노처녀로 살아왔다고 했다.

다른 환자는 리우데자네이루 출신의 매혹적이고 이지적인 외모를 가진, 62세임에도 40대로 보이는 브라질 여성이었다. 그녀가 나를 찾은 것은 가끔씩 나타나는 심방성 빈맥 때문이었다. 행동을 보면 그녀는 사회적 지위가 높은 사람이었으며 어려서부터 자기억제 훈련을 받아왔다는 느낌이 들었다. 그녀는 언제나 흐트러짐이 없는 자세를 유지했으며 심리 치료를 받느라 1년에 몇 번씩 뉴욕을 방문한다고 했다. 내가 "왜 리우에서 치료받지 않으시죠?"라고 묻자, "리우같이 작은 사회에서는 금방 남의 입에 오르내리게 된답니다"라고 대답했다.

아주 상세히 병력을 조사하여 그녀의 심리적 갈등의 원인을 알아내고자 했으나 별 소득이 없었다. 그녀는 독실한 가톨릭 신자였고 결혼한 아들이 있었다. 대화를 하며 결혼생활과 부부관계에 대해서도 묻게 되었을 때, 그녀는 심장과는 관계없는 문제라며 대답을 회피하고는 내가 정신과 의사가 아님을 지적했다.

나는 마음과 심장이 서로 연관되어 있음을 입증한 여러 연구들에 대해 길게 설명했으며 이러한 관계를 감안하지 않고 치료를 하면 아무런 성과가 없는 경우가 많다고 설득했지만 그녀는 귀 기울이지 않았다. 그러나 진찰이 끝난 후 상황이 바뀌었다. 형광 투시* 검사실로 데려가자 그녀는 이제까지의 냉담한 태도를 버리고 적극적으로 말하기 시작했던

* **형광 투시**
  움직이는 모습을 촬영하는 방사선.

것이다. 당시에는 투시 검사를 암실에서 했고, 어두운 곳에 적응하기 위해 붉은색 보호경을 착용했다. 내가 투시 스크린을 그녀의 가슴으로 옮기는 동안 그녀는 차가운 받침대에 서 있었고, 나는 그녀의 몸에 거의 닿을 정도로 가깝게 앉았다. 그녀의 심장 위에 위치한 투시기를 켜자, 그녀의 가슴에 걸려 있는 십자가가 보였다. 갑자기 그녀는 "선생님, 자위행위로도 심장박동이 이상해질 수 있나요?"라고 물었다.

나는 투시기의 스위치를 내렸고 방의 불은 켜지 않았다. 칠흑같이 어두운 방에서 내가 속삭이듯 말하는 소리는 울려서 크게 들렸다.

"매우 흥미 있는 질문인데, 무슨 일이죠?"

그녀는 낮은 목소리로 사실을 말하기 시작했다.

43년 전 그녀는 열렬히 사랑하는 사람과 결혼했다. 그들의 결혼식은 리우에서 화제가 될 만큼 성대하게 치러졌다. 그러나 식이 끝나고 남편이 사라졌다. 남편은 결혼식 날 정부情婦를 만나기 위해 그녀를 내버려 두고 떠난 것이다! 처음으로 그녀의 목소리에 흐트러진 감정이 드러났다. 그녀는 결혼식 다음 주에 남편의 외도를 알게 되었고, 남편과는 절대로 부부관계를 하지 않겠다고 맹세했다. 대신 자위행위를 자주 했으며, 가톨릭 교리 때문에 이혼도 하지 못했다.

"이 문제를 정신과 의사에게 말했습니까?"

내가 물었다.

"아뇨, 누구에게도 말하지 않았어요. 저 혼자 감당해야 하는 제 운명입니다."

그녀는 대답했다.

진찰이 소홀해짐에 따라 촉진도 점점 형식적이 되어가고 있다. 176년 전, 프랑스 의사인 르네 라에네크*가 나중에 청진기로 발전하는 마분지 튜브를 사용한 이후 환자와 의사 사이의 거리는 점점 멀어져왔다. 청진기는 의사들의 청진 능력을 크게 높였지만, 의사와 환자 사이의 친밀한 연대를 단절시켰다고 할 수 있다. 과학적 진료는 긍정적인 면이 많지만, 의사를 환자로부터 너무 멀어지게 했다. 머리를 숙여 환자의 몸에 귀를 대고 심장이나 폐의 이상을 추측할 수 있는 잡음을 듣는 방식으로 다시 돌아가자고 말할 수는 없다. 그러나 과학적 발전이나 기술의 혁신이 이루어졌다고 해서 의사와 환자 사이의 친밀한 관계 형성이나 치유의 필요성이 없어진 것은 아니다. 토머스는 이렇게 말한다.

"의료는 이제 더 이상 손으로 하지 않고, 기계에서 나오는 신호를 해석하는 것이 거의 전부이다."

가장 큰 문제는 의사와 환자 사이의 밀접한 연대가 단절되는 현상이라 할 수 있다.

---

* 르네 라에네크René Laënnec(1781~1826)
  프랑스의 의학자이자 청진법의 창시자. 1816년 어린이들의 놀이법에서 힌트를 얻어 비대한 여성을 진찰할 때 마분지를 말아서 관 모양으로 만들어 가슴에 대고 청음했다가 청진기를 발명했다.

심리상태와
증상의 관계

병력 청취가 그만큼 중요하다면, 의사가 병력 청취를 하는 이유는 무엇인가? 가장 기본적인 목적은 의학적인 문제와 함께, 증상 뒤에 숨어 있는 한 인간을 이해하는 것이다. 병력을 청취하는 과정에서 의사는 환자를 한 인간 존재로 인식하기 시작하는데, 환자의 기본적인 정보인 가족, 교육, 직업 등을 확인할 뿐만 아니라 환자가 가진 특성을 전반적으로 이해하게 된다. 그리하여 무엇이 환자를 '오늘의 그'로 만들었는지 이해하게 되며, 환자에게 가해지는 과도한 정서적 스트레스와 그에 대응하는 환자의 행동에 중점을 둔다.

의학의 태동기에서부터, 의사들은 환자의 심리 상태가 질병의 발생이나 경과에 영향을 줄 수 있다는 것을 알고 있었다. 심장병 의사들은 정서적 스트레스가 심장 기능의 가장 기본적인 양상에 영향을 준다는 사실을 확인해왔다. 스트레스를 받으면 심장박동 수의 증가, 혈압 상승,

관상동맥 혈류량 감소, 심장의 전기 자극 민감도 증가 등이 나타나며, 혈류를 순환시키는 기능을 하는 심장근육의 수축성이 변화하게 된다. 마음이 혼란해지면 심장박동 리듬에 문제가 생겨 협심증을 초래하거나 심하면 심장발작이나 심장마비까지도 일으킬 수 있다.

그러므로 병력을 청취할 때에는 질병에 관련된 사항뿐만 아니라, 환자의 마음을 압박하는 여러 문제들에도 관심을 기울여야 한다. 오늘날 우리는 새로운 발견이기라도 한 것처럼 정신에 대한 많은 이야기를 듣게 된다. 하지만 과학의 역사에서 형이상학적 정신은 물질적인 뇌보다 더 오래전부터 연구되었다. 19세기 말까지는 정신을 신체와 분리될 수 없는 것으로 간주했다. 과학이 지성의 중심으로 자리 잡게 되면서 의학에서는 이 둘을 분리하여 생각하기 시작했으며, 정신을 신체에서 따로 떼어내어 과학적 실체가 아닌 영적인 어떤 것으로 보았다. 신체는 과학적으로 탐구할 수 있는 대상이고, 파헤쳐서 객관화할 수 있는 것이다. 신체에서 생기는 체액이나 분비물을 수집하여 화학적으로 분석할 수 있으며, 신체의 병적 변화를 구분해내거나 경과를 예측하고, 치료에 대한 반응을 평가하고 정량화할 수 있다. 이러한 것들은 과학이 우위를 차지하면서 나타난 결과이다. 그러나 정신의 경우는 그렇지 않은데, 한 인간이 가진 특성은 인식되고 상상할 뿐이지 측정될 수 있는 성질이 아니다. 현재까지, 혼란스러운 마음 상태, 즉 불안, 긴장, 소외감 그리고 우울 등을 객관화할 수 있는 방법은 없다. 이러한 감정 상태는 질병을 유발하거나 환자에게 질환이 나타나는 특성 그리고 질환의 경과나 회복 속도 등에 영향을 줄 수 있다.

의사들은 이런 경우에 심리적 문제에 의한 질환을 신경정신증이라고 이름 붙이고 과학으로 설명할 수 없는 사례로 취급해버리곤 한다. 즉, 환자의 질병에서 심리 상태가 차지하는 비중을 간과하고, 치료에서 정서적 차원을 무시함으로써 환자의 만성 질환에 대해 제대로 대처할 수 없게 되는 것이다. 약물로 환자의 증상을 일시적으로 호전시킬 수는 있지만, 근본적 질환에 대한 전인적 치료를 할 수는 없는 것이다. 질병에서 환자의 심리적 측면을 무시함으로써 진료에서 전인적 치료와 치료 행위가 분리되는 근본적인 문제가 초래되었다. 또 그 결과 의사에 대한 이미지가 손상되고 사회적 위상이 추락했다.

　나는 의학보다 심리학에 더 큰 관심을 가졌었는데 고등학교 때는 프로이트에 심취하여 정신분석에 빠져들었으며 그의 이론을 20세기 최고의 과학적 성과로 보기도 했다. 앞서 말한 바와 같이, 나는 정신과 의사가 되고자 했다. 하지만 의과대학에 들어가자마자 나는 이 분야에 흥미를 잃었다. 나는 그것이 너무 주관적인 데 놀랐다. 그리고 어리석게도 반대 방향으로 치달았다. 의과대학을 졸업한 후, 그레이스 뉴 헤이븐 병원에서는 사체를 뒤적이는 병리학 수련의로 1년을 보냈다. 겉으로는 정신과의 기본적인 이론들을 멀리한 것처럼 보였지만, 우리를 인간이게 하는 가장 중요한 정신-뇌에 관한 열정까지 없어진 것은 아니었다.

　심장학을 전공하고부터 초기의 과학적 열정으로 돌아갔다. 인생을 살다 보면 결국 젊은 시절의 꿈으로 되돌아가게 되어 있구나 하는 생각이 든다. 정신과에 대해 처음 가졌던 흥미는 곧 잃어버렸지만, 나의 인생에서 가장 많은 일을 한 분야는 질병과 마음의 관계에 대한 연구였다. 의식적으로 계획하고 한 일은 아니지만, 30년 이상의 기간 동안 내가 수행한 연구 작업들은 주로 마음과 심장의 연관성을 탐구하는 일이었다.

한 인간이 해야 할 일은 이미 결정되어 있는지도 모른다. 피할 수 없는 운명처럼 나는 내가 처음 마음먹었던 일로 되돌아갔다.

심리학에 대한 흥미는 환자를 만나는 임상에서 그리고 다양한 분야에 걸친 많은 독서를 통해 되살아났다. 인디언들의 의학 논문에는 '상상에 의한 죽음'[2]이라는 표현이 있었는데, 이 말은 내 삶의 과정에 지울 수 없는 인상을 남겼다.

한 힌두교 의사는 당국의 허가를 얻어, 교수형을 선고받은 사형수들을 대상으로 놀랄 만한 실험을 했다. 의사는 천천히 고통 없이 죽는 방법이라면서 교수형 대신 피를 뽑아 사망하는 방법을 택하도록 사형수를 설득했다. 사형수가 이에 동의하면 침대에 묶고 눈을 가린 후, 침대의 네 기둥에 물을 담은 병을 매달아 바닥에 놓인 통에 물이 떨어지게 장치했다. 죄수의 팔다리 피부를 긁은 후 물이 통으로 떨어지도록 했는데, 처음에는 빨리 떨어지다가 차츰 천천히 떨어지도록 했다. 사형수는 차츰 약해져갔고, 의사가 낮은 목소리로 천천히 장송곡을 읊기 시작하자 사형수는 더욱 약해졌다. 마침내 물이 다 떨어졌을 때 의사의 장송곡도 멈췄다. 죄수는 젊고 건강한 남자였지만, 물이 다 떨어지고 실험이 끝난 순간 의식을 잃었다. 그리고 한 방울의 피도 흘리지 않은 채 사망했다. 이와 비슷한 일화들은 수없이 존재하며, 의사들은 오래전부터 신경의 활동이 신체 모든 부분에 영향을 준다는 것을 알고 있었다. 거의 350년 전에, 처음으로 혈액순환을 발견한 윌리엄 하비[*]는 이렇게 말했다.

---

[*] 윌리엄 하비|William Harvey(1578~1657)
영국의 의학자이자 생리학자. 《동물의 심장과 혈액의 운동에 관한 해부학적 연구》라는 책에서 심장과 혈액의 운동에 관한 생리학설을 밝혔다.

"슬픔과 기쁨, 희망과 절망 등 모든 마음 상태들은 심장에까지 영향을 미칠 수 있는 정신적 혼란을 초래할 수 있다."

의사로 일하면서, 나는 미국인의 중요한 사인 중 하나인 돌연 심장사에도 관심을 가져왔는데, 마음과 심장 두 영역 모두에 큰 관심을 가지고 있었으므로 이를 결합하여 심리적 스트레스가 돌연 심장사를 유발하는지에 대한 연구를 하게 되었다. 오래전부터 의사들은 이 둘의 연관에 관심을 가져왔으며, 다양한 사회와 문화에서 스트레스를 많이 받으면 사망할 수도 있다는 사실을 인정한다. 이와 관련해서 사회에서 흔히 "심장이 멈춰 죽을 것 같다", "심장이 터질 것 같은", "심장이 부었구나" 등의 말들이 통용되며, 이는 참을 수 없는 심리적 스트레스를 표현하는 말이다. 돌연사를 심한 정서적 스트레스와 연관시키는 신문기사도 요즈음 종종 등장한다. 그러나 심장사와 심리적 스트레스의 연관을 말해주는 역학적 증거들이 많이 발표되고 있음에도 오히려 의사들은 이러한 믿음을 그저 떠도는 이야기 정도로 치부하고 매우 비판적인 입장을 취해왔다.

20세기 초, 현대 통계학의 아버지라 할 수 있는 칼 피어슨*은 영국, 네덜란드, 독일의 공동묘지에 있는 묘비를 조사하여 아내 혹은 남편이 1년 이내에 사망한 경우 배우자의 사망률에 대해서 연구한 바 있는데 이 연구에서도 이러한 연관이 확인되었다. 배우자 또는 가까운 다른 가

---

* 칼 피어슨Karl Pearson(1857~1936)
  영국의 수리통계학자, 우생학자. 과학사 및 과학론을 비롯하여 응용수학, 수리통계학에 이르기까지 많은 업적을 남겼다. 피어슨파 수리통계학의 창시자이며 생물통계학의 선구자로 알려져 있다.

족 구성원을 잃은 사람은 심장사의 위험이 높았던 것이다. 피어슨의 연구 이래, 다양한 사회적 스트레스가 관상동맥 질환이나 사망의 증가와 관련되어 있음을 밝힌 많은 역학적 연구 결과가 발표되어왔다. 하와이로 이주한 후 샌프란시스코만으로 옮겨와서 살고 있는 일본인을 대상으로 심혈관계 질환의 유병률과 사망률의 변화를 조사한 연구가 있다. 일본에서는 관상동맥 질환이 드물게 발생하는 데 비해 하와이에 정착한 일본인들에게는 그보다 많이 발생하며, 미국 서부 만 지역에 살고 있는 일본계 미국인들의 경우 유병률이 미국인들처럼 높게 나타났다. 원인은 일본인들이 미국인들의 건강하지 못한 생활 습관들, 즉 고지방 식사, 흡연, 주로 앉아서 하는 생활 등에 동화된 결과라고 본다. 그러나 더욱 놀라운 것은, 서부 만 지역의 일본인이 미국인과 같은 콜레스테롤 섭취, 혈압, 흡연 등의 위험 요소를 가지고 있어도 미국 사회에 동화되기를 거부한 일본인의 경우는 심장 질환이나 심장사의 발생이 낮게 나타난다는 사실이다. 일본 문화를 그대로 유지해서 심장 질환의 발생이 억제된다면, 이러한 면역 과정에는 심리적 요인이 가장 큰 역할을 한다고 볼 수 있다.

스트레스의 영향에 관한 이와 비슷한 연구로 런던의 공무원들을 대상으로 고용과 관련해 실시한 조사가 있다. 최고위층이나 관리자들은 기대 여명이 길고, 육체노동을 주로 하는 직원들은 심혈관계 질환에 의한 사망률이 네 배나 높았는데, 저소득 계층일수록 건강하지 못한 생활 습관을 가지기 쉽다는 일반적인 위험 요소를 고려하더라도 이러한 격차는 여전히 통계학적으로 의미를 갖는다. 이 조사의 결과는 저임금에 따른 불만에서 오는 심리적 스트레스가 심장 질환의 위험 요소로 작용한다고 해석된다. 미국에서 실시한 연구도 이와 비슷한 결과를 보였다.

교육 수준도 수명에 큰 영향을 주는데, 보통 대졸자들은 초등학교 졸업자들보다 수명이 길다. 스트레스가 많은 직업이 심장 질환과 관련을 가지는 것과 마찬가지로 실업도 심장 질환에 영향을 준다. 미국에서 실업자 수가 1퍼센트 증가하면 관상동맥 질환에 의한 사망자 수가 연간 6,000명이나 증가한다. 한편, 행복한 결혼생활을 하는 사람들이나 사회적 지지망을 폭넓게 가진 사람, 우애가 돈독한 가정에서 생활하는 사람, 취미 생활을 하는 사람, 폭넓은 관심을 가진 사람 등에게는 다른 사람들에 비해 심장 질환의 발생 가능성이 매우 낮다. 혼자 사는 사람들 중에서는 애완동물을 기르는 경우가 심장 질환의 위험도가 낮다. 사회적 관계를 원활히 유지하고 있는 사람들은 심장발작이 발생한 후의 예후도 더 양호하다. 예를 들어, 배우자 혹은 가족이나 친구와 함께 사는 사람들은 혼자 사는 사람들에 비해 심장발작 이후 6개월 이내에 발작이 재발할 확률이 2분의 1 정도에 불과하다. 사실, 관상동맥 질환을 가진 사람들 중 혼자 사는 사람은 심장발작 환자 중 가장 무서운 후유증인 울혈성 심부전을 가진 사람들과 동일한 위험도를 지닌다. 이러한 사실은 사람의 마음이 심장 질환과 예후에 얼마나 큰 영향을 미치는지를 말해준다.

자연재해나 전쟁이 발생했을 때를 기준으로 삼아 조사한 자료도 이같은 사실을 뒷받침해준다. 이들 자료는 이러한 환경이 심각한 심리적 스트레스를 초래하고 그 결과 심장 질환의 이환율罹患率이나 그에 의한 사망률을 증가시킨다는 사실을 보여준다. 예를 들어, 1981년 그리스에서 지진이 발생했을 때, 지진 발생 후 24시간에서 48시간 사이에 사망률이 세 배나 증가했다. 이라크가 이스라엘을 상대로 미사일 공격을 감행했을 때에도 심혈관 사망률이 증가했다. 스커드미사일 공격 첫날 심장 질환에 의한 사망률은 급등하여 58퍼센트나 증가했고, 여성이 남성보다 두 배나 더 높았다.

삶에서 일어나는 부정적 사건들이 심장 질환의 이환율이나 사망률을 높일 수 있는 반면, 긍정적 사건들은 사망을 연기시킬 수 있다. 샌프란시스코의 생리학자인 D. P. 필립스Phillips와 E. W. 킹king에 따르면, 죽기 직전의 사람들은 '협상 단계'에 들어간다고 한다. 즉, 죽음을 관장하는 신에게 자신들의 죽음을 어떤 중요한 날까지만 연기시켜달라고 애원한다는 것이다. 이때의 중요한 날이란 출생, 결혼, 기념일, 종교적으로 중요한 날 등을 말한다. 만약 누군가가 정말로 자신의 죽음을 연기할 수 있다면, 자신에게 큰 의미가 있는 사건 다음으로 자신의 사망 날짜를 잡을 것이다. 필립스와 킹은 유대인에게 중요한 의미를 가진 날인 유월절 전후의 사망률에 대해 유대인과 비유대인을 비교했다. 그들의 조사에 따르면, 유대인 남성들은 유월절 이전 일주일 사이의 사망률이 현저히 낮은 것으로 나타났다. 자료 이용이 가능했던 19년 동안 이러한 양상은 계속되었다.

유대인의 유월절과 비슷한 경우로 중국의 추석을 들 수 있는데, 중국 여성들은 추석 전 일주일 동안 사망을 연기시키는 양상을 보였고, 추석이 지난 후 일주일 동안 사망률이 급증했다.

앞서 스트레스와 심장 사이에는 밀접한 관련이 있다고 말한 바 있다. 사람들에게 한 주에서 어떤 요일이 가장 죽을 것 같은지 물어보면, 거의 대부분 월요일이라고 대답하는데, 대부분의 사람들이 일을 힘들게 생각하고, 일을 시작하는 한 주의 첫날에 가장 스트레스를 받기 때문이다. 캐나다에서 1,500명 이상의 남자들을 40년 동안 추적 관찰하여 얻은 조사 결과는 이러한 대중들의 인식을 뒷받침한다.[3] 조사 결과에 따르면, 암에 의한 사망은 일주일간 고르게 분포되어 있는 반면, 돌연 심장사의 경우는 달랐다. 월요일이 한 주일의 다른 요일보다 두 배나 발생 빈도가 높은 것으로 나타난 것이다.

돌연 심장사에서 심리적 요인의 역할을 정확히 규정하기는 매우 어려운데, 스트레스에 대한 정의와 같이 비교적 간단해 보이는 문제도 매우 복잡한 성격을 지니기 때문이다. 한 사람에게는 스트레스가 되는 문제가 다른 사람에게는 오히려 즐거움일 수 있기 때문이다. 개인의 특성이나 스트레스를 설명하는 심리학적 개념들도 뚜렷이 규정되어 있지 않고 매우 주관적이다. 원인과 결과를 시간적 혹은 공간적 관련성에 의해 파악하는 기계론적 인식 모델이 의학의 주류를 형성하고 있는 것도 마음-두뇌 간의 관련성 연구를 제약하는 요인이다. 특히, 스트레스와 그에 의한 심리적 긴장을 측정 가능한 것으로 간주하는 거시물리학적 영역에서 이러한 문제가 크게 나타난다. 그러나 내가 고차원적 신경 활동이라 말하는 복잡한 마음-두뇌 영역에서는 특정 자극(그 자극이 무해한 것이든 스트레스를 유발하는 것이든)을, 자극을 받는 대상의 특성과 완전히 분리해서 다룰 수 없다. 예를 들면, 밤에 아이가 집에 돌아오지 않아 걱정하고 있던 엄마라면 갑자기 울리는 전화벨 소리에 혹시 아이의 사고 소식이 아닐까 하여 혈압이 높아지며 땀이 솟아날 수 있지만, 다른 경우에는 대부분 전화벨 소리가 심리적 긴장을 불러일으키지는 않는다.

특정 사건이 심리적 자극이 되거나 불안감을 유발하는지의 여부는 자극을 받는 대상의 유전적 성향, 어릴 때의 경험 그리고 살아온 과정 등의 영향을 받을 뿐만 아니라 사회적 관계나 그가 속한 문화에 의해서도 달라진다. 그러므로 일상 속에서 일어나는 사건들은 이러한 것들의 영향에 의해 형성된 특유하고도 고도로 개인적인 차원의 심리 상태를 반영하게 된다. 또한 부정적인 자극이라 해서 단독으로 명백히 뚜렷한 실체가 나타나 보이는 경우는 드물며, 보통은 만성적이거나 간헐적이어서 겉으로 잘 드러나지 않는다. 또한 이러한 자극에 대한 심리적 반응은 늦게 나타나는 경우가 많아, 원인이 되는 스트레스를 찾기가 어렵다.

우리는 돌연사에서 스트레스의 역할이라는 복잡한 주제를 탐구하는 첫 단계로 동물의 특정한 뇌 부위에 전기 자극을 가하여 심실세동을 유발시키는 실험을 했다. 심실세동이란 심장의 박동에 관계하는 전기적 신호에 혼란이 와서 돌연 심장사를 유발할 수 있는 상태이다. 실험동물을 마취시킨 후 특수한 전극을 삽입하여 심장박동 조절 기능을 하는 콩알만 한 뇌 부위를 자극시켰는데, 우리는 심장을 조정하는 특수한 뇌 부위에 전기 자극을 줄 경우 심실세동을 유발시키거나 이미 손상받은 심장이 완전히 망가질 수 있다는 가정에서 이 실험을 시행했다.

나는 임상 전임의 과정을 밟고 있던 조너선 새틴스키Jonathan Satinsky 박사에게 이 실험을 맡겼는데, 다른 전임의들이 모두 이 실험을 담당하지 않으려 하는 데 반해 그는 풍부한 경험을 바탕으로 어려운 실험을 잘 수행했다. 뇌의 복잡한 해부학적 구조에 맞는 실험 도구를 구성하는 데만도 거의 1년이 소요되었지만, 이 기간은 유익한 시간이었으며 실험 결과는 우리의 예상을 뛰어넘은 성과를 가져다주었다.

마취된 동물의 커다란 관상동맥을 급작스럽게 폐쇄시키면 심실세동이 발생하는데, 우리는 그러한 심실세동이 거의 나타나지 않을 정도로 작은 관상동맥을 골랐다. 대조군 동물에도 뇌 속에 같은 전극을 같은 위치에 삽입했지만 뇌에 전기적 자극을 가하지는 않았다. 이러한 대조군 동물들 중에서는 단지 6퍼센트에서만 관상동맥 폐쇄로 인해 심실세동이 발생했다. 그러나 뇌에 관상동맥이 좁아졌다가 폐쇄될 때, 전기 자극을 가하는 두 가지 조작을 동시에 시행하면 약 60퍼센트에서 심실세동이 발생하여 발생 빈도가 열 배나 증가했다.

또한 우리는 심장에 심실세동을 유발하기 위해서 반드시 중추신경을 자극할 필요가 없다는 것도 알게 되었다. 혼란 상태의 뇌로부터 나오는 유해한 자극은 자율신경계의 교감신경망을 통하여 전달된다. 그러므로 심장에 연결되어 있는 이러한 신경을 자극하면 뇌를 자극하는 것과 거의 같은 결과를 가져올 수 있으므로, 복잡하게 얽혀 있는 뇌의 신경 구조 속에 전극을 삽입하지 않아도 되었다.

자극을 가하는 부위로는 성상신경절을 선택했는데, 이 부위는 뇌에서 나오는 교감신경들이 심장에 연결되는 중간 정거장 역할을 하는 곳으로서 목 부위에 위치하고 있다. 생리학자인 리처드 버리어 Richard Verrier 박사가 내 실험실에서 이 연구를 지휘했다. 관상동맥을 서서히 수축시켜 혈류 흐름을 차단해도 심장박동은 정상으로 유지되었지만, 혈관의 수축에 이어 성상신경절을 전기로 자극했을 때는 심실세동이 유발되었다. 심실세동을 일으킨 직접적 원인이 교감신경의 흥분 때문임을 확인하기 위해서는 다른 유발 요인인 혈압 상승이나 맥박의 증가 등이 없어야 했고, 이러한 변화를 통제한 후에도 성상신경절 자극이 심장근육의 심실세동을 발생시키는 것을 확인할 수 있었다. 연구를 계속한 결과 우리는 노르아드레날린이 심장근육에 직접 작용함으로써 악성 부정맥이 유발된다는 것도 증명했다. 교감신경 전달물질인 노르아드레날린은 신경계의 교감신경에 전기 자극이 가해지면 신경 말단에서 미소량 분비되어 신경 정보를 전달해주는 기본적인 물질이다.

교감신경계는 사람이 정서적 스트레스를 받게 되면, 인체의 각 기관에 그 사실을 알려주는 중요한 역할을 한다. 우리는 실험동물의 관상동맥 혈류가 완전히 정상일 때도 교감신경계를 자극하면 심실세동을 유발시킬 수 있다는 사실을 확인했다. 심장박동 주기 중에는 심실성 고위험기ventricular vulnerable period라 부르는 시기가 있는데, 이 시기에 일정한 강도를 가진 전기 자극을 받으면 심실세동이 발생될 수 있다. 우리는 실험을 통하여, 평소에는 심장박동 주기 중 이러한 고위험기에도 심실세동을 일으키지 못할 정도의 약한 전기 자극이, 성상신경절을 통한 교감신경계의 자극과 동반되면 심실세동을 발생킨다는 사실을 입증했다. 모든 형태의 자극은 자체만으로는 해가 되지 않지만, 교감신경계의 자극과 동반될 경우 심장근육에 부정맥을 발생시킬 수 있다.

신경계 활동으로 인해 심장박동에 치명적인 문제가 초래될 수 있다는 사실을 실험을 통하여 확인한 후 우리는 좀 더 어려운 과제에 접근했는데, 사람의 행동이나 심리 상태도 심장에 동일한 문제를 유발시킬 수 있는가 하는 실험이었다. 이 실험에서 우리는 두 가지 방법론적 어려움에 부딪혔다. 하나는 실험이 목표로 삼는 심실세동과 관련된 문제였고 다른 하나는 개에게 적절한 심리적 스트레스를 만들어내는 일이었다. 동물의 심리에 관계된 요인을 연구하기 위해 동물의 정신은 인위적으로 진정된 것이 아닌 깨어 있는 상태여야 했는데 이것은 매우 어려운 문제였다. 심실세동을 연구하기 위해서는 심실세동을 인위적으로 발생시켜야 했다. 그러나 그것은 실험동물에게 매우 고통스러운 과정이었으며, 심폐소생술이 필요한 경우는 고통이 더 심할 수도 있었다. 실험 과정에서 동물을 학대해선 안 되고, 또 실험동물이 고통을 받으면 심리적 스트레스에 관련하여 설정한 변수가 의미를 잃게 되어 있었다.

그러면 심실세동의 발생 위험을 확인할 수 있는 방법론을 어떻게 구상해야 하는가? 나는 대안으로 심실세동을 실제로 발생시키는 방법보다, 심실세동을 대체하여 우리의 실험 목적에도 부합하는 방법을 이용하기로 했다. 사람의 생명을 앗아가는 심실세동은 아무런 전구증상 없이 갑자기 발생하는 경우가 드물며, 이러한 위험한 심실세동이 발생하기 전에 작은 부정맥들, 즉 심장의 비정상 수축이 한꺼번에 수회씩 반복한다는 연구 관찰에 입각했다. 이러한 작은 부정맥들이 반복되면 심실세동이 발생할 수 있으므로 우리의 연구 목적인 심실세동의 관찰 대신에 작은 부정맥의 발생을 관찰하여 심실세동 발생을 대체할 수 있다고 해석하기로 했다. 실제로, 우리는 여러 가지 심리적 상황 조건하에서 심실세동의 전구라 할 수 있는 부정맥 발생을 관찰할 수 있었다.

심리적 스트레스를 위해서는 혐오 상태를 만드는 고전적 방법을 이용했다. 개들을 두 무리로 나눠 서로 다른 우리 속에 넣었는데, 한 무리는 보통의 우리에 넣고, 다른 한 무리는 파블로프*의 실험에 이용된 것

* 파블로프Pavlov(1849~1936)
러시아의 생리학자. 조건반사에 대한 개념을 발전시킨 것으로 유명하다. 파블로프는 굶주린 개가 전에 먹이 광경과 연관시켰던 종소리에 반응하여 침을 분비하도록 훈련시켰다. 그는 조건 형성의 중요성을 강조함과 동시에 인간의 신경계와 관련시킨 선구적인 연구를 수행하면서 이와 비슷한 개념을

잃어버린 치유의 본질에 대하여 ──────

과 비슷하게 만든 장치에 넣었다. 이 장치 속에 들어 있는 그네에 개를 매달았으며, 3일 후 그네에 묶인 개에게는 약한 전기적 충격을 한 번 더 가한 후 다음부터는 그대로 두었다. 며칠 후, 다른 두 환경에서 생활한 두 무리의 개들을 대상으로 심실세동의 전구가 되는 부정맥들의 발생 위험도를 관찰했다.

그네에 묶였던 개들은 불안정했고 심장박동 수는 빨라졌으며 혈압도 올라갔지만, 보통의 우리에 있던 개는 느긋한 상태를 유지했다. 편안한 환경에 있던 개들을 다시 고통스러운 경험을 했던 그네가 있는 우리로 옮기는 자체만으로도 심실세동의 전구 부정맥들이 쉽게 발생한다는 사실은 매우 놀라운 관찰이었다. 실험동물들은 전기 충격을 받은 후 여러 달 후에도 이전에 받았던 작은 고통의 기억이 머리에 남아 심장의 반응에 큰 영향을 주고 있었다. 이것은 심리적 스트레스가 치명적인 심장부정맥 발생의 위험도를 높인다는 사실을 처음으로 확인한 실험이었다.

좋지 못한 환경에 노출되었던 경험이 있는 동물은, 관상동맥이 좁아지면 심실세동 등의 부정맥이 쉽게 발생한다. 스트레스의 형태는 중요하지 않다. 전기 충격을 피하는 훈련을 받은 개들도 같은 결과를 보였다. 그리고 또 다른 실험에서는 스트레스에 대한 반응이 자율신경계의 교감신경을 통하여 전달된다는 사실도 밝혀졌는데, 이것은 교감신경계의 신경 활동을 약물로 차단하면 심리-스트레스-유발성 심실세동의 발생이 예방된다는 사실에서 추측할 수 있었던 사실이었다.

실험 전체를 조각그림 맞추기에 비유하자면, 남은 한 개의 그림 조각

발전시켰다. 1904년 소화액 분비에 관한 연구로 노벨생리학·의학상을 수상하였다.

은 부교감신경의 역할이었다. 부교감신경은 정신적 혹은 신체적 스트레스가 있을 때 교감신경의 활동을 억제한다. 교감신경은 심장과 혈관을 흥분시켜 몸의 기관들이 다가올 위험에 대비하도록 만드는데, 이를 하버드 대학교의 생리학자인 월터 B. 캐넌*은 투쟁-도피 반응fight-or-flight responseo이라고 표현한 바 있다. 부교감신경은 이와 반대의 기능을 한다. 심장은 느려지고, 혈압은 낮아지며, 심장근육은 덜 민감해진다.

뇌에서 심장으로 신호를 전달하는 가장 중요한 부교감신경은 미주신경이다. 그러므로 미주신경의 활동은 활발할수록 좋다. 활동은 운동을 통해 증대할 수 있다. 미주신경이 잘 지배하고 있는 건강한 심장은 맥박이 느리고, 혈압은 낮고, 효과적으로 수축하여 산소 요구량이 적다. 그러므로 심리적 스트레스가 있을 때 미주신경의 역할을 파악하는 일이 중요했고, 복잡하게 얽혀 있는 신경계의 상관관계를 파악하는 일에 5년 이상이 소요되었다. 우리의 연구는 이 한마디로 표현된다.

"미주신경의 활동은 심리적 각성 상태 때 활성화되는 교감신경의 활동을 감소시키거나 완전히 억제시켜 돌연 심장사를 방지해준다."

동물실험이나 임상 경험들을 통해서 우리는 심각한 관상동맥 질환이 있어서 산소 공급 지장을 초래하는 심장에 전기적 사고accident가 있을 경우 돌연 심장사가 발생한다고 결론 내릴 수 있었다. 이를 유발시킬 수 있는 사건, 혹은 일과성 위험 요인은 정서나 행동에서 오는 스트레스에서 비롯될 수 있으며, 고콜레스테롤, 고혈압, 비만, 운동 부족 그리고 당

---

* **월터 B. 캐넌Walter B. Cannon(1871~1945)**
  미국의 생리학자. 내분비선 및 자율신경계와 정서와의 관계를 연구했고,
  '생물체의 항상성'이란 개념을 제창했다.

뇨병 등의 만성적 위험 요소가 지속적으로 전 생애에 걸쳐 관상동맥 질환을 유발 혹은 악화시키는 것과는 달리, 정서적 혹은 행동적 요인은 일회적으로 혹은 순간적으로 문제를 야기시킨다. 중요한 관상동맥이 막힌 증거가 없이 갑자기 사망한 경우, 많은 사례에서 이같이 고차원적인 신경 활동으로부터 주로 유발되는 일과성 위험 요인에 의해 사망이 초래되었다고 설명할 수 있을 것이다.

이러한 일과성 위험 요인의 개념은 나의 특이한 임상 경험에서 도출되었다. 39세의 교사인 존스 씨는 매우 건강한 신체의 소유자로, 살면서한 번도 앓아누운 적이 없는 사람이었다. 1974년 내가 심각한 부정맥환자들을 치료하는 병동에서 진료하고 있었을 때, 존스 씨는 코네티컷에 있는 작은 지역 병원에서 심장발작에서 비롯된 심장마비 진단을 받고 이송되어왔다. 원인은 관상동맥의 폐쇄로 추정되고 있었다. 콜레스테롤 수치는 $160mg/dl$로 정상 범위였고, 혈압도 약간 낮은 정상치를 유지하고 있었으며 담배는 피우지 않았고 양친 모두 심장병이 없이 그때까지 살아 있었기에 그의 진단명이 관상동맥 질환이라는 것은 의외였다. 그러나 그의 심장마비는 절대로 예외적으로 발생한 것이 아니었다.

그날 오후 그는 일찍 퇴근하여 십대인 딸과 테니스를 치던 중 쓰러져서, 거칠게 숨을 쉬다가 숨이 멎었다. 가족이 응급 심폐소생술을 시행하고 근처 병원으로 급하게 옮긴 후 심장세동 제거술을 받고 열두 시간이지나서야 그는 의식을 되찾았다. 신경학적 후유증은 남지 않았다. 그 후그는 여러 차례 심전도검사를 받았지만 심장발작과 관련된 소견은 보이지 않았으며 심장효소 수치도 정상 범위였다. 그러나 심전도에서 심실성 기외수축이 많이 나타나고 여러 가지 항부정맥 약물로 치료해도 사라지지 않아 지역 병원에 입원한 지 20일이 지난 뒤, 피터 벤트 브리검 병원의 나에게로 이송된 것이었다.

심도자 검사나 심장혈관조영술 등 여러 검사를 시행했지만 그의 심장은 완전히 정상이었고 관상동맥들도 탄력성을 유지하고 있는 것으로 나타났다. 그러나 심장의 기외수축이 자주 나타났고, 심실성 빈맥도 몇 번 보였으며, 심실세동의 전구가 될 수 있는 비정상 박동이 집단적으로 급속히 발생하기도 했다.

심장마비의 원인은 수수께끼로 남아 있었다. 정신과 상담에서도 심각한 심리적 문제를 찾을 수 없었지만 그가 일상생활에서 상당한 스트레스를 받고 있음은 알 수 있었다. 그는 어릴 때 가난한 환경에서 자랐고 가족 가운데에서 대학에 진학한 첫 번째 사람이었다. 그는 직장에서도 뛰어난 능력을 발휘했으며 기대와 찬사를 한몸에 받으며 모든 일에 헌신적으로 매달렸다. 하지만 동료들의 견제를 많이 받았고 그로 인해 마음에는 현실과 상상 속의 배신들에 대한 분노가 들끓었다. 분노에 가득 찬 그는 과격한 운동에 몰두했다. 음란하고 과격한 꿈도 자주 꾸었지만, 자기 내면에 그러한 생각이 들어 있는 것을 인정하지 않았다. 어릴 때부터 엄격한 종교적 분위기의 집안에서 엄격한 도덕교육을 받고 자랐기 때문에 특히 섹스에 관해서 결벽증을 가지게 되었다. 스스로 자신의 아내 이외의 여자에게 성적 호기심을 품지 않도록 억제했지만, 많은 여성 동료들이 그를 유혹했으며, 그는 통제력을 잃고 이들과 과격한 섹스를 하게 될까 봐 두려워했다. 이렇게 공격성을 억제하는 일은 그의 삶에서 중요한 과제였다.

잃어버린 치유의 본질에 대하여

심장마비를 일으키기 6개월 전, 경제 불황의 여파로 그는 직장을 잃었고, 이것이 첫 번째 좌절이었다. 이 일로 그는 크게 방황했지만 어디에서도 정신적 도움을 얻지 못했다. 아내는 노환으로 고생하는 친정 부모를 간병하느라 정신이 없었고, 아이들은 친구들과 밖에서 놀기에 바빴기 때문이다. 심실세동을 일으키기 직전 그는 십대인 딸아이와, 그의 표현에 의하면 "한바탕 전쟁을 치렀다". 이 과정에서 성적인 흥분을 자극하는 행동도 있었는데, 이웃 사람이 현관 벨을 울리는 바람에 중단되었고 그는 "미안하다"는 말과 함께 쓰러졌다.

비교적 안정되어 있던 그는 정신과 의사가 방으로 들어오자 심장에 부정맥이 나타나며 맥박이 빨라졌다. 그러한 변화는 눈에 띄게 나타났으며, 상담 도중 심장의 기외수축 현상은 다른 때에 비해 네 배나 많이 발생했다. 그래서 다음 정신과 상담을 할 때는 항부정맥 약을 투여하여 부정맥을 조절했다.

여러 날 동안 그의 심장박동을 계속해서 면밀히 관찰한 결과, 비정상적 양상이 포착되었다. 기외수축은 이른 아침 시간에 가장 많이 발생했으며, 이때는 그가 편안히 잠자고 있을 때였다. 수면에 대해서도 분석을 했는데, 깨어 있는 시기에 비해 잠자며 꿈을 꾸는 렘수면REM Sleep기[*]에 기외수축이 더 자주 더 복잡한 형태로 발생했다. 일반적으로 볼 때, 잠잘 때는 심실성 기외수축이 감소하고, 특히 복잡한 형태의 기외수축은 사라지는 것이 보통이다. 이러한 기외수축은 치명적인 부정맥의 전조가

---

* **렘수면기**
수면 시간 중 안구의 빠른 운동에 의해 구분된 수면의 한 단계. 꿈을 꾸는 단계이기도 하다.

될 수 있었고, 그는 렘 수면 중에 두 번째 심장마비를 일으켰다.

두 번째로 심폐소생술을 받은 후, 존스 씨는 내게 다시는 재발하지 않도록 해달라고 애원했다. 그리고 처음으로 자신이 꾼 꿈의 내용, 특히 심장마비 직전 꾸었던 꿈에 대해서 말했다. 그는 꿈속에서 전라의 여인과 함께 차를 타고 있었고 차는 시동이 걸린 채 절벽 위에 놓여 있었는데, 흥분이 더해감에 따라 그의 행동도 거칠어졌다. 그러나 백미러에 경찰이 다가오는 모습이 보였고 순간 몸이 얼어붙었다. 자신이 하던 행동에 놀란 그가 가속기를 밟자, 차는 절벽 아래로 굴러 떨어졌고 모든 것이 캄캄해지고는 끝이었다.

고차원의 신경 활동이 부정맥 발생에 중요한 역할을 한다는 사실은 그것을 제거할 때 나타나는 현상으로도 확인할 수 있었다. 명상은 기외수축의 빈도를 감소시키고, 항부정맥 약물 세 가지는 심장으로의 신경 신호 전달을 각각 다른 방식으로 통제하는 기능을 했다. 하나는 뇌에 직접 작용하는 것으로서 간질 중추를 조절하여 환자에게서 언제 터져 나올지 모르는 분노의 폭발을 막았으며, 두 번째 약물은 교감신경계 활동을 차단했고, 세 번째 약물은 부교감신경계를 활성화시키는 작용을 했다. 모든 부정맥이 사라졌고, 정신과 의사를 만날 때도 부정맥이 발생하지 않았다. 재발을 확실히 방지하기 위해서, 스트레스로 생기는 긴장이 참을 수 없는 수위에 이를 때를 대비해, 이를 완화하는 방법에 대한 상담도 했으며 꾸준한 운동과 적응 훈련도 시작되었다. 그로부터 20년 이상 환자는 현재까지 완전히 만족스러운 생활을 영위하고 있다. 물론, 그는 생활하면서 많은 스트레스를 받겠지만, 심장박동 이상은 더 이상 나타나지 않았다.

이 특수한 사례를 통해서 우리는 마음-두뇌의 역할에 의해서 사망까지 이를 수 있다는 사실을 확인할 수 있다. 존스 씨의 경우, 집중적으로 검사해보았으나 심장의 구조적 이상은 발견할 수 없었다. 내가 알기로는 이전까지, 사람의 마음속 깊은 곳에 내재된 정신과적 문제와 심장박동 이상이 서로 연관되어 있는 사례가 밝혀진 적 없었다. 그는 자신의 마음속에 있는 음란하고 폭력적인 성향을 억누르기 위하여 끊임없이 노력해왔다. 그에게 발생한 두 번의 심장마비는 모두 음란성과 폭력성이 상징적으로 발현됨에 따라 유발된 것이었다. 그의 심전도에는 심실성 기외수축이 복잡하고 심각한 형태로 많이 보였는데, 이것들은 심실세동으로 연결될 수 있는 위험한 양상이었다. 부정맥은 심리적 스트레스가 있을 때 쉽게 발생했으며, 렘 수면기는 발생이 증가하지만 명상을 하면 감소했고, 뇌에서 심장으로의 신경 신호 전달을 조절하는 약물을 사용하여 발생을 없앨 수 있었다. 하지만 그를 일반적인 사람들과는 별로 관련이 없는 특수한 사례로 치부할 수 있을까? 과장된 형태이긴 하지만 그 역시 보통의 사람들이 겪는 현실을 반영하고 있다고 본다.

그 사례에 자극받은 우리는 과거 심장마비로 인해 소생술을 받았거나 치명적인 심실성 부정맥을 경험한 적이 있는, 보다 많은 수의 사람들을 대상으로 심리적 스트레스가 미치는 영향에 대해서 조사했다. 심리적 요인에 의해 돌연사가 초래될 수 있다면, 치명적인 심장 부정맥이 발생했던 사람들은 발생 전 24시간 이내에 심각한 심리적 긴장 상태에 놓인 적이 있을 것이라는 생각이 연구에 앞선 우리의 기본적인 가정이었다.

우리는 브리검 여성병원의 정신과 과장으로 있던, 피터 라이히 Peter Reich 박사와 함께 연구했는데, 조사 대상 117명 중 5분의 1가량이 심장마비 혹은 치명적 부정맥이 발생하기 전 24시간 이내에 급작스러운 심리적 문제를 경험했던 것으로 나타났으며, 한 시간 이내에 경험한 사람들도 있었다. 심리적 스트레스를 가져오는 상황으로는 대인 관계에서 오는 갈등, 공개적으로 창피당한 경우, 파경의 위험, 근친과의 사별, 사업 실패 등 다양했으며 무서운 꿈을 꾼 경우도 있었다. 심리적 혼란과 관련된 정서 중 가장 많은 경우가 도움받을 길이 없는 분노였으며, 다음으로는 공포, 지레 흥분한 경우 그리고 슬픔 등이었다.

심리적 유발 요인이 발견되지 않은 환자들도 많았지만 그것이 없었다고 단정지을 수는 없다. 우리가 이용한 심리검사 도구가 주관적이고 정확하지 않아서, 잠재되어 있는 정서적 혼란까지 찾아낼 수는 없었기 때문이다. 그러나 우리의 연구가 갖는 의미는 심장마비를 경험한 환자 중 21퍼센트가 심리적 자극과 관련 있다는 사실을 최초로 확인한 것이라는 의미를 갖고 있다.

많은 사람들이 그들의 마음 깊은 곳에 자리한 스트레스로 고통받지만 의사나 가까운 가족들조차 그것을 잘 알지 못하는 경우가 많다. 그렇지만 그것은 정신적 안녕을 해치는 암과 같은 존재임이 틀림없다. 스트레스가 오랫동안 쌓이면 생물학적 피해를 입게 되어 질병에 걸리거나 사망할 수 있다. 스트레스가 쌓이고 있는 상태를 어떻게 객관적으로 감지할 수 있을까? 그리고 그러한 스트레스에 노출되었을 때 이를 완화시키는 방법을 찾기는 더 어렵다. 무엇보다 스트레스를 막는 것이 가장 좋은 방법이기는 하지만, 살아가다 보면 피할 수 없는 경우가 더 많다.

이러한 심리적 긴장 상태는 두 가지 범주로 쉽게 나누어볼 수 있다. 객관적인 상황에 의해 발생되는 경우와, 사람들 내부에 깊숙이 자리한 특성이나 유전적 소인에 의해 발생되는 행동들과 관련된 경우이다. 임상 경험을 쌓아가는 동안 나는 개인에게 내재되어 있는 빗나간 행동들을 어떻게 개선할 수 있을지에 대해 더욱 고민하게 되었다. 즉, 알코올 중독, 흡연이나 마약중독, 비만, 자기 비하, 강박적 업무 행태, 혹은 단순히 삶의 기쁨을 느끼지 못하는 경우 등과 같은 것들 말이다.

이러한 과제에 접근하기 위해 우리는 겸손한 자세로 임했다. 심리학적 지식이 일천하므로, 이렇게 복잡한 실타래를 풀려고 무익한 노력을 계속하기보다는 프로메테우스적인 고통을 줄이는 데 만족해야만 했다. 심장학자인 나에게 부과된 과제는 내부에서 만들어진 것이든 외부에서 가해진 것이든 간에, 스트레스가 존재할 때, 두뇌에서 심장으로 전달되는 유해한 신경 신호를 어떻게 통제할 수 있을까 하는 단순한 것이었다. 이와 관련해서 매사추세츠 공과대학(MIT) 신경과학교실의 리처드 워트면Richard Wurtman 교수가 주도한 획기적인 연구는 새로운 가능성을 제공해주었다. 그는 세로토닌 같은 뇌의 신경전달물질의 합성이 식이요법으로 조절 가능하다는 것을 발견했다. 신경 사이를 매개해주는 화학적 신호인 신경전달물질은 매일 먹는 음식에서 나와 혈액 속에 포함되어 있는 아미노산 전구물질들로부터 신경 말단에서 합성된다. 그러므로 뇌의 신경전달물질 농도는 우리가 먹는 음식에도 관계된다.

처음으로 우리는 신경전달물질인 세로토닌에 초점을 맞추었는데, 그것은 교감신경계에서 신경 신호의 전달을 조절하는 물질이기 때문이었다. 그때까지는 뇌에서 세로토닌의 농도가 증가하면 심장으로 가는 교감신경계의 활동이 억제되는지의 여부가 밝혀지지 않았지만, 우리가 실험동물에 세로토닌의 전구물질인 아미노산을 투여했을 때, 뇌에서 심장으로 전달되는 신경 신호가 뚜렷이 감소됨을 확인할 수 있었다. 예를 들어 세로토닌은 큰 관상동맥의 급작스러운 폐쇄로부터 발생할 수 있는 심장의 치명적 부정맥을 방지했다. 이러한 연구 결과는 중추신경이 심장 활동을 조절한다는 사실을 확인할 수 있는 길을 열었으며, 인체에 대한 직접 실험을 기다리고 있다.

두뇌와 정신이 심혈관계에 미치는 영향이 오랜 세월 동안 무시되어온 이유는 어디에 있을까? 그중 한 가지 이유로는 이러한 복잡한 연구를 수행할 수 있는 방법이 없었다는 데서 찾을 수 있다. 인체의 뇌는 200억 개 이상의 뇌세포로 구성되어 있으며, 각 신경세포의 뉴런*은 주위의 1만 개 이상의 뉴런과 서로 연결되어 있으며, 이러한 연결을 통하여 1초당 100개 이상의 신호가 서로 오간다. 이렇게 얽혀서 1000조 개 이상의 천문학적 개수의 신경 연결이 가능하다.

게다가 뇌는 인체의 다른 기관과 별개로 존재하지 않는다. 뇌에는 수많은 감각 신호가 쏟아져 들어간다. 이러한 복잡성에 어려움을 더해주는 것은 우리에게 뇌의 고유한 특성을 규명해나갈 수 있는 적절한 도구가 존재하지 않는다는 사실이다. 만약 우리가 구조를 이해할 수 있을 정도로 사람의 뇌가 단순하다면, 우리 자신이 그만큼 단순한 존재라는 말이 되며 이것은 아이러니라 할 수 있다.

인간성이 말살되어가는 오늘날과 같은 무정한 세계에서, 마음-두뇌 활동을 이해하려는 우리의 노력은 또 다른 장벽에 부딪힌다. 17세기의

---

* 뉴런neuron
  신경세포와 신경돌기로 구성된 신경계의 기본 단위로, 신경돌기 말단은 다른 뉴런의 말단과 연결된다.

유대인 철학자인 스피노자는 "우리의 일상에서 일어나는 모든 일에는 반드시 원인이 있다"고 말한 바 있다. 현대의 카오스 이론이나 시인들은 나뭇잎이 떨어지면 멀리 있는 별이 반짝일 수 있다는 이러한 사상을 중요시한다. 내가 스피노자 효과라고 명명한 이것은 과학적 자료의 해석에 끊임없이 문제를 제기하며, 마음-두뇌의 영역에서는 항상 불확실성의 수렁에 머물 수밖에 없다. 《사이언스Science》지에 실린 보고서에서 지그바르트 울리히Sigwart Ulrich는 이러한 차원의 내 관점을 더욱 강조했다. 그는 담낭 수술을 받고 회복기에 있는 환자들을 대상으로, 창밖으로 주차장이 보이는 병실에 입원한 경우와 나무가 있는 정원이 보이는 병실에 입원한 환자들의 회복 과정에서 나타나는 차이를 조사했다. 처음에는 우스꽝스럽게 보였지만, 그의 연구가 끼친 영향은 막대했다. 연구결과 나무가 바라보이는 병실에 입원한 환자들은 회복이 훨씬 빠른 것으로 나타나서 스피노자 효과를 입증했다. 마약성 진통제 투여량도 적었으며, 상처도 더 빨리 치유되고 황량한 주차장이 보이는 병실에 입원한 환자보다 퇴원도 일찍 할 수 있었다.

매우 복잡한 이러한 효과 중 일부는 입증되었지만 대부분은 아직 확인되지 않는데, 그것을 밝히는 과정은 내가 젊었을 때 상상했던 것보다 훨씬 어려워 보인다. 이러한 과정이 헛수고처럼 보일지라도 계속 찾아나갈 것이며, 이 일은 반드시 해야 될 일이다. 고대의 유대인 랍비인 타르폰Tarfon은 《탈무드》에서 이렇게 말한다.

"완성될 수 없는 성질의 과제라고 해서 피해서는 안 된다."

마음-두뇌 간 연결을 밝히는 일은 앞으로의 의학이 풀어야 할 가장 중요한 과제가 될 것이다.

뮌하우젠 증후군: 기술에 의존하는
의사들이 놓치는 환자들의 숨겨진 의도

병력을 청취하는 것은 정확한 진단에 다가가기 위한 가장 중요한 첫 단계이지만, 단지 대화 자체에만 머물러서는 안 된다. 입 밖으로 나오지 않은 말도 듣고, 말할 때 환자의 얼굴에 나타나는 표정과 몸짓에까지 주의를 기울여야 한다. 환자들 중에는 의사를 속이려 하는 경우도 있으므로 병력 청취는 반드시 광범위한 범위를 포함해야 한다. 이렇게 의사를 속이려 하는 경우는 주로 약물 혹은 알코올중독과 관련이 있거나 꾀병으로 보상을 받으려 하는 환자들에서 많이 발견된다. 병력 청취에서 가장 어려운 환자는 정신적인 문제를 안고 있으면서 의사의 인내심을 시험하는 환자들이다. 애처로이 말하는 모습 뒤에 숨어 있는 환자의 의도를 파악해내는 일은 의사의 임상 기술과 상상력을 판가름할 수 있게 하는 리트머스 시험지와 같다.

이러한 환자들을 다루는 방법을 보면, 사람들이 처한 상황에 대한 의사들의 이해가 얼마나 부족한지를 알 수 있다. 수십 년간 환자를 보아온 의사들은 자신이 모든 다양한 종류의 환자들을 경험했다고 생각하지만, 뮌하우젠 증후군Munchausen's Syndrome 환자를 만나면 손을 들게 되곤 한다. 매우 특이한 범주에 속하는 이 증후군은, 그는 거짓으로 자신의 전공을 매우 장황하게 꾸며내어 기록한 사람이었다. 이 증후군을 가진 사람은 자신이 심각한 질환에 걸렸다고 위장하기 위해 매우 긴 이야기를 만들어낸다. 환자가 종잡을 수 없이 꾸며낸 자신의 이야기를 늘어놓으면, 의사도 그가 의도적으로 만들어낸 증상이나 의학적 소견을 어쩔 수 없이 받아들이는 경우가 흔하다. 이들 중에는 이야기를 만들어내는 데 천부적인 재능을 가진 사람도 많다. 이런 부류는 마약중독자나 히스테리 병자, 반사회적 성격의 소유자, 혹은 생활이 힘든 사람 등에서 환자가 되는 길 외에는 탈출구를 찾을 수 없는 사람들이 대부분이다.

의사도 어리석기는 일반인들과 마찬가지여서 이러한 증후군의 좋은 먹잇감이 되고, 이러한 환자들은 의사들이 가장 멍청하게 속는다고 생각한다. 환자가 설마 거짓말을 하랴 하는 생각에 의사들은 이에 속아 넘어가곤 한다. 교묘하게 꾸며대서 말하는 내용 중에 사실을 정확히 집어내기는 쉽지 않으며, 오히려 의사들의 호기심이나 상식, 우둔함 등으로 인해 더 쉽게 넘어가는 경우도 있다. 이러한 환자들의 행동은 조금 이상하거나 쉽게 설명될 수 없는 경우가 많아 뮌하우젠 증후군 환자들을 만나면 의사들은 대부분 혼란에 빠지고 큰 곤욕을 치르게 된다.

나는 인턴 과정에 있을 때 뮌하우젠 증후군 환자를 처음으로 보았는데, 겨우 20세였던 여자 환자는 세 번째 아이를 갓 출산한 상태였다. 그녀는 남편이 외항 선원으로 먼바다에 나가 있어 혼자서 두 아이를 돌보아야 했기에, 언제나 집에만 있어야 했고 찾아오는 사람도 거의 없었다. 그녀는 산후열産後熱 때문에 입원해 있었는데, 우리는 열의 원인을 자궁 내 감염으로 추측했지만 그에 합당한 소견도 없었으며 체온이 상승하는 원인을 찾을 수도 없었다.

그녀는 십대 소녀처럼 야위고 창백했으며, 금방이라도 울 것 같은 모습으로 귀엽고 순진하게 행동하여 병동 내 의사들과 간호사들의 사랑을 독차지했고 여러 가지 어려운 검사에도 잘 따라주었다. 매일 오후만 되면 열이 거의 38.8도 이상으로 올라갔지만 검사에서는 아무것도 찾을 수 없었다.

우연히, 누군가가 체온이 조작된 것이 아닌가 하는 의문을 제기했지만, 인위적으로 체온계를 이만큼 상승시킬 수 있다고는 아무도 생각하지 않았다. 그러나 완벽을 기하기 위해서, 우리는 그녀의 침대를 라디에이터에서 떨어진 위치로 옮겼고 체온계도 직장直腸 체온계로 바꾸어 간호사가 지켜보는 앞에서 체온을 재도록 했다. 하지만 그녀의 체온은 여전히 주기적으로 치솟았다.

환자가 입원해 있는 상태에서 병을 찾아내지 못하는 것은 의사들에게 매우 곤혹스러운 상황이다. 의사들은 이러한 곤란을 해결하는 방법의 하나로 정확히 알지 못하는 문제에다 무의미한 진단명을 붙인다. 그녀에게도 이런 식으로 그녀가 가진 문제를 원인불명열原因不明熱로 진단했다. 원인을 찾을 수 없이 열이 난다는 의미이다.

한 달에 한 번 우리는 진단이 어려운 환자를 자문 의사인 어느 박사에게 보여 자문을 구했는데, 그는 당뇨병 전공의로서 빈틈이 없는 사람이었다. 우리가 한 달이 지나도록 원인을 찾지 못하고 있다며 자문을 구하자 그는 혼란스러운 표정을 지었다. 그리고 환자의 병상으로 가서 단지 몇 가지 질문만을 한 후, 불같이 화를 내며 험악한 표정으로 소리쳤다.

"어떤 식으로 체온을 조작했는지 털어놓지 못해요?"

그녀는 질겁을 하여 담요를 뒤집어쓰고는 녹색 눈만 동그랗게 내놓았다. 그러고는 곧 흐느끼며 말하기 시작했다.

"제발, 제발, 저를 집에 보내지 마세요. 집에 가면 안 돼요. 제 아이들을 죽인 다음 저도 죽고 말 거예요."

그 불쌍한 여성을 달래기는 무척 어려웠다.

병실 밖으로 나와 그에게 환자가 체온을 조작한다는 사실을 어떻게 알았는지 물어보자, 그는 체온이 높이 올라가는 환자는 심장박동이 빨라지고, 백혈구도 증가해 있고, 병색이 짙어야 하는데, 그녀는 그러한 증상들이 전혀 없었다고 설명했다. 또 몇 달 동안 고열에 시달리면서도 식욕과 체온을 유지하는 경우도 있을 수 없다고 덧붙였다. 그는 그녀가 체온을 속인 것이 틀림없으며 간호사가 지켜보고 있는 데서 체온계를 높이기 위해 항문 괄약근으로 체온계를 문질렀을 것이라 했고, 후에 환자는 이를 시인했다. 우리는 그녀를 정신과 병동으로 옮겼고 그녀는 훨씬 호전되었다.

두 번째 환자는 27세의 남자로 하지下肢와 발에 생긴 욕창과 궤양에서 고름이 나오고 정맥염도 동반된 환자였는데, 나는 내과 전공의 시절 뉴욕 몬테피오레 병원에서 그를 담당했었다. 그의 왼쪽 다리는 마치 탄광에 들어갔다 나온 것과 같은 모양이었는데, 그렇게 밝고 지적이며 세련된 젊은이가 큰 고생을 하고 있어 무척 안타까운 마음이 들었다. 철저한 소독을 하고 국소 및 전신 항생제를 투여하며 일주일간 치료한 결과 욕창 부위에 새 살이 차올랐다. 그러나 이상하게도 상처가 낫자마자 다시 상처가 생기고 냄새 나는 고름이 흘러나왔다. 상처의 재발과 함께 환자의 백혈구 수치는 급등했고 고열이 생겨 심하게 떨었다. 환자는 공포에 질려 비명을 지르며, 중독을 초래할 수 있을 정도로 다량의 모르핀을 투여하고 나서야 잠잠해졌다. 이러한 상황이 몇 달 동안 지속되었다.

우리 둘은 자주 즐겁게 많은 이야기를 나눈 터라 서로 호감을 가지게 되었으며, 친밀한 관계를 유지했다. 마침내 2월 어느 날, 그는 매우 좋아졌다. 완전히 나은 것처럼 보여서 우리는 서로 축하하며 다음 날로 예정된 퇴원 파티를 계획했다. 그리고 하필 나는 그날 밤 비번이었다. 다음 날 아침 병동으로 갔을 때, 그는 다시 담요를 뒤집어쓰고 오한으로 벌벌 떨고 있었으며 마치 내가 그렇게 만들기라도 한 것처럼 원망의 눈초리로 나를 쳐다보았다. 그의 다리는 전보다 더 나빠져 있었다.

그때 당직 간호사 한 명이 나를 멀찍이 불러내서는 환자를 너무 불쌍히 여기지 말라며 깜짝 놀랄 만한 말을 해주었다. 말을 하면서도 간호사는 분노를 삭이지 못하는 모습이었다.

"어젯밤, 폭설이 쏟아졌는데 환자가 없어졌더군요. 화장실에도 없었어요. 밖으로 통하는 현관 커튼이 조금 열려 있어 내다보았지만 아무것도 보이지 않고 암흑뿐이어서 병동의 불을 끄고 돌아서려는데 흰 옷을 입은 사람의 그림자가 보이는 것 같더군요. 외투를 입고 그곳에 가보았지요. 가까이 다가가자 사람의 신음 소리가 들렸고 거기에 저 환자가 있었어요. 그는 허리를 굽히고 무엇인가를 하고 있었는데, 고통스러운 일을 하는 듯 신음 소리를 내고 있었고 제가 다가간 것을 모르는 것 같았어요. 그때 저는 간호사 생활에서 가장 끔찍한 모습을 보게 되었어요. 그가 녹슨 못이 달린 판자로 자신의 다리를 짓이기고 있었죠. 저는 비명을 질렀고 그는 판자를 내려놓고 병상으로 달려왔어요."

"믿을 수가 없는데"라고 내가 중얼거리자, 간호사는 따라오라고 했다. 현관에서 나와 길 가운데쯤 왔을 때, 방금 떨어진 듯한 핏자국이 보였고, 핏자국을 따라가니 자해에 쓰인 도구가 놓여 있었다.

그 후 많은 시간이 흐른 뒤 보스턴의 피터 벤트 브리검 병원에 있을 때, 세 번째 뮌하우젠 증후군 환자를 만나게 되었다. 그 남자는 양팔이 문신으로 덮인 40대 후반의 외항 선원이었는데, 심한 가슴 통증 때문에 관상동맥 중환자실로 왔다. 땀을 흘리고는 있었지만 그리 아파 보이지는 않았고, 체온이나 혈압은 정상을 유지하고 있었으며 맥박도 빨라지지 않고 백혈구 수치도 정상이었다. 짧은 시간이었지만 증상을 가라앉히기 위해서 매우 많은 용량의 모르핀을 투여했다. 심전도검사에서도 심장발작의 초기 소견이 보였기 때문에 아무도 그를 의심하지 못했다.

병실로 들어갔을 때, 그는 모르핀을 투여했음에도 병상에 누워 눈을 감고 신음 소리를 내며 몸부림치고 있다가 일어나서 내 앞에 앉아 바다에 나갔을 때 겪었던 흥미 있는 이야기를 거의 10분 동안이나 했다. 갑자기 이상한 생각이 들었다. 그는 아픈 것이 아니었다. 내가 격려해주자 그에게서 고통스러운 표정이 사라지고 완전히 편안해졌으며 미소까지 지었다. 처음 보았을 때와는 전혀 다른 사람이었다. 그 순간 그는 내 마음을 읽은 듯했고, 즉시 침대에 다시 쓰러져 신음 소리를 내며 고통스러운 표정을 연출했다.

나는 간호사에게 위약,[*] 즉 식염수를 대량으로 근육주사하라고 지시했다. 이때쯤 되어 그의 혈중 효소가 정상치로 돌아왔다. 마약중독자일 것이라 생각되어 이 문제와 직접 부딪쳐보기로 결정했다. 방으로 다시 들어갔을 때, 그는 침대에서 벌떡 일어나 몇 안 되는 소지품을 여행 가방 속에 쑤셔 넣고 있었다.

"왜 그렇게 서두르나요. 이야기 좀 할까요? 당신을 돕고 싶습니다."
내가 말했다.

그는 싱긋 웃고는 자리에 앉았다.

"당신은 믿을 수 있군요. 당신은 다른 의사들보다 훨씬 똑똑해요."

"무슨 말이지요?"

"가슴 통증은 지금까지 3,000군데의 병원 모두에서 통했어요. 포피리아Porphyria는 더 잘 통했고요."

"네?"

"15년 전 시애틀에서부터였지요. 마약에 중독되어 심한 복통으로 워싱턴 대학병원에 갔을 때, 인턴은 나를 세밀히 진찰하더니 데메롤Demerol을 주사했습니다. 그리고 다음 날 아침 흥분해서 제 병실로 뛰어와서는 '내가 맞았어, 내가 진단을 내렸다고요! 당신이 포피리아병에 걸렸다는 걸 내가 밝혀냈어요. 당신의 소변은 검은색이고 검사에서 양성으로 나왔어요.'라고 소리쳤습니다."

"저는 그때까지 포피리아에 대해서 한 번도 들어본 적이 없었어요.

* **위약**僞藥 placebo
  심리적 효과를 목적으로 환자에게 진짜 약으로 속이고 투여하는 가짜 약.

* 잃어버린 치유의 본질에 대하여 ————

그다음에는 무슨 일이 일어났을 것 같아요? 그 멍청이는 해리슨 내과학 교과서*와 포피리아에 관한 각종 논문들을 잔뜩 들고 왔고, 그 후 며칠 동안 나는 이 희귀한 질병의 전문가가 되어버렸답니다. 그와 관련된 의학 지식들은 무척 흥미로웠죠. 나는 포피리아에 걸린 아주 전형적인 환자처럼 행동했는데, 이런 환자는 의사들이 아주 드물게 보는 사례였어요. 나는 사례 발표회에 나갈 사례로 뽑히고 병원에서 유명한 환자가 되어 2주일을 보냈지요. 멍청한 인턴은 포피리아에 관련된 새 논문들을 계속해서 가져다주었고, 나는 정말로 포피리아에 대해 해박한 지식을 갖게 되었답니다. 2천 군데 이상의 병원에서 이 방법은 잘 통용되었지요."

이와 같은 경우는 정말 어쩔 수 없는 사례였지만, 그의 말에 흥미를 느껴 더 물어보았다.

"그럼 소변은 어떻게 된 거죠? 포르피린porphyrin 양성반응을 어떻게 만들어냈죠?"

"그건 나 역시 이상했지만, 입원하기 직전 며칠간 밀조 위스키를 많이 마셨던 게 생각나서 그 방법을 이용했습니다. 병원 가기 전날 밤에 실컷 마시죠. 그러면 소변에서 양성반응이 나옵니다."

그는 미국 북서부와 서부에 있는 거의 모든 병원에 입원할 수 있었고, 자신의 사례가 권위 있는 의학 잡지에 실리기도 했다고 자랑스럽게 말했다. 그러나 5, 6년 정도 지나서 그의 연극은 들통 났고 포피리아 진단명을 더 이상 이용할 수 없게 되자 가슴 통증으로 주제를 바꾸었다고

---

* **해리슨 내과학 교과서**
  전 세계적으로 가장 권위 있는 내과학 교과서.

93

했다.

그로부터 약 8년 후, 브리검 병원 응급실에서 심장병 환자를 담당하고 있을 때 한 전공의가 심장발작이 생긴 중년 남성을 봐달라고 부탁해 왔다. 고용량의 모르핀을 투여해도 통증이 가라앉지 않고, 관상동맥 질환 치료 병동에는 남은 병상이 없어 내과 병동으로 보내기 전 내게 자문을 구한 것이었다. 서둘러 환자에게 갔을 때, 50대 중반의 이 남자가 어딘지 친숙한 느낌이 들긴 했지만 정확히 기억이 나지는 않았다. 그는 내게 최근 브루클린에서 입원했을 때의 의무 기록지를 주었고, 거기에는 퇴원 진단명이 불안정 협심증으로 되어 있었다. 기록으로는 가슴 통증이 진정되지 않고 심전도 소견이 자꾸 변해서 의사들이 혼란스러워한다는 것만 알 수 있었다. 의무 기록을 읽으면서 강한 기시감*을 느꼈는데, 진찰을 위해 담요를 걷자 문신이 가득 새겨진 팔이 드러났고 그와 동시에 나도 모르게 "뮌하우젠 남작님, 바로 당신이군요!"라는 말이 튀어나왔다.

그는 진찰 테이블에서 벌떡 일어나서 옷을 입기 시작했다.

"나는 아직도 심장병 의사들을 멍청이라 생각하고 있습니다."

그는 경멸하듯 말했다.

"어디에나 머저리 같은 인간들은 있고, 운이 좋으면 그 머저리에게 진료를 받을 수 있지요."

"지난번 이후 무슨 일이 있었죠?"

내가 캐물었다.

---

* **기시감旣視感 déjà vu**
  처음 보는 사물이 기존에 본 듯한 느낌이 드는 현상.

"입원을 하는 보증수표로는 포피리아보다는 가슴 통증이 훨씬 좋아요. 그리고 저질 위스키도 더 이상 못 마시겠고요."

"무슨 말이죠?"

"살아오면서 다른 어떤 병보다도 불안정 협심증으로 병원에 더 오래 있을 수 있었는데, 레빈Levin 증후의 덕을 많이 보았죠."

그에 따르면, 손가락으로 갈비뼈 위를 꽉 쥐면 그 증후를 만들 수 있었다.

"일주일은 지속됩니다. 하지만 심도자 검사는 피해야 했습니다."

"메이모나이드 병원에서는 안 통했을 겁니다. 그곳에서는 심혈관조영 검사를 받아야 하는데, 위험하진 않았어요?"

"의무 기록을 보시면 알겠지만 그곳에서도 해냈죠, 콜레스테롤이 높으면 관상동맥이 막힐 확률이 높아진다는 데 착안했는데, 콜레스테롤이 정상이면 그 병원에 가지 못했겠지만, 다행히 나는 콜레스테롤 수치가 높았고 덕분에 나를 받아주지 않는 병원은 미국 어디에도 없었습니다."

그는 점점 내 질문에 짜증을 냈다.

"마지막으로 한 가지만 더."

내가 물었다.

"심전도검사는 어떻게 된 거죠? T파가 변했는데."

"사업상 비밀인데."

그는 느물거리며 말했다.

"빌어먹을! 과호흡하면 돼요."(과호흡을 지속적으로 하면 정상 심전도 소견을 관상동맥 혈류부전으로 바꿀 수 있다는 사실을 의사들은 오래전부터 알고 있다.)

그리고 그는 응급실을 성큼성큼 걸어 나가서 불과 몇 분 전까지만 해도 그를 심각한 질환에 걸린 환자라고 생각하던 의료진들을 깜짝 놀라게 했다.

내가 만난 네 번째 환자이자 마지막 뮌하우젠 환자는 나로서도 이해할 수 없었다. 그는 로드아일랜드 병원에서 진단을 내리지 못하자 앰뷸런스에 실려 브리검 병원으로 왔다. 다음 날 회진을 하며 내가 무슨 병으로 왔는지 물었을 때, 그는 똑똑하게 대답했다.

"내 심장 속에 수은이 들어 있습니다."

"수은이 심장에 어떻게 들어갔나요?"

"도넛을 먹다가요."

"도넛이요?"

나는 못 믿겠다는 듯이 중얼거렸다.

"네, 도넛을 먹다가."

그는 조용히 말했다.

"어떻게 된 일인지 말해줄 수 있나요?"

"음, 도넛 몇 개를 샀는데, 내 아내와 아들이 도넛을 먹는 중에 그중한 개가 바닥에 떨어졌고, 거기에서 수은이 흘러나왔습니다."

"그것이 수은인지는 어떻게 알았죠?"

"저는 수은을 다루는 일을 합니다. 병원에서 의료기사로 일하는데, 혈중 산소 농도를 재는 반 슬라이크Van Slyke 장비를 취급하기 때문에 항상수은을 접하고 있죠. 아내와 아들은 그 일로 인해 신부전에 걸려 큰 고생을 하고 있어, 우리는 제과점을 상대로 소송을 제기해놓은 상태입니다."

나는 너무 놀라 내가 지금 정신분열증 환자를 만나고 있는 것은 아닐까 하는 생각까지 들었다. 그는 내 마음을 읽는 것처럼 말했다.

"저를 못 믿겠으면 내 심장의 방사선 사진을 한번 보세요. 수은이 보일 겁니다."

그를 잘 구슬려야겠다고 생각하고 심장 투시 검사실로 데려가서 투시 검사를 시행했는데, 심장 투시 검사기를 켰을 때 나는 내 눈을 의심해야 했다. 그의 오른쪽 심실에서 콩알 모양의 검고 묵직한 덩어리가 움직이고 있었던 것이다.

그렇게 무겁고 또 흡수되지도 않는 물질이 심장으로 들어갈 방법은 없었다. 입으로 먹으면 위장관에서 흡수되지 않고 대변으로 나오게 될 것이다. 물론 정맥주사를 통해서는 가능할 수 있지만 그것은 미친 사람이 할 짓이며, 더구나 그의 아내와 아들의 심장에도 수은이 있는 것은 불가능한 일이라고 말할 수밖에 없었다. 아내와 아들이 치료받고 있다는 병원에 정말 그런 사람이 있는지 전화를 해보니 사실로 확인되어 미스터리가 더 깊어만 갔다.

간호사들에게 환자를 주의 깊게 관찰하라고 지시한 며칠 후 환자에게 여러 번에 걸쳐 심장발작 경고가 발생했다는 보고를 받았다. 심전도검사 모니터에는 심장의 운동이 멎었음을 표시하는 평평한 선만이 나타났다. 하지만 우리는 환자가 몸에 부착된 심전도 전극을 떼어내는 것을 알게 되었고, 환자에게 그렇게 하지 말라고 지시한 후에는 경고가 더 이상 발생하지 않았다.

환자에게 정신적 문제가 있다고 생각되어 정신과 자문을 의뢰했지만,

정신과 의사는 믿을 수 없는 환자의 이야기를 액면 그대로 받아들였다. 그는 환자가 정신 질환도 없고 안정되어 있으며, 오히려 우리가 환자를 불신하고 그의 말을 믿으려 하지 않는다고 질책했다.

정신과 의사는 막된 말로 나를 힐난했다.

"당신도 환자의 심장 안에 수은이 있는 것을 봤잖아요."

다음번 회진 때, 간호사에게 환자의 소변을 모으라고 지시하면서 수은이 신장을 통하여 체외로 배설될 것이 틀림없다고 말했다. 환자는 내가 지어내서 간호사에게 말하는 이 터무니없는 이야기를 유심히 듣고 있었다. 병실 밖으로 나와서, 간호사에게 수은이 신장을 통하여 배설될 수는 없다고 다시 설명하고 체온계의 수를 잘 세어보라고 지시했다. 다음 날, 모아진 환자의 소변에는 수은 덩어리가 들어 있었고 영특한 간호사는 환자의 쓰레기통에 부러진 체온계가 신문지에 싸여 버려진 것을 발견했다.

의료기사라는 환자의 직업은 수은주를 이용하여 혈중 산소 농도를 측정하는 일이었기 때문에 수은뿐만 아니라 주사기나 주사침을 쉽게 구할 수 있었다. 그래서 나는 그가 수은을 정맥주사했을 것이라 생각했으며, 그 방법 외에는 심장의 좌심실에 수은을 넣을 방법이 없었다. 아내와 아들에게도 같은 방법을 사용했을 것이었다. 이렇게 결론 내리고, 환자에게서 그에 대한 확인을 얻어내려 한 것이다. 그러나 내가 이러한 말을 꺼내자마자, 그는 충격과 상처를 받은 듯한 표정을 지었다. 내 질문은 어리석었고 아무런 소득도 없었다.

다음 날 그가, 유명하다는 병원이 겨우 이 정도밖에 안 되느냐고 화를 내면서 병원을 나가버렸다는 보고를 받고는, 나는 그를 의뢰했던 의사에게 전화를 걸어 내가 의심스러워하는 부분을 말했다. 의사는 성질이 불같았는데, 자신은 그 환자를 잘 알고 있으며 도넛 회사를 상대로 수은이 섞인 도넛을 판매한 데 대한 대규모 소송을 진행 중이라고 했다. 그리고 이 미스터리한 사례에 대해 좀 더 알아보고자 하는 나의 부탁을 거절했다. 나도 이 사례에 대해 더 이상 파고들지 않았다. 아직도 나는 결과가 어떻게 되었는지 궁금하다.

나는 뮌하우젠 증후군 환자들을 만나고 나서 많은 의학 잡지들을 찾아보았고, 여러 극단적인 사례들에 대해 알게 되었다. 미국 국립보건원의 보고에 의하면, 어떤 여자 환자는 비밀리에 아드레날린을 자신에게 스스로 주사하여, 악성 고혈압과 심기능을 항진시킴으로써 부신副腎의 종양처럼 보이게 했다고 한다. 의사들은 그녀의 생명을 살리기 위한 방편으로 양측 부신을 모두 절제해냈다. 그 후, 우연히 그녀의 병상 옆에서 주사기와 주사침 그리고 아드레날린이 들어 있는 병 등이 발견됨으로써 사실이 드러났지만, 이미 의사들이 환자의 질병에 대해 손을 들고 최후의 방법으로 부신을 절제해버린 후였다.

부모가 아이를 환자로 보이게 하려고 아이에게 해를 가하는 사례와 같은 대리 뮌하우젠 환자의 경우는 더 상황이 나쁘다. 그러한 경우를 경험한 적이 있는데, 아이가 계속 졸고 변을 토한다며 병원으로 데려온 엄마가 있었다. 그러나 여러 가지 검사 결과 아이는 정상이었고, 추적을 해보니 엄마가 아이에게 수면제와 변을 먹이고 있었다.

의사들이 뮌하우젠 증후군 환자들로부터 가끔씩 우롱당하는 것은 거의 확실한 사실이다. 확실한 유죄의 증거가 나오기 전까지는 피의자를 무죄로 추정하게 되어 있는 법률과 마찬가지로 의사들은 환자의 말을 믿을 수밖에 없기 때문이다. 물론 이 말은 유능한 의사들에게조차도 일단 환자를 의심해보라고 말하는 것과 같다. 병력 청취가 소홀해지면, 의료는 자연히 기술에 의존하게 되고 기술은 인간의 마음까지 읽을 수 없기 때문에 뮌하우젠 환자는 과거보다 더 잘 속일 수 있을 것이다.

2부

치유에 대하여

경험이 많은 의사일수록 임상에서 나타나는
여러 문제들이 과학의 영역에 속하지 않을 때가
많다는 사실을 잘 알고 있다.

상처에
이르는 말

병력 청취는 의술에서 가장 중요하다. 여기에 소비되는 시간은 치유와 전인적 치유를 위한 아주 작은 투자이며 그 자체로 치료 효과를 가져올 수 있다. 말은 의사가 가진 가장 강력한 수단이지만, 양날을 가진 검과 같은 것이기도 해서 환자를 치유할 수도, 파괴해버릴 수도 있다.

의사 생활 초기에 브리검 병원의 심장내과 전임의로서 레빈 선생님과 함께 근무한 지 얼마 지나지 않았을 때, 말이 얼마나 엄청난 재난을 초래할 수 있는지 경험한 바 있다. 레빈 선생님은 일주일에 한 번씩 외래 심장병 클리닉에서 진료했는데, 수련 의사가 먼저 환자를 진찰하고 나면 레빈 선생님이 동료 의사들과 함께 들어와서 환자의 문제를 평가하고 진료나 치료의 지침을 정해주었다. 선생님은 긴 설명을 듣는 걸 싫어해서, 환자들이 요점만 추려 말해주기를 원했다. 선생님은 한두 가지 중요한 질문을 하고는 바로 본질적인 문제를 짚고는 했다. 환자들은 나에게 대답할 때는 이것저것 온갖 이야기를 다 하면서도 레빈 선생님에게 대답할 때는 중요한 이야기만 간결하게 전했으며, 그 모습이 내게는 퍽 인상 깊고 바람직하게 보였다. 레빈 선생님은 진찰할 때 매우 건성으로 하는 듯이 보였는데, 심장 부위를 간단히 촉진하거나 타진하고, 청진기로 잠깐 들어본 후 적절한 진단을 내렸다. 그리고 환자에게 용기를 주기 위해 몇 마디 던진 후, 다음 환자로 넘어갔다. 한 환자당 5분 이상 걸리지 않았지만 나는 항상 중요한 것을 배울 수 있었다.

에어컨도 없던 더운 7월의 어느 날이었다. 30년 이상 레빈 선생님의 외래를 방문하던 40대 초반의 부인이 진료를 받으러 왔다. 그녀는 어릴 때 급성 류머티즘열의 후유증으로 심장의 삼첨판막이 좁아져 그때부터 계속 레빈 선생님의 진료를 받아오고 있었다. 삼첨판막은 심장의 우측 부분에 위치한 것으로, 이 판막이 좁아지면 혈류가 간과 복강, 팔다리로 역류하게 되지만 폐는 영향을 받지 않는다. 삼첨판이 좁아진 환자는 호흡곤란이 생기는 경우는 적으며 그보다는 복수가 차서 임신 말기처럼 배가 부어오르는 경우가 흔하다.

그 부인은 운동할 때 조금 피곤을 느끼기는 했지만 숨이 가쁘지도 않았고 잠잘 때 상체를 높여야 할 필요도 없었다. 복수가 차서 하지나 배에 부종이 있지만 도서관 사서 일은 계속했다. 그녀는 항상 자신에게 희망과 용기를 주는 레빈 선생님을 무척 존경하고 있었고, 선생님도 그녀를 정성스럽게 진료해왔다. 선생님은 그녀에 대해 '정숙하고 용감한 여성'이라는 표현을 한 적도 있었는데, 이 말은 선생님이 하는 칭찬 중 최고의 극찬이었으며, 부인도 레빈 선생님이 자신에게 살아나갈 힘을 주고 있다는 사실을 잘 알고 있었다.

그러나 그 일이 벌어진 그날, 그녀는 복수가 많이 차고 이뇨제로 조절되지 않아서 레빈 선생님의 외래로 방문했다. 그래도 그녀의 체중은 그대로 유지되고 있었는데, 조직이 소실된 만큼 체액이 고인 결과였다.

그녀는 전에도 그래왔던 것처럼 선생님이 마술처럼 자신의 고통을 해소해주리라 믿고 전혀 걱정을 하지 않고 있었지만, 그날따라 선생님은 일이 무척 바빠서 당혹스러워했다. 선생님은 매우 서두르며 그녀를 건성으로 진찰한 후, 주위에 모여 웅성거리면서 자신의 말을 한마디라도 듣기를 원하는 수련 의사들을 향해, 이 환자는 TS[*]의 사례라고 말했다. 이 말은 삼첨판협착증의 줄임말로 의사들 사이에 통용되는 말이다. 선생님은 말을 마치고 다른 방으로 갔으며 그녀의 주위에서 다른 의사들이 웅성거리고 있었는데, 보통 때는 조용하던 이 여성이 점점 불안해하더니 매우 초조해하는 모습이 뚜렷이 드러났다. 마침내 혼자 남게 되자 그녀는 "이제 모든 게 끝났어"라고 중얼거렸다.

왜 그렇게 낙담하느냐고 내가 묻자 그녀는 공포가 가득한 얼굴로 대답했다.

"레빈 선생님이 내가 이제 TS라고 했습니다."

"네, 물론, 부인은 TS 맞습니다."

내가 말했다.

그러자 그녀는 모든 희망이 없어진 듯 조용히 울기 시작했다.

"TS인데 왜 그러세요?"

* TS
  Tricuspid Stenosis의 약자. 삼첨판협착증을 가리킨다.

내가 물었다.

나는 그녀의 대답에 폭소를 터트릴 수밖에 없었다.

"그건 말기* 라는 뜻 아닌가요?"

선생님이 말한 TS는 삼첨판협착증의 약자라고 말했지만, 그녀는 더이상 들으려고도 하지 않았고 어떤 말을 해도 믿지 않았다. 그녀의 호흡이 거칠어지고 빨라지기 시작했다. 그녀는 눕지도 못했는데, 누우면 호흡곤란이 더 심해져 똑바로 앉을 수밖에 없었다.

그녀를 다시 진찰하자, 가슴의 3분의 1가량에서 잡음이 들렸다. 이것은 폐에 심한 울혈이 생기고 있음을 시사하는 소견이었는데, 불과 몇 분전까지도 깨끗했던 폐였다. 급히 방사선 촬영을 해본 결과 폐에 체액이가득 고여 있어 내과 병동으로 즉시 입원시켰다. 이런 경우 사용하는 보통의 방법들인 산소, 모르핀, 이뇨제 등은 거의 효과가 없었다. 용기를내 선생님께 전화를 걸어서 상황을 설명했지만, 선생님은 내 말이 이치에 맞지 않는다며 믿지 않는 듯했다. 레빈 선생님은 삼첨판협착증 환자가 그런 임상 증상을 보이는 경우는 없다고 말하며, 개인 환자들을 모두보고 나서 저녁 7시경에 보러 오겠다고 약속했다. 하지만 선생님이 도착하기 전에 그녀는 폐부종이 심해져서 사망하고 말았다. 삼첨판협착증 환자는 점점 쇠약해지면서 천천히 사망하지만, 폐에 울혈이 생기는경우는 없다. 그녀가 보인 증상은 좌심실의 기능이 갑자기 소실된 경우인데, 그 전에 그녀의 좌심실에는 이상이 없었다. 그녀가 사망하자 나는그 자리에 못 박힌 듯 얼어붙었다.

---

* 말기末期
  terminal situation.

* 잃어버린 치유의 본질에 대하여 ─────

의사 생활을 해오면서 정도는 덜하지만 이와 비슷한 사례를 여러 차례 접한 바 있다. 심장병학cardiology 박사과정을 마친 후 전임의 과정에 있던 11월 초순 어느 날, 나는 심장발작으로 입원한 자신의 환자를 관리하던 한 내과 자문의와 함께 회진하고 있었다. 환자가 추수감사절까지 자신이 퇴원할 수 있을지 물었는데, 의사는 운이 좋으면 크리스마스 전에나 퇴원할 것이라고 무심히 대답해버렸다. 이 말을 듣자마자 환자는 무섭게 급성 심장발작을 일으키며 의식을 잃었고 심장마비 직전에 심폐소생술로 겨우 살려낼 수 있었다.

대형 병원에서 환자들은 온갖 이야기를 들을 수밖에 없으며 생각 없이 내뱉은 말 한마디가 환자에게 심각한 해를 끼칠 수 있다. 예외적인 심장발작이 와서 입원했던 환자의 사례이다. 맥박이 매우 빨랐고 심장의 울혈 증상도 보여 환자는 크게 낙담하고 있었다. 환자에게 이러한 증상이 일어날 이유가 없어 혹시 가정 내에 무슨 문제가 있지 않을까 하는 생각이 들었다.

"잭슨 씨, 왜 그렇게 침울해 계십니까?"

내가 물었다.

"오늘 아침 내가 들었던 말을 들으면 누구라도 이렇게 될 수밖에 없을 것입니다."

그가 대답했다.

"무슨 말요?"

"글쎄, 인턴 선생님은 내게 심장발작이 생겼다 하고, 레지던트 선생님은 급성 심근경색증이라 하고, 내과 주치의는 급성 허혈성 발작이 생겼다고 말하니, 이렇게 진단명도 다르게 나오는 판국에 내게 무슨 가망이 있겠습니까? 게다가 내가 무슨 병이냐고 물어보니, 간호사는 묻지 말라고 하더군요."

이 모든 병명은 같은 상태를 가리키는 말이다. 이렇게 혼란스러운 용어와 아무렇게나 하는 말을 들으면 환자는 최악을 상상하게 된다.

의사가 환자에게 불안감을 줘서는 안 되지만, 실제로 환자를 불안하게 만드는 의사들이 많다. 나는 심장병 의사로서 관상동맥우회술이나 판막치환술에 대한 환자들의 자문 요청을 많이 받는다. 그들 중에는 그 시술에 대해 매우 불안해하고 자신들이 심각한 병에 걸렸다고 생각하는 사람들이 많은데, 환자들의 이러한 정서는 의사가 불러일으키는 경우가 허다하다. 즉, 의사들이 신중하게 말해주지 않은 결과이다. 지난 수년 동안, 상담을 해주면서 환자들이 의사로부터 들었다는 생각 없는 말들을 메모해보았다. 환자를 상담할 때는 보통 배우자도 함께 참석시키는데, 그 두 사람이 같은 말을 할 때 그 말을 기록했다. 지금까지 그렇게 몰지각한 말을 수백 가지나 모았는데 다음에 예를 든 말들은 그중 대표적인 것들이다.

"지금 당신은 정해진 운명보다 오래 살고 있습니다."

"지금부터 급속히 나빠질 것입니다."

"이제 한 번 더 발작이 생기면 그때는 끝입니다."

"언젠가 심장발작이 생기고 또 더 나빠지게 됩니다."

"저승사자가 바로 뒤에 와 있습니다."

그 외에 "가슴속에 시한폭탄을 넣고 다니는 겁니다", "걸어 다니는 시한폭탄이군요" 등과 비슷한 말들도 많았다. 관상동맥조영술 사진에서 막힌 관상동맥을 가리키면서 환자의 아내에게, "이 좁아진 혈관은

■ 잃어버린 치유의 본질에 대하여 ─────

당신이 곧 과부가 된다는 신호입니다"라고 말하는 의사도 있었다. 또 의사가 심혈관 사진을 보고는 환자에게 "어떻게 이렇게 생길 수도 있지? 정말 놀랍군"이라고 말한 경우도 있었다.

심장발작이 생긴 후 관상동맥우회술을 받지 않겠다고 한 한 환자는, "내 담당 의사가 내게 심장발작이 또 생기면 어떻게 될지 장담할 수 없답니다"라고 말했다. 또 "당장 수술하든지 아니면 내일까지는 수술해야 한다"면서 환자에게 수술을 재촉하는 의사도 있었다.

심한 심장발작으로 응급실에 도착한 환자를 두고 "환자가 죽어가요! 환자가 죽어가고 있어요!"라고 소리치는 레지던트도 있었다.

이러한 말은 극히 일부일 뿐이며, 슬프게도 이런 말들을 함부로 내뱉는 의사들에 대한 이야기를 환자들로부터 점점 더 많이 듣는다. 환자들은 이러한 말에 쉽게 실망하고, 심한 절망감에 빠질 때도 있다.

글림프 씨는 플로리다에 살고 있는 70대 초반의 남성이었다. 하얗게 센 머리는 주름살 하나 없이 항상 미소 짓는 얼굴과 잘 어울리지 않았으며, 그에 비해 그의 아내는 아직 상당히 아름다웠다. 그는 나를 찾아와서 무슨 말을 해야 할지 망설였고, 근래에 발생한 뇌졸중의 후유증으로 오른쪽 팔이 마비되어 있었다. 그가 한 말의 요지는 분명했다. 하지만 그는 왜 소 잃고 외양간을 고치려 할까? 왜 이제 멀리 보스턴까지 나를 찾아왔을까? 그는 이미 관상동맥우회술 수술을 받은 상태였다.

"내 평생 한 번도 아파본 적이 없습니다."

그가 말했다.

"협심증이 있지 않았습니까? (이것은 관상동맥 수술의 가장 흔한 증상이다.) 그래서 수술을 받은 것 아닙니까?"

내가 물었다.

"그게 무슨 말입니까?"

그가 반문했다.

"운동하면 가슴이 답답해지거나 누르는 느낌 말입니다."

손을 펴서 내 가슴에 대는 시늉을 했다. 협심증 증상이 가장 흔히 나타나는 부위이다.

"그런 적 한 번도 없습니다."

그는 강력히 부정했는데, 뇌졸중 후유증으로 발음이 어색했다.

"그 증상 때문에 수술한 게 아닙니까?"

"말씀드리죠. 선생님, 나는 평생 건강하게 살았고 아스피린 한 알 복용한 적도 거의 없습니다. 그냥 건강검진이나 한번 받아보려고 했습니다. 아주 유명한 병원이 부근으로 이사 왔기에 단순히 검사만 받아보려 했던 것입니다. 그날은 금요일 아침이었습니다. 담당 의사가 자세하게 검사하려면 운동부하 검사를 해볼 필요가 있다고 해서 검사를 하고 나니 내게 문제가 조금 있다며 탈륨 부하 검사*를 하라고 했습니다. 병원은 매우 효율적으로 운영되고 있어서 여러 검사를 받으러 다니는 동안 한 번도 기다리지 않았습니다. 탈륨 검사 후, 의사는 내게 큰 문제가 있다고 알려주며 지체 없이 심도자 검사를 하지 않으면 안 된다고 했습니

---

* **탈륨 부하 검사**
　심장의 혈류 순환을 검사하는 방법.

다. 심도자 검사는 관상동맥의 생김새를 보여준다고 하더군요. 매우 다
정다감한 사람이라 그를 믿었습니다. 의사의 말에 따르면, 우리에겐 선
택의 여지가 없으며 심도자 검사는 위험하지 않고 모든 의사가 그 검사
를 필수로 생각한다는 것이었습니다. 언제 치명적인 심장발작이 생길지
모르므로 검사를 연기할 수 없다고 했습니다. 그 상황에서 내가 뭘 할
수 있었겠습니까?"

그는 쉰 목소리로 두서없이 말을 늘어놓았다.

그의 아내가 이야기를 이었다.

"금요일 오후 늦게까지 남편이 집에 돌아오지 않아 무척 걱정이 되었
어요. 남편은 단지 검사만 받으러 갔던 것인데 P 박사가 전화를 해서는
저더러 급히 병원에 오라면서 남편에게 '심각한 문제'가 있다고 하더군
요. 숨이 넘어갈 정도로 급히 병원으로 달려갔어요. 기다리고 있던 의사
는 제게 남편의 관상동맥 촬영 사진을 보여주었습니다. 제가 무엇을 알
겠어요? 흰 벌레가 꿈틀거리는 모양이었지요. 의사는 모든 관상동맥이
막혀 있다고 설명했습니다. 제 남편이 걸어 다니는 송장과도 같다는 말
에 큰 충격을 받았지요. 우리는 더 이상 검사를 미룰 수 없었어요. 남편
은 '언제 죽을지 모르는 사람'이었으니까요.

어디에 서명해야 되느냐고 물으니 의사는 제 남편이 이미 했다고 답
하더군요. 저는 신이 우리를 굽어 살피고 계신다고 생각했습니다. 맙소
사, 하늘이 우리를 도우셨어! 의사는 우리더러 운이 좋다며 마침 다음
날인 토요일 수술 일정이 비어 있다고 했어요. 남편은 수술대에 누워 있
을 때 심각한 심장발작을 일으켰어요. 의사는 어디를 수술해야 하는지
도 모르는 것 같았지요. 남편의 불운은 끝나지 않았어요. 이틀 뒤인 월

요일에는 뇌졸중까지 생겼지요. 그이에게 수술이 필요했나요? 의사는
그렇게 확신하고 있었어요. 일이 그렇게 된 후, 의사는 어쩔 줄 몰라 했
어요. 전혀 장사꾼처럼 보이지 않은 정말 괜찮은 의사 같았어요. 의사를
믿었고 그의 말을 따르지 않으면 남편이 죽을 것 같았지요."

부인은 혼란과 분노로 폭발할 것처럼 보였다. 수술 전 남편은 항상 차
분하고 즐겁게 생활했지만, 이제는 우울해하고 쉽게 화를 내는 성격으
로 변했다.

하지만 이제 이 사람들이 내게서 무엇을 기대하고 있나? 이미 일은
벌어져 있었다. 그의 뇌와 심장근육에 생긴 손상은 회복될 수 없었다.
그들에게 수술 전 다른 의사의 의견을 들어볼 생각은 왜 안 했는지 물
었다. 둘 다 나의 이 공허한 질문에 놀란 표정이었다.

"삶과 죽음이 경각에 달려 있어 지체할 수가 없었어요. 우리가 어디
에 가서 누구에게 물어볼 수 있었겠습니까? 그리고 왜 그렇게 해야 됩
니까? 그 의사는 '당신 남편은 세 군데가 막혔다'고 했어요. '최악'이라
고 했단 말이에요."

부인은 화를 냈다.

"선생님 집에 불이 났다고 생각해보세요. 그러면 다른 사람의 의견을
들어봅니까? 소방서로 전화하죠. 우리가 처했던 상황이 바로 그랬어요.
의사는 남편의 심장근육이 아직 좋으므로 수술 후 거뜬히 회복할 거라
고 말했어요."

남편은 심장 기능이 정상이고 증상도 없던 사람이었다. 그와 같은 환
자는 수술을 받을 필요가 없다. 수술은 갑작스러운 사망이나 심장발작
을 예방하기 위해서 한다. 그러나 심장근육이 정상이라면 관상동맥이식

술을 시행한다고 해서 생명이 연장되거나 심장발작의 발생이 연기되지는 않는다. 의사의 말은 그와 아내가 다른 생각은 하지 못한 채 자신을 따를 수밖에 없도록 만드는 파괴적인 것이었다. 만약 의사가 환자에게 현재 아주 위험한 상태에 있다고 말한다면, 자신이 의사를 얼마나 믿고 있는지에 관계없이 환자는 의사에게 반론을 제기하지 못한다.

두 가지 간단한 법칙이 있다. 첫 번째, 환자가 별 증상이 없고 협심증 발생도 아주 드물다면, 급하게 심장 수술을 받을 필요가 거의 없다. 환자는 다른 의사들의 의견을 충분히 들을 시간적 여유가 있다. 두 번째, 의사가 아주 특별한 기술을 이용하려 한다거나 겁나는 용어를 사용하면서 시키는 대로 하지 않으면 아주 예후가 나쁘다고 말하면, 환자는 의사의 말을 크게 신뢰해서는 안 된다. 곧 죽을 것이라고 위협하는 의사는 자기를 신으로 착각하는 돌팔이이거나 외판 사원과 같다고 생각하면 된다. 다른 의사의 의견을 들어볼 때는, 어떤 시술을 권하든 간에 그 병원이 아닌 다른 병원에서 시술을 받겠다고 솔직하게 말해야 한다. 그러면 상담을 해주는 의사는 자신이 권하는 처방에서 경제적 이득이 없어지므로 반드시 필요한 처방만 하게 될 것이다.

환자가 된 의사나 가족들은 특히 말에 의해 상처받기 쉽다. S. N. 박사는 정신과 의사인데 심실성 빈맥이라는 심한 부정맥이 자주 재발하여 고생하고 있었다. 그의 주치의는 이 질환이 치명적이라면서 가슴속에 전기장치를 삽입하여 심한 부정맥이 발생할 때를 대비하라고 강력히 권유했다. 하지만 그것은 매우 비싸고 합병증이 생기기 쉬운 시술로서,

이 장치에 대해 알아본 그의 아내는 강력하게 반대했다. 그는 오랜 결혼 생활의 경험으로 자기 아내의 신비한 직관을 믿고 있었지만 다른 한편으로는 자기를 진료하는 심장병 의사도 신뢰했다. 그래서 그는 내 의견을 듣기 위해 보스턴으로 왔다.

병력을 청취해본 결과 그에게 나타나는 심장발작이 아주 짧게 그리고 심하지 않게 온다는 사실을 알았다. 심계항진도 거의 없었고, 발작이 나타나는 간격은 거의 4년 이상으로 길었다. 그에게 발작을 유발할 수 있는 요인을 설명하고 그러한 요인을 되도록 피하라고만 지시하고 전기 장치 이식은 받지 말라고 권유했다. 그는 매우 기뻐했지만, 아내는 여전히 염려스러운 표정이었다.

그래서 그의 아내를 따로 불러 상담했는데, 그 사이 남편을 처음 진찰했던 심장병 의사가 집으로 찾아와서는 이렇게 물었다고 했다.

"어느 날 아침, 잠에서 깨어났을 때 부인 옆에 남편이 싸늘한 시신이 되어 누워 있는 것을 상상해보세요. 혼자 살아갈 수 있겠습니까? 이 장치만이 남편을 살릴 수 있습니다."

그녀는 의사가 설마 그렇게 큰 거짓말을 할 리 없다고 생각했다. 그런 상황에서는 내 말도 전적으로 신뢰할 수는 없을 것이다. 더구나 그녀는 예후를 정확히 예측하기는 불가능하다는 것을 잘 알고 있는 사람이다. 그녀를 어떻게 해서든 설득해보려 했지만 무위로 돌아갔고, 그녀는 공포와 분노를 그대로 지닌 채 돌아갔다.

의료 산업이 거대해지고 경쟁이 치열해지면서 환자를 유치하기 위해 의사나 병원들 사이에 서로를 헐뜯는 일이 자주 발생하고 있다. 의사가 다른 의사를 비난하는 것은 커다란 문제를 일으킬 수 있으므로 의사들은 서로에 대해서 관대해질 필요가 있다. 아무리 유능한 의사도 실수는 할 수 있다. 그리고 어떤 의사에 대한 비난의 말은 전체를 다 보고 하는 이야기가 아니라 어느 한 측면에 치우친 것일 수 있다. 의사들은 너무 오랫동안 서로를 감싸주기만 했지, 다른 의사가 명백히 잘못했고 그것이 동료들에게 해가 되는 것을 알았을 때도 비판의 목소리를 내지 않는다고 주장하는 사람들도 많다. 그것은 옳은 말이기도 하다. 물론 이것은 묵과할 수 없는 행위이지만, 다른 의사를 비판하기 위해서는 먼저 어느 한 면만을 보지 말고 전체 상황을 충분히 고려해야 한다.

다른 의사가 환자의 질병 문제에 접근하는 방식의 일부가 자신과 다르다는 이유로 동료 의사를 나쁘게 말하는 경우는 비일비재하다. 자기를 치료했던 의사가 다른 의사를 비난하는 소리를 들은 환자는 그 기억을 매우 강하게 새기며, 부메랑 효과로 인해 비난하는 의사와 전체 의사까지 불신하게 되고 이로 인해 치료 효과는 감소된다. 궁극적으로 의사가 환자를 치유하는 힘을 잃을 수도 있다.

나에게 자문을 구하러 온 환자 중 상당수가, 다른 의사에게 자문을 받아보겠다고 말하면 대부분 담당 의사가 크게 화를 냈다고 말했다. 뉴욕의 한 심장병 의사는 이렇게 말하기까지 했다.

"다른 의사에게 가볼 필요는 없습니다. 그 의사에게 보내주기는 하겠지만, 그럴 돈이 있으면 차라리 자선단체에 기부하세요."

한번은, 내가 세 달 전 진료했던 필라델피아의 한 환자에게서 급한 전화를 받았다. 진찰 결과 그의 심장 문제가 잘 치료되지 않고 있어 처방을 바꾸어 다른 약을 처방했고 그 결과 이제 직장에도 다니고 정상 생활을 할 수 있게 된 환자였는데, 급한 전화라고 해서 조금 이상한 생각이 들었다.

"무슨 일입니까?"

내가 물었다.

"그동안 잘 지내다가 오늘 내 심장 주치의를 만났는데, 그가 한 말을 그대로 옮겨보겠습니다. '라운 박사의 처방은 정말 놀랍군요. 그 선생은 당신에게 독약을 처방했습니다. 조만간 당신에게 커다란 부작용이 생길 것입니다.'"

환자의 심장 문제는 잘 조절되었지만, 환자가 받은 상처는 매우 컸으며, 신뢰를 다시 회복하는 데 오랜 시간이 걸렸다.

의사들은 자신이 환자에게 한 부적절한 말이 질환에 미치는 영향이나 상처가 얼마나 오래 남는지 잘 인식하지 못한다. 존스홉킨스 의과대학에 있을 때, 호슬리 갠트Horsley Gant라는 생리학 박사가 있었다. 그는 러시아의 위대한 생리학자인 파블로프의 유일한 미국인 제자였다. 갠트는 개의 조건반사를 실험했는데, 종을 울린 후 개의 뒷다리에다 약한 전기충격을 가해 맥박과 혈압을 상승시켰다. 이러한 과정을 여러 번 반복하면 나중에는 전기 충격 없이 종만 울려도 개의 맥박과 혈압이 상승했다. 종소리에 대한 심혈관계의 반응은 시간이 가도 약화되지 않았다.

일반적으로, 통증이 없는 자극에 의한 조건반사는 시간에 따라 약화되고, 다시 자극이 가해지지 않는 한 결국은 없어진다. 그러나 갠트의 실험에 의하면 유해한 자극에 의한 심혈관계의 반응은 영구히 남는다. 그는 심장이 영구히 지워지지 않는 기억을 갖는다고 주장하면서 이것을 '운동분열schizokinesis'이라 불렀는데, 실제로 많은 환자에게서 이러한 사례를 볼 수 있었다.

이러한 반사는 신경계에 영구히 고정되어버린다. 신경계에 아무런 흔적도 남기지 않고 사라지는 다른 현상들과는 달리, 고통스럽고 위협적이며 불안한 경험들은 두뇌에 단단히 각인되어 마치 유전적으로 정해진 것처럼 작동하며, 스트레스가 쌓임에 따라 좋았던 기억들은 없어진다. 수백만 년이 흐르는 동안 인류는 통증을 곧 위험신호로 인식하게 되었으며, 통증에 대한 다양한 신경생리학적 반응들은 그 자체가 생존에 도움이 되기 때문에 계속 지속되었다. 오늘날의 인류에게는 이러한 반응이 교육으로 어느 정도 조절될 수 있지만, 이 같은 반응들이 과거처럼 생존을 위한 적응의 의미는 거의 지니지 않는다. 그러나 기억 속에 새겨진 아픈 기억들은 정상적인 생리 반응을 왜곡시키고 건강을 해치는 원인이 될 수 있다.

Z 부인은 오랜만에 재검사를 받기 위하여 다시 나를 찾아왔다. 짙은 갈색 머리와 반짝이는 푸른 눈을 가진 이 부인은 무척 아름다웠으며 피부는 중세의 마돈나 그림속 인물과 같이 창백하고 투명했다. 오랫동안

교사로 일했기 때문인지 46세의 나이에도 소녀와 같은 발랄함을 지니고 있었다. 수년 전, 그녀의 담당 의사는 진찰에서 심장박동에 이상이 나타나자, 그녀와 같이 승모판탈출증이 있는 사람에게 이러한 부정맥이 있으면 갑자기 사망할 수도 있다고 말했고, 이에 질겁한 그녀는 온갖 약을 다 써보았지만 아무 효과가 없었다.

처음 보았을 때, 그녀는 매우 내성적이었고 묻는 말에는 마치 깊은 잠을 자다가 일어난 사람처럼 대답했다. 몸이 떨릴 때도 있었으며 어떤 때는 정신이 몽롱해지기도 했다. 그녀는 두 가지 약을 복용하고 있었는데, 그 약들은 환자를 무기력하고 어지럽게 했으며 속 쓰림과 불면증도 초래했다. 이러한 부작용이 있음에도 내가 약을 끊자고 말하자 그녀는 깜짝 놀랐다. 주의 깊게 진찰해보니 그녀의 심장은 완전히 정상이었다. 승모판탈출증이 있었지만 문제가 되지 않는 것이었고, 가끔 심장박동이 한 번씩 멈추지만 거의 무시할 수 있는 정도였다. 부인에게 모든 약을 중단하라고 지시하고, 일상생활을 할 수 있으니 학교로 복귀하라고 권했다. 현재 그녀는 악몽에서 깨어났다. 그 후로 매년 내게 진찰을 받으러 왔는데, 이제 그녀는 처음 볼 때와는 완전히 다른 사람인 것처럼 항상 즐거워했으며 쉽게 웃음을 보였다.

그로부터 5년 후, 그녀가 진료받으러 왔을 때, 이번에는 나와 함께 근무하던 심장병 전임의가 먼저 그녀를 진찰하고는 완전히 회복되었다고 알려주었다. 내가 전임의와 함께 그녀를 다시 진찰하러 들어가니 그녀는 강의 준비로 영문학 책을 읽고 있었다. 그녀와 나는 고교생들에게 고문을 가르치는 일이 얼마나 어려운 일인지에 대해 잠시 이야기를 나누었다. 나는 이 주제를 좀 더 생각하다가 별 생각 없이 불쑥 "분명히 어려울 것입니다"라고 말했다.

그러자 그녀는 벌떡 일어나 앉더니, 그 사랑스런 얼굴이 두려움에 가득 차고, 목은 벌겋게 변해 처음 봤을 때처럼 떨리기 시작했다.

"무슨 말씀이세요? 왜 그러세요, 선생님?"

그것은 질문이라기보다는 절망의 표현이었다. 잠시 동안 이 가련한 여인은 공포에 질렸다.

내 경험상 그러한 상황에서는 당사자보다는 옆에 있는 다른 의사에게 말하는 것이 훨씬 설득력 있었다. 그래서 그녀에게 직접 설명하기보다 옆에 있던 의사를 향해 말했다.

"내가 말한 것은 우리나라의 영어 선생님들이 처한 어려움이었는데, 이분은 내가 자기 심장에 대해 말한 것으로 알아들으셨나 보네. 이미 심장에 아무 문제가 없다고 확실하게 말씀드렸지만, 한번 자신의 삶에 입은 상처는 마치 문신처럼 새겨져 언제 또 드러날지 모른다네."

그녀가 말을 끊고 끼어들었다.

"하느님 감사합니다! 정말 안심이에요. 저는 선생님이 제 심장에 대해 말씀하시는 줄로 알았지 뭡니까."

많은 의사들이 환자들에게 최악의 상황을 이야기하는 이유는 무엇일까? 공포심을 주입시키는 것이 긍정적인 행동을 유도하는 데는 아무 도움이 되지 못한다는 것은 심리학의 기초 이론에 속한다. 오히려 희망을 이야기하는 등 환자가 가진 내적인 힘을 이끌어내는 것이 더 효과적이다. 환자가 공포심에 사로잡히면 합리적인 판단 능력이 떨어지며, 이로 인한 부정적인 생각은 증상을 악화시키고 치유와 예후에 나쁜 영향을 주게 된다. 사람이 질병에 걸리면 스스로를 비하하거나 자의식에 손상을 입으며, 자신의 치유와 생존을 담당하는 의사의 말 한마디에도 매우 민감해질 수밖에 없다.

의사가 환자에게 부풀려 말하는 이유를 한마디로 설명하기는 어렵다. 우리 문화 속에는 그렇게 최후의 심판 날을 예언하는 분위기가 포함되어 있기도 하다. 항상 최악의 상황을 예고하는 일기예보처럼 의학적 예후를 설명할 때도 최악의 시나리오를 말하고, 모호하게 말하면 마치 진실이 왜곡되는 것처럼 인식한다.

한편으로는, 의료 소송이 너무도 난무하는 시대이기 때문에 소송에 휘말리지 않기 위해서는 질병이 초래할 수 있는 최악을 말해줄 수밖에 없다는 설명도 있다. 처음 보는 환자는 일단 소송을 걸어올 수도 있는 사람이라 의심하고, 최악의 상황을 설명해주어 나중에 비난받을 일이 없게 한다. 그러나 사실, 그렇게 친절한 언어로 최악의 상황을 누그러뜨려 말해주지 않으면, 환자는 의사가 자신에게 아무런 애정이 없다고 생각하게 된다. 그 결과 환자와 의사 사이에 상호 존중과 신뢰가 사라지고 기계적인 관계만이 남아, 결국은 모든 문제를 법적으로 해결하고 마는 것이다.

그렇다면 질병의 경과가 악화되거나 아니면 어떤 위험 요인을 가지고 있을 경우 의사는 어떻게 설명해야 할까? 물론 이 문제는 쉽지 않지만, 노먼 커즌즈*가 인용한 속담이 여기에 어울린다.

"사서 걱정하지 마라!"

의과대학에서 수업 시작 때부터 커대버** 해부로 시작하는 것은 정말로 통탄할 일이다. 의과대학생들은 실습의 공포를 없애기 위해 차가운 포름알데히드에 담긴 신체가 전에는 살아 있었던 한 인간이라는 사실을 잊고, 생명이 없는 물체로 생각한다. 이때부터 4년 동안 과학적인 능력만을 배양하는 교육이 시작된다. 교육과정에 사람 사이의 관계를 긴밀하게 하는 기술이나 환자에 대한 애정 등은 전혀 포함되어 있지 않다. 이런 교육을 거치고 배출된 젊은 의사는 수련의 한 과정에서 환자의 말을 경청하는 예술을 배양하는 데는 전혀 신경을 쓰지 않으며, 나중에는 경제적인 이유 때문에 환자의 말에 전혀 귀를 기울이지 않는다. 환자에게 최악의 상황을 말해주어야 환자가 아무 말 없이 따라오고, 일일이 설명하느라 시간을 낭비하지 않아도 된다고 생각한다.

다른 요인도 있다. 기본적으로 의사가 환자에게 커다란 시술을 시행하려면 그 밖의 다른 방법들에 대해서도 환자에게 설명을 해주어야 한다. 하지만 환자가 그에 대해 구체적으로 물어오면 의사는 환자의 예후에 대한 자신의 얕은 지식이 드러날 것으로 생각하여 다른 대안을 말해주기를 꺼린다. 다수의 인구 집단을 대상으로 한 역학적 연구 결과를 바탕으로, 의사는 환자의 장단기적 예후를 말해줄 수 있다. 그러나 환자가 원하는 것은 통계 수치가 아니다. 그의 관심사는 일반적인 예후가 어떠하다는 것이 아니라 자신이 어떻게 될 것인지에 대한 구체적인 설명이

---

* **노먼 커즌즈Norman Cousins(1915~1990)**
  미국의 언론인. UCLA 교수를 지냈으며 《병의 해부》라는 책을 통해 웃음을 비롯한 긍정적 사고가 질병을 치유하는 효과가 있다고 주장했다.

** **커대버cadaver**
  해부 실습용 사체.

다. 이러한 상황에서 의사는 일반적으로 가장 최악의 상황을 말해주어 더 이상의 질문을 막아버린다. 환자가 더 이상 질문을 하지 못하도록 원천 봉쇄하는 것이다.

최악의 상황을 말하는 것은 일종의 상술일 수도 있다. 이윤이 많이 남는 최첨단 장비를 이용하기 위해서는 환자들의 동의를 거쳐야 한다. 이때 환자에게 죽을 수도 있다는 공포감을 주입하면 값비싼 상품을 거절하던 환자도 아주 유순하게 변하여 그 상품을 받아들이다. 고도의 판매 전략인 셈이다.

이렇게 말하면 많은 의사들이 반발할 것이다. 자신들은 수술도 하지 않고 과잉 수가를 부담시키지도 않으며, 이윤이 많이 남는 값비싼 시술도 하지 않는다고 주장할 것이다. 물론 옳은 말이다. 그러나 내가 실망하는 부분은 많은 의사들이 자신이 유순한 상인으로 변했다는 사실을 깨닫지 못한다는 점이다. 의사가 되기 위해 의과대학에서 교육받으면서 그들은 의료 장비와 밀접한 사람이 된다. 환자의 병력을 청취하고 그 병력에 따라 포괄적인 검사를 해주는 것이 환자에게 가장 잘해주는 일이라고 교육받는다. 병력 청취는 고해성사처럼 짧게 끝나고 환자는 여러 전문의와 각종 검사 속에서 떠돌게 되는 경우가 대부분이며, 이렇게 하는 것이 가장 과학적이고 올바른 것이라는 인식이 자리 잡는다.

병원은 의사들이 의학적 지식을 쌓고 자신의 진료 행태를 만들어나가는 장소인데, 이곳에서는 기술과 전문성이 가장 중요시된다. 환자들의 조기 퇴원 문제를 두고 나는 병원의 의사들과 자주 언쟁을 벌이곤 했다. 내가 조기 퇴원을 반대하면 인턴이나 레지던트들까지 상투적인 비난을 해왔다. "필요한 검사를 다 했고 수술도 안 할 환자가 왜 병상을 차지하고 있게 하느냐?" 하는 식이다. 환자의 임상 상태가 아직 정확히 규명되지 않았다는 것, 장기적인 관리가 필요하므로 진료 계획을 수립해야 한다는 것, 혹은 환자가 혼자 살고 또 거동도 극히 불편하므로 보호자가 없는 집으로 돌려보낼 수 없다는 등의 이유도 그들에게는 문제가 되지 않았다.

현재의 진료 관행을 만드는 또 다른 요인은, 이상이 있는 부분은 모두 고쳐야 한다는 생각을 의사와 환자 모두가 가지고 있다는 점이다. 노인 환자들은 많은 증상을 호소하지만, 대부분의 경우 문제가 안 된다고 말해주면 증상은 훨씬 더해진다. 통증이나, 피로감, 건망증 그리고 가끔씩 나타나는 불면증 등은 생활의 일부이다. 치료가 불가능한 병을 찾아내어 고치려 하고, 예측 불가능한 질환의 예후를 결정하려고 하는 행동은 판도라의 상자를 여는 것과 같이 온갖 나쁜 결과를 초래할 수 있다. 환자가 처음 호소하는 증상이나 증후를 무시하면 판도라의 상자 안에 들어 있을지 모르는 커다란 위험 요인을 방기하는 결과인가? 진단을 위해 각종 검사를 하는 것은, 치명적이지만 진료 가능한 질병을 찾아내기 위한 불가피한 작은 투자라고 주장하는 사람들도 있을 것이다. 그러나 대답은 분명하다. 절대 다수의 환자들에게서 병력을 주의 깊게 청취하고 진찰을 철저히 한 후, 간단한 기본적 검사 몇 가지만 하면 큰 병이 없다고 확신할 수 있다. 대부분의 질환은 그리 큰 문제가 되지 않으며, 그냥 조금 기다려보기만 해도 더 큰 검사를 해야 할지 아니면 큰 문제가 안 될지 결정할 수 있다.

또 한 가지, 의료 장비를 중요시하는 분위기에서 의사들이 기술에만 의존하여 마치 보물찾기를 하듯이 특수하고 드문 질환을 찾아내려 하는 것도 문제이다. 매우 드문 사례를 정확히 진단하게 되면 명의名醫로 이름도 날리고 경쟁에서도 유리해지므로, 살아남기 위해서 의사는 환자들에게 온갖 검사와 시술을 다 하려고 한다. 특히 대학이나 병원에는 학문적 업적을 쌓아 지위를 높이려는 의사들이 흘러넘치고 있다. 업적을 쌓기 위해서는 논문을 발표해서 학술지에 실어야 하는데, 학술지 게재 여부는 다른 의사들이 심사하여 결정한다. 학술지에 게재되기 위해서는 수많은 데이터가 뒷받침되는 논문이어야 하며 실험동물을 사용하지 않는 한, 논문을 발표하려는 의사는 환자들의 피를 뽑거나 시술하는 수밖에 없다! 아직 수련 과정에 있는 의사들도 이러한 과정에 참가하며, 그렇게 하는 것이 과학적 의학이라는 관점을 형성해간다.

본질적인 문제로 돌아가자. 큰 검사를 시행하려는 동기가 탐욕이든 또는 배우고자 하는 욕구이든 간에, 그에 관한 의사의 이야기는 환자에게 불안감을 준다. 큰 검사를 받는다고 해서 환자에게 득이 될 것이 없는 경우에도, 갖가지 미사여구로 환자를 설득하며 검사 혹은 시술의 결과에 따라 환자 본인의 회복이나 생존이 좌우된다는 의사의 말을 듣고도 검사에 동의하지 않을 환자는 거의 없다.

의사들이 거대한 의료 산업의 일원으로서 이익을 톡톡히 얻고 있는데는 환자들도 일정한 기여를 했다. 환자들은 자신의 병이 어떻게 될 것인지 확실히 알고 싶어 온갖 검사를 다 하고, 여러 전문의들을 두루 찾아다닌다. 무슨 병인지 알기 위해 그리고 치료를 위해 안 해본 것 없이 모두 다 해보았다는 환자 가족들을 종종 만난다. 의사가 환자에게 하는 차갑고도 무서운 말들은, 소위 과학적 의학이 빚어낸 비인간화의 한 사례로 볼 수 있다.

자신의 증상과 병력에 대해 오랜 시간에 걸쳐 상세한 이야기를 듣고 나서도 여전히 낙담한 모습의 환자를 볼 때면 기운이 빠진다. 그런 환자를 내 진찰실로 데리고 들어가면, 진찰실 구석에 놓인, 아주 구형이지만 거대한 동영상 촬영기를 보고 환자의 표정은 밝아진다. 아마 환자는 '이 최신 장치가 있는 진찰실에서 진찰받게 되어 다행이다'라거나 '이 멋진 기계로 나를 진찰하실 거죠?' 등의 생각을 할 것이다. 미국 사람들이 비인간적인 진료 환경 속에서도 잘 견뎌내는 데는 기술에 대한 맹목적 신뢰도 한몫을 한다.

　어떻게 설명하든, 환자에게 상처를 주고 절망시키는 말은 정당화될 수 없으며, 환자는 두려움 때문에 어려운 결정을 해서는 안 된다. 의사와 환자는 서로 동반자이며 의사는 어떤 말도 환자의 입장에서 생각한 후 해야 한다.

치유에
이르는 말

의사의 말 한마디가 환자에게 상처를 줄 수도 있지만, 반대로 환자의 치유를 크게 촉진시킬 수도 있다. 치유의 과정은 과학만으로 되는 것이 아니며, 환자의 긍정적 기대감과 의사에 대한 신뢰감도 뒷받침되어야 한다. 신중하게 선택된 말은 의사가 환자를 위하여 할 수 있는 가장 훌륭한 치료이기도 하다. 사실 말은 가장 뛰어난 치료 수단임에도 여전히 별로 중요시되고 있지 않다. 나는 의사 생활을 하는 동안 말이 치유에 얼마나 큰 위력을 발휘하는지를 많이 경험해왔다.

나는 절망적인 상황에서도 희망의 빛을 찾으려 노력해왔으며 그 성공 여부는 중요하지 않다. 그것은 아무리 절망적이고 치료될 가능성이 전혀 없더라도 환자가 그에 맞설 수 있도록 하려는 내 의술의 내면 깊은 곳에서 솟아나는 의지이다.

나는 두 가지 방법으로 접근하는데, 하나는 심장병이 있는 환자에게,

다른 하나는 건강한 환자에게 이용한다. 관상동맥 질환이 심한 환자를 진찰한 후에는 환자와 배우자를 함께 상담실로 불러들여 검사 결과를 상세하게 요약 설명해준다. 그리고 많은 의사들이 숨기는 것과는 다르게, 나타날 수 있는 합병증이나 병이 진행되면 나타날 결과를 말하며, 갑자기 사망할 수도 있다고 솔직히 설명한다. 사실, 관상동맥 질환을 가진 환자들은 대부분 이러한 가능성을 알고 있으며, 의사가 말하지 않더라도 이 문제를 심각하게 생각한다. 일반인도 몸에 어떤 증상이 있을 때면 혹시 암이나 다른 심각한 질병의 신호가 아닌가 하여 놀라는데, 관상동맥 환자들이 특히 밤에 어떤 증상이 나타날 때 돌연사의 징조가 아닌가 생각하는 것은 당연하다. 그러나 가족이나 친지가 환자와 함께 이 문제를 놓고 이야기를 나눈다면 공포나 무력감이 줄어들 수 있다.

갑자기 사망할 수 있다는 말을 하면 환자와 배우자는 아무 말도 하지 않고 지금 이 순간이 꿈이기를 바라는 표정으로 질문도 거의 하지 못한다. 나는 대개 무서운 결과에 대해 자세히 설명한 후, 다음과 비슷하게 결론 내린다.

"제가 이 문제를 말씀드린 이유는 앞으로 몇 년간은 갑자기 사망할 가능성이 전무하다고 말씀드리기 위해서입니다. 조금 전에 환자 분을 진찰해본 결과 이렇게 확신하게 되었지요. 24시간 심전도검사에서 아무런 이상이 없고, 좌심실의 수축력도 지극히 정상이고, 운동부하 검사에서 최대 맥박, 최고 혈압을 유지하며 9분 이상이나 달릴 수 있는 정도입니다. 이렇게 정상인 심장을 가진 사람이 갑자기 사망하는 경우를 저는 본 적이 없습니다. 저는 예후가 좋을 것이라고 확신합니다."

그러나 진찰에서 이렇게 확신할 수 없는 경우는 돌연사의 가능성을 절대로 말하지 않는다.

상담 도중 내가 돌연사 문제에 대해 언급하면 환자들은 매우 편안한 기분을 느낀다. 몇 년 전에 젊고 발랄한 여성이 내 비서로 근무한 적이 있는데, 한번은 그러한 환자가 다녀간 후, 그 문제로 고민해왔었다는 듯이 내게 털어놓았다.

"박사님, 혹시 환자에게 마약을 주는 것 아닙니까?"

"뭐라고요?"

나는 깜짝 놀랐다.

"혹시 마리화나를?"

그녀가 다시 물었다.

나는 잠시 멍해져서 왜 그런 말을 하는지 물었다.

"환자들이 진료실을 나갈 때는 마치 공중에 떠가듯이 기분이 좋아져서는, 축하 파티를 해야 되겠다면서 보스턴에서 최고 잘하는 식당이 어딘지 묻습니다."

내가 환자를 대할 때 보이는 낙천적 태도는 위대한 스승인 레빈 선생님에게서 배운 것이다. 선생님은 내 삶의 표상이다. 선생님은 탁월한 진단 능력도 갖추고 있었지만, 중환자를 다루는 기술은 거의 경이에 가까웠다. 성품상 긍정적이고 흔들림 없는 낙관주의를 지니고 있었으며 그것을 실제로 환자에게 심어주는 의사였다. 선생님은 모든 것을 환자의 입장에서 생각하라고 가르쳤다.

"환자에게 예후가 매우 나쁘고 앞으로도 더 악화된다고 말해야 할 때, 즉 환자에게 죽어간다는 사실을 알려주어야 할 때 의사는 매우 고통스러운 입장이 되지만, 아무리 상황이 나쁘더라도 의사가 희망의 문을 닫아서는 안 되네."

지금 와서 보면, 선생님이 말했던 여러 이론들에는 오류가 있고, 처방했던 약도 좀 더 효과적인 다른 약들로 대체되고 있지만, 선생님이 강조했던 환자를 대하는 방법은 여전히 진리이며 오늘날과 같이 비인간적이고 기술 중심인 사회에 많은 점을 시사한다. 선생님은 의학의 황금시대는 이제 끝나가고 있으며, 환자가 아닌 질병만 중시하는 풍토가 만연해지고 있음을 여러 번 걱정했다.

선생님은 환자를 만나는 순간부터 낙관적 확신을 가지고 말하며, 환자와 상담을 끝낼 때는 항상 환자의 어깨에 손을 얹고 조용히 "모든 게다 잘될 겁니다"라며 확신을 주었다.

선생님이 중환으로 더 이상 일을 못 하게 되었을 때, 내가 선생님의 환자 중 몇 명을 계속 치료했다. 그중 한 사람이 심장병 환자였던 A. B. 씨로서 그때부터 거의 30년간 내 진료를 받아왔는데, 얼마 전 그는 자신이 1960년에 고열로 브리검 병원에 입원했을 때의 이야기를 들려주었다. 당시 선생님이 자신을 진찰한 후 아급성 심내막염으로 진단했는데, 그 병은 손상된 심장판막에 세균 감염이 생겨 사망할 수도 있는 무서운 병이었다. 항생제가 개발되기 전에는 그 병에 걸리면 거의 100퍼센트 사망했으며 현재도 여전히 무서운 병이다.

"레빈 선생님은 내게 이렇게 말했습니다. '당신 병은 매우 심각합니다. 하지만 걱정할 필요는 없습니다. 왜냐하면 내가 이미 진단했고, 치료법도 알며 어떻게 해야 할지 계획이 서 있기 때문입니다. 틀림없이 완전히 회복됩니다.' 사실 나는 매우 아팠지만, 덕분에 전혀 걱정을 안 했고 지금까지 건강하게 지냅니다."

레빈 선생님이 나에게 큰 영향을 준 것처럼 환자들 또한 나의 커다란 스승들이었다. 환자들을 통해서 임상 경험을 쌓았으며, 의사가 어떻게 말해야 환자들이 희망과 용기를 얻게 되는지를 배웠다. 의사의 말이 치유 과정에서 얼마나 큰 효과를 나타내는지를 처음으로 확실히 인식했을 때, 나는 내가 그런 말을 했는지조차 모르고 있었으며 환자가 이야기를 해준 뒤에야 알게 되었다. 그 당시 내 말은 다른 뜻이었지만 환자가 내 말을 매우 긍정적인 의미로 받아들임으로써 나타난 결과였다. '갤럽'이라는 말과 관계된 일이었다.

65세의 남자 환자는 상태가 매우 안 좋았다. 2주 전 심장발작을 일으킨 후, 아직까지 관상동맥 치료 병동 중환자실에서 매우 힘들게 버텨가고 있었으며, 나타날 수 있는 거의 모든 합병증들이 발생했다. 문제는 확실했다. 즉, 심장근육의 절반이 손상되었고 울혈성 심부전 상태였다. 좌심실의 수축력이 약해져서 혈류가 폐로 역류해 폐에 체액이 고여 숨을 쉬기가 힘들었다. 혈류를 순환시키는 심장의 펌프 기능 또한 약해서 혈압이 떨어지고 앉기만 해도 어지러워서 거의 쓰러질 듯했다. 음식을 먹을 힘도 없었고, 음식 냄새만 맡아도 구역질을 했으며, 항상 산소가 부족한 상태여서 잠도 푹 자지 못했다. 그의 생명은 얼마 남지 않은 것 같았는데, 온몸은 마르고 창백했으며 입술은 산소 부족을 나타내는 보랏빛으로 변했고, 마치 물에 빠진 사람처럼 급하게 숨을 쉬곤 했다.

매일 아침 그의 병실을 회진할 때마다 우리는 마치 죄인이 된 듯했다.

그를 안심시키기 위해 온갖 방법을 다 써보았지만, 우리의 말은 오히려 상처만 줄 뿐이었다. 우리는 회진 때, 되도록 그 앞에 머무는 시간을 줄이려고도 노력했다. 그의 상태는 날로 악화되어갔고, 마침내 그의 진료 기록부에 '심폐소생술 금지'라고 기록했다.

그런데 어느 날 아침 그의 상태가 호전된 것처럼 보였고 그도 좋아졌다고 말했다. 나는 그가 이렇게 갑자기 좋아진 이유를 알 수 없었고 여전히 그가 살 수 있으리라 생각하지 않았다. 지금 보이는 호전은 일시적인 것일 뿐 분명 다시 악화되리라 예상했다. 환경을 변화시키면 좀 덜 힘들고 최소한 잠은 푹 잘 수 있으리라 생각해서 그를 일반 병실로 옮겼다. 일주일 뒤 그는 퇴원했으며 그 후 그의 상황을 알 수 없었다.

그로부터 6개월 후 진료를 받으러 왔을 때, 그는 놀랄 만큼 호전된 모습이었다. 심장은 회복될 수 없는 손상을 입었지만, 폐에는 울혈의 증후가 없었고 다른 증상도 전혀 없었다. 이러한 상황이 도저히 믿어지지가 않아서 "기적입니다. 기적!"이라고 말했다.

"그렇지 않습니다. 기적이 아닙니다."

그가 말했다.

사실, 해준 것이 없었는데 그가 그렇게 놀라운 회복을 보인 것에 나는 놀랄 수밖에 없었다. 그래서 "기적이 아니면요?"라고 물었다.

"저는 선생님이 말하는 기적이 정확히 언제 일어났는지 압니다."

그는 전혀 주저하지 않고 말하기 시작했다.

입원해 있는 동안 그는 우리의 능력이 이제 한계에 달했고 더 이상 자신에게 해줄 방법이 없어 당황하고 있다는 사실을 알고 있었다고 했다. 그가 이렇게 생각하는 동안, 우리도 그가 사망할 수밖에 없다고 판단하고 있었다. 그래서 그는 모든 것을 포기하고 죽음만을 기다리고 있던 중이었다. 그가 전해준 말은 이러했다.

"4월 25일 화요일 아침이었습니다. 선생님께서 수련 의사들을 데리고 내 병상으로 왔습니다. 의사들이 병상을 죽 둘러서는 마치 내가 관 속에 누워 있는 듯이 지켜보고 있는데 선생님께서 청진기를 내 가슴에 대보고 나서 옆에 있던 모든 의사들에게 '갤럽음gallop sound'으로 꽉 차 있으니 들어보라고 했습니다. 그 말을 듣고 나는 아직 내 심장이 힘차게 박동(gallop: 힘찬 질주, 움직임)할 수 있으면 죽지 않고 회복되리라 생각했습니다. 선생님도 아시다시피, 기적이 아닙니다. 당연한 일입니다."

갤럽음이란 좌심실의 기능이 크게 떨어짐으로써 심장이 혈액을 펌프질해서 혈류를 순환시키는 데 어려움을 겪고 있다는 증후이지만, 환자는 갤럽음이 들린다는 게 좋지 않은 소견이라는 사실을 몰랐다. 나쁜 증후를 말하는 갤럽이란 말을 좋은 의미로 받아들였던 것이다.

희끗희끗한 머리에 거무스레한 피부의 토니는 마치 잘 길들여진 맹수처럼 병상에 누워 있었고 금방이라도 울 것 같은 모습이었다. 가끔씩 몇 마디만 툭 던질 뿐 말도 거의 없었다. 깊은 생각에 잠긴 듯한 짙은 갈색 눈은 젊었을 때의 사랑과 열정을 간직하고 있었지만 관상동맥 질환 때문에 생긴 심한 심부전으로 이제는 죽음만을 기다리고 있는 상황이었다. 그는 항상 무기력하게 누워 있었는데 기르고 있는 비둘기 이야기를 할 때면 생기를 되찾았으며 자신의 비둘기 중 한 마리는 1,300킬로미터 가까이 날아갔다 되돌아온 적이 있다고 자랑하기도 했다.

그는 말기 심근병증, 즉 심한 심장근육 질환으로 인해 내가 근무하고 있는 병원으로 이송되어왔는데, 그 질환은 이제 좌심실과 우심실 모두의 울혈성 심부전으로 악화되었다. 그에게는 희망이 없었다. 잠을 많이 잤지만 편안한 잠이 아니었고, 잠자는 도중 계속 깨어나서 오히려 더 피곤해했으며, 갑자기 호흡이 멈춰 급하게 숨을 몰아쉬어야 하는 경우가 자주 발생했다. 토니는 호흡이 갑자기 멈출 때마다 이제 끝이 아닌가 하는 절망감에 사로잡혀야 했다.

그의 옆에는 딸로 보이는 젊은 여성이 언제나 병상을 지키며 앉아 있었다. 아침 8시 회진 때에도 그녀를 볼 수 있었고 저녁 늦게 근무를 끝내고 퇴근하며 들렀을 때도 곁에 앉아 있었다. 그녀는 항상 병상 주위에서 어떻게 하면 그를 도와줄 수 있을지 찾고 있는 모습이었다. 내가 본 사람 중 가장 효성이 지극한 사람이었는데, 나이는 20대 중반으로 짐작되었고, 토니처럼 거의 말이 없었다. 그리고 그녀는 토니와 관계된 것이라면 무엇이든 세심히 살피면서 그가 필요로 하는 일, 즉 물을 삼킬 수 있게 돕거나 소변을 받아내는 일 등에만 집중했다.

누구나 한번 만나보고 싶어 할 정도로 매력적인 모습이었기에 나도 그녀의 가냘픈 모습을 힐끗힐끗 쳐다보곤 했다. 그렇게 애쓰고 있는 딸에게 병의 심각성이나 곧 닥쳐올 죽음을 말하기는 매우 어려운 일이었다. 그녀는 환자의 곁을 떠날 줄 몰랐으며, 조용히 그리고 넘치지 않게 행동했고, 어떤 때는 불쌍한 환자에 대한 연민으로 울음을 삼키는 듯한 모습이었다.

하루는 내가 토니에게, "저렇게 효심 가득한 따님을 두셔서 좋으시겠습니다"라고 말했다.

"저 사람은 딸이 아니고, 제 애인입니다."

토니가 무뚝뚝하게 대답했다.

생각지도 못한 대답이었다.

며칠 후, 내가 토니에게 그녀와 결혼하라고 독촉하자, 그는 어리둥절하며 꿈꾸는 듯한 표정으로 대답했다.

"안 됩니다, 선생님. 결혼하자마자 과부로 만들 수는 없습니다."

"그렇게 된다고 누가 말하던가요?"

"선생님, 사실 리사도 저와 결혼하고 싶어 합니다. 이러면 어떨까요? 선생님이 제가 5년은 더 살 수 있을 것이라고 장담해주신다면, 선생님 말씀대로 하겠습니다."

그래서 나는 토니에게 분명히 5년은 살 수 있을 것이라고 장담해주었다. 그러자 다음 날부터 그의 상태가 급속히 좋아지기 시작해서 퇴원까지 가능해졌다. 그리고 며칠 후, 이들 신혼부부에게서 엽서를 받게 되었다. 그 후 몇 년 동안 토니를 보지 못했는데, 가끔씩 내가 너무 충동적으로 어리석은 일을 한 것이 아닐까 하는 걱정이 일어났다. 앞날이 창창한 젊은 여자를 회복될 가능성이 없는 죽어가는 남자와 결혼하도록 한 것이 옳은 일일까?

하루는 토니가 과거보다 더 나빠진 모습으로 내게 와서 말했다.

"선생님, 이제 5년이 지났으니 새로 계약을 맺었으면 합니다."

벌써 5년이 지났나 싶었지만, 진료 기록부를 보니 그의 말대로 몇 달 후면 내가 전에 약속했던 5년이 되는 날이었다. 그래서 또 한 번 5년 전의 계약과 비슷한 장담을 했다. 리사는 전보다 더 아름다웠고 사랑에 깊이 빠져 있는 모습이었다.

그 후로 토니를 만나지 못한 채 또 5년이 지나갔고, 처음 약속한 날에서 10년이 지난 날이 다가오자 나는 그날을 기다리며 달력을 보기 시작했다. 마침내 그날이 되자 토니가 왔는데, 그의 상태는 숨을 쉬기도 힘들 정도로 나빴고 부종으로 배는 산같이 부풀어 있었다. 하지만 그는 아무런 말도 없이 조용히 앉아 있었으며 몸에서는 근엄함이 풍겨 나왔다. 나는 그가 다시 한 번 계약을 하자고 말하길 기다렸지만, 그는 그런 말을 하지 않았다. 전에 그는 불가능한 것을 요구했었지만, 기적까지 요구할 만큼 어리석지는 않았다.

생존의 희망이 거의 없는 그를 입원시키고 호흡을 편하게 해주기 위해 부종을 가라앉히는 등 보존적 치료만 했는데도, 그는 그 후로 2년을 더 살았다.

그가 사망한 직후, 30대 중반의 성숙한 아름다움을 간직한 리사가 내 진료실로 찾아왔다. 그녀는 침착하게 자신의 감정을 말하기 시작했다.

"선생님 덕분에 저는 일생에 더 이상 바랄 것이 없는 가장 행복한 시간을 보낼 수 있었습니다."

그녀는 진심에서 우러나는 모습으로 또박또박 말했다.

"이제부터 어떻게 하실 생각입니까? 아직 젊은데."

내가 말했다.

"저는 공부를 하고 싶었고 대학에도 가고 싶었습니다. 선생님이 아시다시피, 십대의 매춘부였던 저를 토니가 구해주었습니다. 저는 남부 출신인데, 제가 열네 살 때 부모님은 저를 버렸습니다. 토니를 처음 만났을 때만 해도 저에겐 아무런 희망이 없었습니다. 토니는 저를 자신이 운영하던 칵테일 바에 웨이트리스로 취직시켜주었습니다. 토니는 저의 은인이고 이것은 하느님이 알고 계시는 사실입니다. 사실 토니는 저를 거칠고 비열하게 취급할 수도 있었습니다. 그러나 그는 항상 사랑스럽게 저를 대했습니다. 토니는 책에서 배울 수 있는 것보다 훨씬 많은 것을 가르쳐주었습니다. 그는 저를 한 인간으로 만들었습니다. 토니는 선생님이 하시는 심장병 연구에 쓰라며 이것을 드리라고 했습니다. 익명으로 말이죠."

그러고는 갑자기 일어서더니 진료실을 나갔다. 그녀가 두고 간 봉투에는 빳빳한 새 돈으로 100달러짜리 지폐가 여러 장 들어 있었다. 그때부터 25년이 흐른 지금까지 그녀를 만나지 못했다.

유대인 할아버지들이나 중국인 할머니들이 중요한 종교적 기념일 동안에는 죽음을 연기시키는 사례가 가끔 있다. 물론 단 며칠에 불과하지만, 이러한 현상은 매우 의미 있는 일이라 생각한다. 이러한 사례들로부터, 죽음을 오랫동안 연기시키는 것도 충분히 생각해볼 수 있다. 치명적인 병으로 몇 달밖에 살지 못할 거라고 선고받은 환자들이 이후 회복되어 오랫동안 살고 있다는 이야기를 자주 듣게 된다.

신뢰와 낙관은 신이 우리에게 부여한 선물이다. 의학의 아버지라 할 수 있는 히포크라테스는 "상태가 위중한 환자들도 자신을 돌보는 의사에게 만족을 느끼는 것만으로 회복되는 수가 있다"고 말했다. 이러한 만족은 의사가 환자에게 낙관적 전망을 전달하고 환자가 의사를 신뢰할 때 생긴다. 환자에게 낙관적 사고를 갖게 하는 것은 의술의 매우 중요한 요소이자 치유의 예술에서 필수적이다. 나는 지금까지 환자에게 어두운 전망을 말하여 겁먹게 한 적이 한 번도 없다. 아무리 상태가 심각하더라도 그 속에서 희망을 찾아 환자에게 전해주었다.

의사 생활 초기에 나는 촬영기의 화면 반대편에 거울을 걸어두고 환자의 동영상 사진을 촬영했는데, 내 아내는 거울 앞에 당겨서 올리고 내릴 수 있는 차단막을 만들어주었다. 그래서 환자는 심장 동영상을 촬영하는 도중 자신의 심장이 박동하는 모습을 거울을 통해 직접 볼 수 있었다. 내가 먼저 심장박동을 보아 상태가 좋으면, 차단막을 올려서 건강한 심장의 전체 모습과 힘찬 박동을 가리키며 설명해주었다. 하지만 환자의 심장 상태가 안 좋아서 약하고 거의 보이지 않는 수축만 있을 때는 거울 앞의 차단막을 내린 상태로 환자가 보지 못하게 하고 이에 대해 아무 말도 하지 않았다.

심장병은 없지만 현대 의료 산업의 함정에 사로잡힌 젊은 혹은 중년인 환자들에게도 이러한 낙관적 전망은 매우 중요하다고 생각한다. 상태가 정상에서 약간만 어긋나도 그들은 끊임없이 의사들을 찾아다닌다. 그들에게 필요한 것은 아무것도 없지만, 그들은 자신의 의도를 충족시키기 위해서 의사가 자신에게 무엇인가 해주길 바란다. 질병을 핑계로 자신에게 무관심한 배우자의 관심을 얻어내려는 사람이나 혹은 직장을 빠질 핑계를 찾는 등 이차적 이득을 기대하는 사람들은 가상의 병을 만들어 통증이나 장애를 호소한다. 또 어떤 사람들은 죽음에 대해 병적인 두려움을 느낀다. 이때는 단순히 이상이 없다는 말 몇 마디만으로는 충분하지 않다. 그러한 환자가 자신이 이상 없음을 100퍼센트 장담할 수 있는지를 의사에게 다그치면 뒤로 물러서서 방어막을 만들어버리는 의사들이 종종 있다. 이럴 때 심장 질환이 없는 환자가 다시 의사를 찾아오지 않도록 하는 방법이 하나 있다. 환자와의 상담 마지막에 가서 환자가 다음 진료 날짜를 언제로 예약할지 물어오면 이렇게 대답하는 것이다.

"글쎄요, 10년 후에나 오셔도 됩니다."

그러면 환자가 신경질적으로 묻는다.

"정말로 하는 말씀이세요? 제가 그렇게 오래 살 것 같습니까?"

이에 대한 대답은 여러 가지가 있다.

"더 오래 사실 것 같은데요. 최소한 제가 의사 생활을 그만둘 때까지는요." 혹은 "당신이 다음에 제 진료를 받으러 올 때까지 제가 살아 있을지가 더 걱정입니다. 당신은 걱정 마세요" 등이다. 이렇게 할 때 환자는 대부분 만족한 웃음을 보이며, 유머 감각이 있는 환자들은 다음 진료 날짜를 자신이 정해도 되는지 물어온다. 거의 대부분의 환자들은 기쁜 마음으로 용기를 얻어 돌아간다.

대수롭지 않은 심장병을 앓고 있으면서도 매달 의사를 찾아가서 불필요한 시술을 받거나 약을 복용하여 부작용이 생기는 환자들이 있는데, 그들에게는 2년이나 5년에 한 번씩 찾아오라고 한다. 이런 방법이 좋은 결과를 나타낸 사례가 있다.

환자는 어느 날 내 비서에게 전화를 걸어와서는 내가 자신을 다음 주 수요일에 보자고 했다고 주장했다. 그러나 나는 그런 약속을 한 사실이 기억나지 않았으며 환자도 누구인지 기억할 수 없었다.

비서가 무슨 일이냐고 물었지만, 그는 응급 상황이라면서도 내용을 말하지 않았다. 마침 시간이 비어 있었기에, 우리는 받아주었다. 그를 보았을 때 무엇인가 기억이 날 듯했지만, 당시 너무 피곤한 상태였기에 정확한 기억을 끄집어낼 수가 없었다. 그가 내게 오늘이 지닌 중요성을 아는지 묻기에, 내가 모르겠다고 대답하자 그는 놀라고 속상한 표정을 지었다.

"기억 안 나세요? 오늘은 선생님이 저를 마지막으로 본 날로부터 꼭 20년이 되는 날입니다."

그는 자신의 아버지가 20년 전에 심장발작으로 피터 벤트 브리검 병원에서 내 진료를 받았었다고 설명했다. 당시 경우 23세였던 그에게도 심한 가슴 통증이 발생했고 증상이 자기 아버지와 비슷하여 자신도 곧 심장발작을 일으킬 것이라고 생각했다. 그래서 곧 죽을 것만 같은 공포심이 들어 나의 진료를 받았다고 했다. 검사 결과 그의 심혈관계는 정상이었다. 아무런 이상이 없다고 말하자 그는 한 달 후에 다시 진료받으러 오겠다고 했지만, 내가 거절하며 20년 후에나 보자고 했다는 것이다.

"선생님은 정확히 '20년 후'라고 말씀하셨습니다."

그는 다시 내게 상기시켜주었다. 그는 한 달 전만 해도 다른 심장병 증상이 없었지만, 지금은 꽤 기분 나쁘게 가슴이 두근거리며, 어지럼증이 생긴다고 했다. 다시 생겨난 불안감을 극복하기 위해서 내가 약속을 해주어야 한다고 생각하고 있었다.

"선생님이 저와 하셨던 약속은 저에게는 구원이었습니다."

그는 매우 진지하게 말했다.

자세한 병력 청취와 진찰 결과 아직 그에게 이상 증후는 나타나지 않았다. 그러한 증상을 나타나게 한 원인은 과거와 같은 불안이 다시 등장한 까닭으로 추정되었다. 그에게 아무런 이상이 없다고 강하게 확신시켜준 후, 10년 후에 보자고 약속을 하며, 지금과 같은 건강 상태라면 그동안에 아무런 일이 없을 것이라 설명해주었다.

몇 년 전 시베리아 출신의 러시아 의사를 만났을 때, 나는 의술의 가장 중요한 요체가 무엇인지 물어보았다.

"의사가 환자를 만날 때마다 환자는 이전보다 더 좋아지고 있다는 느낌을 받아야 한다."

이것은 매우 지혜로운 생각이며, 그러한 호전은 긍정적인 말에서 생길 수 있다는 것이 의사 생활의 경험이다. 오늘날은 비관주의가 판을 치며 햇병아리 의사들조차 환자에게 죽음이 눈앞에 닥친 것처럼 말한다. 인간의 생명을 동물의 그것과 같이, 마치 고장 나 풀려버린 생체시계처럼 다룬다. 그러나 아무리 지적이고 철학적인 비관주의라 할지라도 그것은 사회적 결속을 해치고 소외를 가속화시킨다. 그러한 비관주의는 각 개인의 삶을 좁은 테두리 속으로 한정시키며, 그 과정에서 삶이 파괴되고 내일이 황폐해진다.

토마스 만*은 우리는 세계가 인간을 위해 창조되었다고 생각하며 행동해야 한다고 말했다. 낙관주의는 비록 주관적인 감정일 수 있지만 한 사람을 건강하게 만드는 데 필요한 에너지를 주는, 반드시 필요하고도 객관적인 요소이다. 낙관주의는 인간의 삶을 지키는 것이 임무인 의사들에게, 칸트가 말하는 도덕적 명령이다. 전망이 아무리 어둡더라도, 확신을 주는 의사의 말이 환자를 항상 회복시키지는 못한다 할지라도 환자의 안녕을 높여줄 수 있다.

---

* **토마스 만Thomas Mann(1875~1955)**
독일의 소설가이자 평론가. 대표작으로 《마의 산》이 있으며 1929년 노벨문학상을 수상했다.

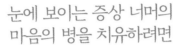

눈에 보이는 증상 너머의
마음의 병을 치유하려면

환자를 치유하고자 하는 의사라면 환자가 말하는 주된 불만이나 이환된 장기에만 주목할 것이 아니라 환자가 생활하면서 겪는 스트레스에도 관심을 기울여야 한다. 이때, 환자는 의사가 자신의 질병만을 다루고 있지 않으며, 자신을 한 사람의 인격체로 대하고 있다고 생각하게 된다. 의사와 환자가 더 친밀해지고 공감대를 형성하면, 환자는 자신이 겪고 있는 고통을 의사에게 더 잘 전달하고, 의사는 치유를 위해 더 나은 방법을 구상할 수 있다. 나는 앞에서 "병력 청취는 질병에 관련된 것에만 머물러서는 안 되며, 환자의 마음을 어지럽히는 모든 문제들까지 포함해야 한다"라고 말한 바 있다.

삶의 모습이 다양한 만큼 환자를 괴롭힐 수 있는 스트레스도 수없이 많고 다양하다. 보통은 직장이나 가정 내의 갈등에서 오는 스트레스가 가장 흔하며, 중요한 영향을 미친다. 이러한 문제들을 간과할 경우 만성 질환이나 가장 중요한 부분을 다루지 못하는 결과를 가져온다. 약물로써 증상이 일시적으로 호전될 수 있지만, 환자는 신체 다른 분위의 또 다른 증상을 새롭게 호소하게 된다. 환자를 치유해나가는 과정은 끝이 없는 것처럼 보이고 의사나 환자 모두 그 과정에서 갈팡질팡한다.

다음의 네 사례에서는 환자들의 문화적 배경이 다르지만 어떤 공통적 단서를 찾아낼 수 있다. 인도인 두 명(인도 첸나이주의 기독교인과 뭄바이의 힌두교인)과 미국 중서부와 뉴저지에서 온 독실한 유대교인 두 명의 사례이다. 그들 각자가 살아온 환경이나 가치관은 서로 다르지만, 그들의 질병 문제는 크게 다르지 않으며, 각 사례 모두 가족 내의 갈등으로 인해 질병이 발현했다.

라지브 부인을 20년 만에 다시 만났다. 잘 새겨진 조각상 같은 얼굴에 왠지 모를 체념의 빛이 풍기는 그녀는 짙은 갈색의 인도 전통 의상을 몸에 두르고, 가냘프고 우아한 걸음으로 사뿐히 걸어 들어왔다. 그녀는 남편과 마찬가지로 심장에 문제가 있었는데, 어릴 때의 류머티즘열로 인한 것이었다. 그녀의 출현으로 과거의 기억이 떠올랐다.

보스턴 대학교의 객원연구원이던 그녀의 남편은 옥스퍼드나 하버드 출신답게 유창한 영어를 구사했으며, 경쾌한 몸동작을 보일 때는 인도의 선지자를 연상시켰다. 38세 때 그는 급성 심근경색으로 내가 근무하던 피터 벤트 브리검 병원에 입원했다. 아직 젊은 나이였고 관상동맥 질환의 위험 요인도 가지고 있지 않았기에, 그렇게 심한 심장발작을 일으킨 것이 오히려 이상해 보이는 경우였다. 사실 그의 콜레스테롤 수치나 혈압은 모두 오히려 낮았으며, 담배를 피우지도 않았고, 최근 몇 년간은 하루에 약 5킬로미터씩 매일 조깅을 하고 있었다. 그리고 그렇게 위험한 병이 발생했음에도 그것을 운명으로 받아들이는 태도도 나를 곤란하게 만들었다. 대부분의 다른 미국 환자들처럼, 자신과 같이 총명하며 의학적 지식이 풍부한 사람한테 이런 병이 생긴 이유가 무엇이냐고 묻지도 않았다. 거의 10년이 지나기까지 그를 깊숙이 알고는 있었지만, 무엇이 거의 사망에 이를 뻔한 심장발작을 유발한 원인인지에 대한 작은 단서조차 찾을 수 없었다. 그의 부모는 건강하게 오래 살았고, 그의 삶 또한 긴장되거나 힘들지 않았다. 내가 보기에 그는 시간이나 욕망에 쫓기는 일이 거의 없는 느긋한 성격의 소유자였다. 어떻게 그렇게 태평할 수 있는지 여러 번 물어보았으나 그는 항상 "저는 스트레스를 전혀 받지 않고 살고 있습니다"라고 할 뿐이었다.

어느 날 라지브 씨와 같이 있는 자리에서 부인에게, 남편에게 심장발작이 생긴 이유가 무엇이라고 생각하는지 물어보았다. 그러자 그녀는 전혀 지체 없이 스트레스 때문이라고 대답했다. 그러나 남편은 곧바로 그렇지 않다고 부정했다. 그리고 한참 동안 생각하더니 덧붙였다.

"정말 저에게는 스트레스가 없습니다. 그 빌어먹을 여동생 남편 일만 빼면."

라지브는 체념한 듯 편안하게 보였고, 보통 때처럼 부드럽고 낮은 목소리로 말했으나 차츰 그의 말투에 힘이 들어가고 톤이 높아지기 시작했다. 그의 매제, 즉 여동생의 남편은 미국에 오기를 간절히 원했지만, 미국 이민을 위해서는 가족의 보증이 필요했다. 매제는 가난했고, 라지브는 그들 부부와 조카들을 미국에 데려오기 위해 수년 동안이나 더 열심히 일했다. 또 은행에서 5,000달러를 대출받아 여동생 남편에게 무이

자로 빌려주었으며, 미국에 와서 살 수 있도록 아파트와 일자리도 찾아주었다.

"저는 사랑하는 여동생을 위해 할 수 있는 모든 일을 다했습니다."

라지브가 여동생에 대해 말할 때는 자기 아내에게 하는 말보다 더 부드러운 어투였다. 여동생 가족은 미국으로 와서 라지브 가족과 이웃에 살았고 사촌 간인 아이들은 매우 가깝게 지내게 되었지만, 얼마 후 두 가족의 관계는 급속히 무너지기 시작했다.

오랜 시간 이야기를 하는 동안, 라지브는 '여동생 남편'이라고만 불렀지 매제라는 친근한 용어를 한 번도 사용하지 않았고, 부를 때도 꼭 '빌어먹을'이라는 형용사를 붙였다. 둘 사이가 균열되기 시작한 것은 여동생 남편이 라지브가 빌려준 은행 대부금을 상환하지 않고 이에 대해 아예 언급도 하지 않았기 때문이었다. 그리고 라지브는 그 '빌어먹을' 여동생 남편이 인도에 계신 자신의 어머니와 자기를 이간질하는 헛소문을 퍼뜨려 사랑하는 어머니가 자신에게 화를 내고 있다는 사실도 알게 되었다. 심장발작이 발생하기 몇 주 전에는 어머니가 자신을 호적에서 삭제해버렸다는 말도 들었다. 화가 머리끝까지 난 그는 여동생 가족과의 모든 관계를 단절해버렸다. 그러나 그는 그 과정에서 고통을 겪고 슬퍼할 여동생을 생각하며 고통스러운 듯이 말을 했다.

"그놈의 인간이 어떻게 생겼든 간에 여동생에게는 남편이고 귀여운 아이 세 명의 아빠인데 어쩔 수 있습니까?"

분노에 차서 내뱉는 그의 말을 듣는 동안 이것이 바로 그의 심장발작을 초래한 원인이 아닐까 하는 생각이 들었다. 이렇게 곪은 환부를 제거해내지 않으면 또 다른 심장발작이 올 것처럼 보였다. 라지브에게 무엇보다도 가장 큰 아픔은 어머니로부터 버림받은 일인 것 같았다. 그는 몇 번이나 내게 고통스러운 어조로 말했다.

"어떻게 어머니가 저를 버릴 수 있죠?"

내 앞에 앉은 라지브의 고통이 만져지는 듯했지만 나는 어찌해야 할지를 몰랐다. 그를 고통스럽게 하는 것은 나의 전공인 심장 질환 영역 밖에 있었지만, 과연 의사로서 내가 할 수 있는 일은 없을까? 무슨 약을 처방하나? 알렉산드로스Alexandros는 고르디우스의 매듭*을 칼로 잘라서 풀었지만 이 환자의 매듭을 풀어줄 수 있는 방법은 무엇인가를 생각하다 보니 초조해지고 땀이 솟아올랐다. 갑자기 넥타이가 목을 조이는 느낌이 들고 엉덩이가 가려워지기 시작했으며 마음은 벌집을 쑤신 듯 어지러웠다. 이 문제는 내가 할 수 있는 한계 밖의 일이었다.

그러나 놀랍게도, 나의 귀에 확신을 가지고 그에게 말하는 내 목소리가 들려왔다.

"당신 여동생 남편과 그 가족을 저녁 식사에 초대하세요. 마치 아무 일도 없다는 듯이 말입니다."

내 말이 끝나기도 전에 그는 소리쳤다.

"안 됩니다. 절대로!"

그는 얼굴이 온통 분노로 뒤덮인 채 말을 이었다.

"비열한 놈팡이를 우리 집에 오게 하느니 차라리 내가 죽는 게 났습

---

* **고르디우스의 매듭Gordian Knot**
프리기아의 왕 고르디우스의 전차에 매우 복잡하게 얽혀 있는 매듭으로, 이 매듭을 푸는 사람은 아시아의 지배자가 된다는 예언이 있었다. 먼 훗날 원정 도중 이곳을 지나던 알렉산드로스 대왕이 단칼에 잘라버렸다는 전설에서 '대담하게 행동할 때만 풀 수 있는 문제'를 일컫는 속담이 되었다.

니다. 내 아이들이 그놈의 아이들을 만나서 나쁜 물이 들게 할 수 없습니다. 내 행동은 신도 용서하실 것입니다. 나는 한쪽 뺨을 맞고 반대쪽 뺨을 내미는 간디가 아닙니다. 나는 기독교인이지만 그놈을 용서하거나 잊어버릴 수 없습니다."

그의 입에서는 마치 댐이 터진 듯 거친 말들이 쏟아져 나왔다.

너무 복잡하게 얽힌 이 일에서 어느 것이 옳고 그른지 판단할 수 없었다. 의사로서 내가 할 수 있는 일은 일단 달래보는 것이었다.

"당신이 느끼는 커다란 분노나 배신감은 당연합니다. 그러나 지금은 종교적인 용서를 말하는 것이 아닙니다. 당신을 희생하면서까지 빌어먹을 여동생 남편을 초대하지 않아도 좋습니다. 하지만 초대하는 것이 복수인 동시에 당신 아이들을 위한 교육입니다. 품위를 지키면서 말이죠. 그렇게 하면 누가 참된 인간이고 또 누가 몹쓸 인간인지 구분이 됩니다. 무엇과도 바꿀 수 없는 당신 여동생을 질곡에서 구해내는 일이기도 하지요. 당신이 말했듯이 여동생이 무슨 죄가 있습니까?"

그의 아내는 여전히 어떤 감정도 보이지 않는 목조 불상 같았지만, 라지브는 갑자기 관심을 나타내며 내 다음 말을 기다렸다.

"그와 가족을 저녁 식사에 초대했을 때 매제가 얼마나 놀라고 죄의식을 느낄지 상상해보세요."

라지브가 점점 큰 관심을 가진다는 것을 알고는 나는 신이 나서 말을 이었다.

"매제는 어떻게 해야 할지 모를 겁니다. 당신은 여동생도 초대할 테니까 그가 여동생에게 초대받은 것을 비밀로 할 수도 없겠지요. 매제는 아마도 저녁 초대에 무슨 비열한 계략이라도 있을지 모른다고 의심하

잃어버린 치유의 본질에 대하여 ────

겠죠. 그러나 그에게는 이 수수께끼를 풀 방법이 없습니다. 여동생이 남편에게 옛일은 다 지나간 일이라고 계속해서 말할 테니까요. 매제가 며칠 밤 잠 못 이룰 것을 생각해보세요! 초대 날짜를 가깝게 정하지 마세요. 최소 3주일 정도 간격을 두세요. 그동안 그는 가야 할지 말아야 할지 갈팡질팡 헤매게 될 것입니다."

라지브는 내 말을 듣더니 이제 흥분하고 있었다. 그러나 아직 확신이 서지 않는 듯했다.

나는 계속 말했다.

"당신이 조카인 그의 아이들을 당신 집에서 따뜻하고 애정 어리게 대하면 조카들이 얼마나 놀라겠습니까? 매제는 분명히 아이들에게 당신이 사소한 돈 문제로 두 집안을 갈라놓은 천하의 몹쓸 인간이라고 말했겠죠. 나는 당신이 그의 가족을 더 애정 깊게 대할수록 그가 당신에게 진 빚을 부정할 수 없으리라 확신합니다. 조만간 매제 되는 사람은 당신 빚을 갚을 것입니다."

이마 위로 흐르는 땀을 닦으며 그는 주의 깊게 내 말을 들었다. 방은 그렇게 덥지 않았다. 아직 그는 확신을 하고 있지 못함이 분명했다.

나는 승부수를 던졌다.

"내 제안을 따르기로 한다면, 제가 당신이 그렇게도 사랑하는 어머니께 편지를 쓰죠, 당신이 어떻게 심장병에 걸렸고, 그 병으로 어떻게 죽을 뻔했는지를 자세하게 쓰겠습니다. 어머니께 걱정을 끼치지 않기 위해 당신은 이에 대해 편지를 쓴 적이 없을 것입니다. 편지에서 당신처럼 어머니를 생각하는 분을 본 적이 없으며 그리고 고통받는 당신께 몇 마디 위로의 말을 해주라고 할 것입니다. 물론 당신이 그녀의 딸을, 즉 당신의 여동생을 보살피기 위해 얼마나 노력했는지 그리고 당신이 얼마나 좋은 사람인지도 말입니다."

이제 그는 더 망설이지 않았다. 그는 몸을 앞으로 구부정히 기울이고 전투를 앞둔 해군들처럼 결의에 차서, "합니다, 해낼 것입니다"라고 외쳤다.

불상과 같은 자세로 묵묵히 있던 그의 아내가 갑자기 흔들리더니 조용히 알아듣기도 힘든 목소리로 말했다.

"선생님, 당신은 의사라기보다는 위대한 구루* 입니다."

이 일이 있기 약 15년 전 브리검 병원에서 젊은 에티오피아 의사와 함께 약 한 달간 관상동맥 질환 치료 병동을 회진한 적이 있었다. 마지막 날 의사가 갑자기 큰 소리로 이렇게 말했다.

"선생님은 마치 에티오피아의 무당 의사 같습니다."

같이 있던 의사들은 어리둥절해졌고, 나중에 그 의사는 내게 사과하러 왔다. 나는 그에게 그가 한 말이 내가 지금까지 들어본 찬사 중 최고였다고 안심시켰다.

구루 같다는 말도 그와 같은 최고의 찬사였다. 그로부터 6개월이 지나는 동안은 내내 일의 결말에 대한 호기심에 차 있었다. 라지브가 계획을 실행으로 옮겼을까? 그의 매제가 초대에 응했을까? 두 가족이 다시 평화롭게 지낼까? 모든 것이 용서됐을까? 나는 약속대로 그의 어머니에게 편지를 썼는데, 어머니가 그에게 위로의 말을 했을까?

마침내 라지브가 왔을 때 그는 지난번에 있었던 대화에 대해 언급하

---

* 구루guru
힌두교의 정신적인 지도자.

잃어버린 치유의 본질에 대하여

지 않았고, 참다못한 내가 물었다.

"매제는 어때요?"

"좋아요. 이제는 거칠게 굴지도 않고 내 여동생에게 그렇게 잘할 수가 없습니다."

"이후 당신은 어떻게 하고 계십니까?"

"우리는 이제 잘 지냅니다."

"어머니는요?"

"선생님 말씀대로, 저는 곧 사랑하는 어머니를 만나러 인도에 갑니다."

그의 말에 고무될 수도 있었지만, 그러기엔 내 성격이 너무 약했다. 그의 단조로운 목소리로 보아 그렇게 만사가 잘 풀렸어도 내 역할은 별로 돋보이지 않았지만, 나는 스스로 그의 치유를 위한 역할을 성공적으로 수행한 것에 크게 만족했다. 그러나 이 일은 비극으로 끝났다. 라지브는 인도에서 명성 있는 직장을 구했다. 새로 구한 직장은 이곳 보스턴에서처럼 스트레스 없는 종신직이 아니고 마치 폭풍의 소용돌이 속에 놓인 것같이 윤리적, 정치적 알력이 심한 곳이었다. 정신적 스트레스가 많으면 지난번처럼 치명적인 심장발작이 일어날 수 있으니 인도로 돌아가지 말라고 권유했지만 그는 귀담아 듣지 않았고, 그 직장이 자신이 평생 꿈꾸던 곳이기 때문에 놓칠 수 없다며 결국 인도로 향했다. 인도로 돌아간 지 1년 만에 라지브는 급성 심장마비에 희생되었다.

라지브의 아내는 아들과 함께 미국에서 살기 위해 돌아왔다. 1년에 한 번 라지브 부인은 진료를 위하여 보스턴에 오는데, 올 때마다 우리는 라지브에 대한 이야기를 하고, 그녀가 나를 구루에 임명한 30년도 더 된 운명적인 그날을 함께 회상한다.

가족 내의 정신적 문제가 너무 깊어 치료가 불가능한 경우가 매우 흔하다. 그러나 치유는 불가능하지 않다. 비록 문제는 해결되지 않을지라도 의사는 그들이 최악의 상태를 벗어나서 조금 더 살 만하도록 도울 수 있다.

B. K. 교수는 보스턴 의과대학에 근무하는 과학자로서, 독실한 힌두교 신자였다. 그는 35세에 미국에 왔는데, 그로부터 6개월도 지나지 않아 급성 심근경색이 발생했으며, 관상동맥 질환 치료 병동에 입원해서 심장발작이 함께 왔는지에 대한 검사를 받았다. 환자의 진료 기록부를 보고 이상하다는 느낌이 들었는데, 그는 심장 이상에서 오는 것과는 판이하게 다른 증상을 보이므로 협심증이 아니었고 이곳에 입원할 이유가 없었다. 관상동맥 질환 치료 병동은 꽉 차 있었고 또 당시는 5월이었으므로 그곳의 의사들도 1년간의 경험으로 의학 수준이 최고조에 달해 있을 때였기 때문이었다. 의문은 내가 만난 사람들 중 가장 불안한 표정을 하고 있는 환자를 만나 보니 바로 풀렸다. 그는 곧 폭발할 것같이 불안한 표정을 하고 있었고, 그래서 젊은 의사들은 환자의 심장에 무엇인가 문제가 있다고 생각했던 것이다.

단지 몇 가지 질문만으로 그의 증상이 심장과 관련이 없다는 사실을 확인한 후 그에게 잠은 잘 자고 있는지 물었을 때, 그는 열 달 전 관상동 맥우회술을 받았고, 수술은 잘되었지만 그때부터 숙면을 취하지 못한다고 대답했다. 밤에 잠을 이루지 못하면 침대에서 일어나 텔레비전을 보다가 아침에야 겨우 피곤에 지쳐 두세 시간 잠자고 나서 아침 6시 반에 일어나 아이들을 학교에 데려다주었다. 이런 생각 저런 생각으로 잠을 전혀 못 자는 날들도 많았고, 심장 수술 후부터는 아내와 성관계도 전혀 갖지 않았으며, 잠을 못 이루면 다음 날 하루가 무척 힘들어졌다. 그의 아내도 거의 미칠 지경이었지만 어떻게 할 도리가 없었다.

놀란 아이를 달래듯 자신 있는 말투로, "협심증은 절대로 아니고, 죽을병도 아닙니다. 몸에서 병이라고 이름 붙일 만한 것이라곤 불면증이 전부니까, 이 문제를 해결하세요"라고 말했더니 그는 깜짝 놀란 표정을 지었고 내 마음을 읽은 듯이 "알겠습니다. 선생님만 믿습니다"라고 대답했다. 그날은 그에게 아무런 검사도 하지 않고, 어째서 수술이 잘됐는데 그때부터 갑자기 잠을 이루지 못하는지 그 이유에 대해 생각했다.

그로부터 몇 달이 지난 후, 그가 이번엔 우측 하복부에 생긴 종괴 때문에 다시 입원했다. 종괴는 몇 주일 동안 곪았고 미열도 동반됐다. 그는 나를 다시 만나 기쁜 표정이었다.

"가슴 통증은 어때요?"

"전혀 없습니다."

"잠은?"

"침대에 누워 잘 잡니다."

나는 결과가 좋아 만족한다는 표시를 했다.

"순전히 선생님 덕분입니다."

"무슨 말씀이세요? 우린 약 10분간 만난 게 전부고, 당신은 그 전에 열 달 동안이나 앓았었는데."

"절대로 흉보는 것이 아닌데요, 선생님은 옛날의 힌두교 의사들 같습니다. 그들은 모호한 태도를 취하거나 짐작으로 말하지 않고, 자기 환자들을 잘 압니다. 과학자들이나 과학을 비난하는 말은 아니지만, 과학자들은 불확실성이 몸에 배어, 이 말을 하면서 동시에 다른 말도 합니다. 의사라면 단순히 과학자에만 머물러서는 안 된다고 저는 생각합니다. 환자들은 의사가 확신을 가지고 말해주기를 바랍니다."

그는 내게 새로운 권위를 주었고, 나는 그의 심장 문제에 대해 좀 더 근본적인 원인을 찾아볼 생각을 했다. 그에게 당신같이 젊고 관상동맥 질환에 걸릴 아무런 이유도 없는 사람이 어떻게 해서 심장발작이 일어났는지 물어보았다. 사실, 그의 콜레스테롤 수치는 $160mg/dl$에 불과했고, 혈압도 낮고, 담배도 피우지 않고, 당뇨도 없고, 가족 모두가 건강하게 오래 사는 집안 출신이었다. 그는 내 말을 중간에 자르며 말했다.

"전 원인을 확실히 압니다. 압제적이고 봉건적인 제 어머니 때문이죠. 어머니는 제 삶을 완전히 통제하고 있습니다. 제가 보스턴 의과대학에 일자리를 얻어 미국에 갈 수 있는, 어렸을 때부터의 꿈이 이루어지는 귀한 기회를 얻었을 때도, 어머니는 결사적으로 반대했습니다. 그래도 내가 인도를 떠나가자 어머니는 제게 저주를 퍼붓고 의절을 선언했습니다."

그는 인도 억양의 영어로 계속 말했다.

"미국에 왔을 때부터 매일 밤 가위 눌리는 꿈을 꿉니다. 매일 꿈속에서 어머니가 저를 질식시킵니다. 이제는 잠들어 꿈속에서 원한 품은 어머니를 만나는 것이 두렵습니다. 그날은 달걀 다섯 개를 먹었지만, 너무 피곤해서 운동할 엄두를 내지 못하고 일에만 몰두했습니다. 역시 어머니 꿈을 꾸었고 심장발작이 일어났습니다."

슬픈 표정으로 그리고 후회하듯 그는 덧붙였다.

"모두 저의 업보라고 할 수 있습니다."

그러나 그는 업보를 다 치른 것이 아니었다. 그로부터 6개월 후 그를 다시 만났는데, 조금 나아진 것 같았으나 여전히 불안한 표정이었다. 그는 인도에 돌아가기를 두려워했는데, 인도의 병원 시설이 빈약하기 때문이라고 했지만 그와의 대화를 통해서 인도에 돌아가기 싫은 데는 더 깊은 이유가 있음을 알게 되었다. 역시 어머니에 대한 두려움이 그의 삶을 질식시키고 있었다. 나는 어머니와 솔직히 맞서보라고 권유했다.

그를 마지막으로 만났을 때, 그는 어머니에게 전화를 걸어서 용서를 빌었다고 했다.

"어머니, 당신 앞에 무릎을 꿇고 발에 입을 맞춥니다. 저는 너무 많은 고통을 겪었습니다. 심장발작이 생겨서 심장 수술을 받아야 하고, 복부에도 수술을 받아야 합니다. 저는 사람이 감당해낼 수 있는 것보다 더 많은 벌을 받았습니다. 저를 그만 용서해주세요, 어머니."

어머니는 대답했다.

"그래, 이제는 너를 용서하마."

"마음이 놓였겠습니다."

내가 말하자 B. K. 교수는 고개를 가로저었다.

"어머니의 말은 그런 뜻이 아니었습니다."

"아니면요?"

"저는 어머니의 말투를 잘 아는데, 이제는 제 남동생이 어머니의 희생양입니다.”

그가 인도로 돌아가면 심장이 급속도로 나빠질 것은 충분히 예상 가능했다. 이렇게 복잡한 문제를 가진 사람을 어떻게 대해야 할지 알 수 없었다. 그와 나 사이의 문화적 차이가 너무 컸다.

처치는 인체 기관의 기능 이상을 다루는 데 반해, 치유는 고통받는 인간 존재를 다룬다는 점에서 양자는 구분된다. 20여 년 전 나를 당황하게 한 잊을 수 없는 사건에서 이 양자의 차이를 볼 수 있다.

D 씨는 중서부 출신으로 건강한 체격의 자신감 있고 상냥한 남자였는데, 골프 외에 그가 하는 외부 활동은 유대인 교회에 나가는 것이 전부였다. 그가 병원을 찾은 것은 맥박이 빠르고 불규칙해지는 심방세동 때문이었다. 심방세동으로 인한 심계항진은 사람을 힘들게 할 수는 있어도 기본적으로는 큰 위험성이 없는 병이었는데, D 씨의 경우는 이러한 부정맥이 큰 문제를 초래하고 있었다.

그의 아내 레이첼은 거의 말이 없는 여성으로 항상 그를 따라서 병원에 왔다. 한때는 미모를 자랑했을 것 같은 그녀는 짙은 검은색 머리카락을 가볍게 염색한 상태였다. 광대뼈가 약간 솟아 있는 조각상 같은 모습에 깊숙이 들어간 올리브 빛깔의 눈은 소박하고도 슬픈 빛을 발했지만, 오랫동안 눈을 마주하면 속내를 들킬 수 있다고 생각하는 듯 내 눈길을 항상 피했다. 그녀는 가냘픈 몸매로 마치 꽁꽁 감긴 용수철과 같은 인상이었으며, 짙은 립스틱을 칠한 입술에 늘 담배를 물고 있었다. 가늘

• 잃어버린 치유의 본질에 대하여 ————

고 차가우며 축축한 그녀의 손은 사람들과의 접촉을 거부하는 듯했으며, 항상 입을 다물고만 있었고 남편에게 말을 미루었다. 남편은 체중이 거의 114킬로그램이나 나갔지만, 그녀는 46킬로그램이 될까 말까 했다. 두 사람은 이렇게 달랐지만, 35년을 함께 살며 애지중지 키운 세 자식을 대학까지 보냈다고 했다. 나는 이들의 관계에서 따뜻함을 느낄 수 있었다.

D 씨의 병력을 주의 깊게 청취했지만 심리적인 문제를 발견할 수 없었다. 이제 와서 생각해보면, 가족에 대한 얘기를 할 때면 그가 움츠러드는 모습을 보였지만 당시에 나는 별로 주의를 기울이지 않았었다. 그에게 여러 가지 항부정맥 약제를 투여했는데 약들은 잘 듣기도 했지만 모두 일시적인 효과만을 나타낼 뿐이었다. 몇 년 동안 그들을 만나면서 더 잘 알게 되었고, 그들의 순박한 위엄에 존경심도 생겨났다. 그러나 매번 그들을 만날 때마다 무언가 불씨가 감춰진 듯한 느낌이 들었고, 그러한 불씨를 찾기 위한 나의 노력은 번번이 실패로 돌아갔다.

그러던 어느 날 D 씨의 아내에게 금연하라고 설득하고 있었는데, 그녀가 갑자기 헛수고하지 말라고 하며 냉정한 어조로 덧붙였다.

"우리 아이들은 세 명이 아니라 네 명인 것을 아셔야 해요."

나는 자세를 고쳐 앉았고, 내 목소리는 흥분으로 떨렸다.

"말해주세요. 어떻게 그렇게 오랫동안 감추어왔죠?"

"남편은 내게 그 아이의 이름도 부르지 않겠다고 맹세하게 했어요. 남편에게는 딸아이가 죽은 것이나 다름없지만 저는 수많은 밤을 눈물로 지새우고 있습니다."

"이해가 안 되는데, 따님이 죽었나요?"

"아닙니다. 그 애는 잘 살고 있죠."

"지금도 만납니까?"

"전혀요. 딸아이가 내게 보내는 편지도 숨겨야 합니다."

쉬운 대화가 아니었다. 한 마디 한 마디가 그녀에게는 고통이었다.

남편이 심전도검사를 받고 돌아오자, 그녀는 말을 멈추고 큰 죄라도 지은 듯 공포에 질린 모습으로 눈치만 살폈다. 나는 딸에 대하여 더 알고 싶은 호기심을 누르고, 6개월 후 다시 방문하도록 지시했다.

그때는 아내만 따로 만났는데, 그녀는 남편에게 딸에 대한 이야기를 하지 말아달라고 부탁하며, 만약 그러면 가족의 비밀이 드러난 충격으로 남편이 뇌졸중에 걸리거나 자신을 해칠지도 모른다고 했다. 원래 남편은 딸을 무척 사랑했었다. 딸은 밝고, 활발하며, 다소 격하고, 고집이 센 성격으로 남편은 그 딸이 원하는 것은 무엇이든 다 들어주었다. 그러나 고등학교에 다닐 때부터 딸은 비非유대인 남학생과 데이트를 했고, 학교를 졸업한 후에는 집을 뛰쳐나와 그 남자와 클리블랜드에서 살림을 차렸다. 이 사실을 안 남편은 거의 기진맥진해서 딸에 대한 유대식의 7일장을 치르고 나서, 집 안에서 딸을 생각나게 하는 모든 물건을 모두 없애게 했다. 딸에게서 온 편지가 남편에게 발각되었을 때 남편은 엄청나게 화를 냈다고 했는데, 내가 짐작하기에는, 그녀는 부인하지만 남편은 아내를 폭행했을 것이다.

남편과 친구처럼 가까워진 언젠가, 그에게 정면으로 화를 냈다.

"당신이 솔직하게 말하지 않으면 나도 도울 방법이 없어요. 분명히 당신에게는 뭔가 괴로운 것이 있는데, 내게 숨기고 있지요. 그것을 알지 못한다면 의사인 나는 당신에게 아무 쓸모없는 존재일 뿐입니다."

그때부터 그는 전에 아내가 내게 말했던 것과 같은 내용의 이야기를 분노와 감정을 섞어 털어놓기 시작했다. 그의 딸은 그에 대한 앙심에서 결혼한 것이고 이는 곧 자신이 유대인임을 의도적으로 부정한 행위였다. 이스라엘이 위협받고 홀로코스트가 아직 생생한데, 어떻게 이런 일이 가능한가? 딸은 유대인을 버렸고, 그러므로 자신의 딸일 수가 없었다. 그가 병원에 올 때마다 우리는 이 문제를 논의했지만, 아무런 성과가 없었다.

그의 몸 상태는 더 나빠졌고 약한 뇌졸중도 생겼다. 우리는 이제 최악의 상황에 도달했다. 그의 삶은 황폐해졌고 그는 스스로 희생양이 되어 낭떠러지로 꿈꾸듯 걸어가고 있었다. 어느 가을날 이슬비가 내리는 침침한 오후였다. 6층의 내 방 큰 유리창 앞에서 주차장을 내려다보며 칙칙한 나른함 속에서 회전의자를 이리저리 돌리고 있던 중, 내가 도움이 될 수 없는 세상에 대해 허무한 무력감이 밀려왔다.

나는 갑자기 별로 화도 내지 않고, 그에게 소리치기 시작했다.

"내가 왜 당신 같은 인간 때문에 귀중한 시간을 낭비해야 되죠? 당신 때문에 내가 병이 나겠어요. 아니 그것보다 당신은 딸이나 가족들, 당신 아내, 다른 아이들 그리고 당신 자신에게 몹쓸 짓을 했어요. 당신은 모든 이들의 삶을 망가뜨려놓고 있어요. 당신, 얼마나 이기적인지 아세요? 당신들 유대인이 믿는 종교에서 주님은 주님 자신을 해치는 죄악은 용서할 수 있지만, 다른 사람을 해치는 죄악은 용서받을 수 없다고 되어 있는 것을 아시죠?"

내 입에서 나오는 이 말조차 내가 하는 말인가 하는 느낌이 들었고 두려웠다. 내가 헤브루의 예언자 발람* 인가? 그는 마치 투우사 앞에 선 황

소처럼 나에게로 향했다. 눈은 이글거렸고, 숨소리는 씩씩거리고, 목의 정맥은 불거져 나왔다. 뒷걸음질 치며 주차장의 아스팔트 위로 접시를 내던져 산산조각 내는 내 모습을 볼 수 있었다. 그는 격정적으로 울기 시작했고 사지를 휘저으며 마치 신들린 사람처럼 소리를 질렀다. 나는 땀에 흠뻑 젖었고 마음은 격동에 사로잡혔지만, 갑작스레 감정을 폭발한 것에 대해 이내 후회했다.

이런 식의 행동은 올바르다고 할 수 없었지만, 태엽을 감는 장난감처럼 내 몸의 스프링은 너무 세게 감겨져 있어 멈출 수 없었다.

"당신이 조금이라도 양심이 있는 사람이면, 지금 바로 클리블랜드에 사는 딸의 집을 찾아가서 뒷문을 노크하세요. 신도 당신을 용서하지 못합니다. 오직 당신의 딸만이 당신의 죄를 용서할 수 있습니다."

내 정신이 아닌 느낌이었다. 내가 구약시대의 예언자 예레미야[**]라도 된단 말인가? 흐느끼는 신음 소리가 들려 쳐다보니 그의 거대한 몸이 흔들리고 있었다. 그는 천천히 일어나서 슬픔에 짓눌리고 갑자기 늙어버린 모습으로 방을 나갔고 그의 아내는 더 움츠러든 채 그를 따랐다. 나는 탈진한 채 죄의식에 빠졌다. 하지만 마음 한구석에서는 만사가 잘될 것이라는 생각도 스쳤다.

'잘됐어. 이것이 바로 치유야. 큰 고통을 없애기 위해서는 작은 고통

---

* **발람Balaam**
  이스라엘의 예언자. 한때 물질에 눈이 어두워 이스라엘 민족을 저주하려는 탐욕을 가졌으나 결국 이스라엘을 축복하고 장래를 예언했으며 메시아의 도래를 예언했다.

** **예레미야Jeremiah**
  구약성서에 나오는, 기원전 625년경 유대왕국 말기 요시야 왕 때 활동한 대예언자.

• 잃어버린 치유의 본질에 대하여 ———

을 감수해야 할 때가 있어.'

　다음에 진료받으러 왔을 때, 그에게는 격동의 시간이 지나간 흔적이 있었지만 놀랄 만큼 편안해 보였다. 그는 내가 몰아붙인 방법대로 했다. 클리블랜드에 갔고 딸에게 용서를 빌었다. 그때부터는 끝날 줄 모르는 축제의 시간들이었고 그는 기쁨을 감추려 하지도 않았다. 그들 두 가족은 이제 떨어질 수 없게 되었고, 그는 어린 손자 자랑을 멈추지 않았다. 그는 고통스럽게 어긋나 있었고 이제는 잊고 싶은 불과 몇 해 전을 회상하는 표정을 지었다. 그와 동시에 심방세동은 더 이상 문제를 일으키지 않았으며, 전에는 잘 듣지 않아 심장박동을 조절할 수 없던 약들도 이제는 심장을 잘 지켜주었다.

　20년이 지난 지금은 그 일에 대해 당시처럼 자부심을 느끼지 않는다. 결과가 좋았다고 해서 당시 내가 취했던 행동이 옳았다고 말할 수는 없다. 좋은 의도나 좋은 결과만으로 나쁜 방법론을 정당화할 수 없다. D씨를 그의 딸과 화해시키기 위해서는 그 방법밖에 없었을까? 시간을 두고 좀 더 부드러운 설득을 해도 같은 결과를 만들 수 있지 않았을까? 그렇게 감정을 폭발시킴으로써 그에게 신체적으로나 정신적으로 해를 미칠 수도 있었다. 실제로 내가 통제력을 잃었거나 아예 통제력이 없었다는 것이 옳은 말일 수도 있다. 어쨌든 당시 내가 적절히 행동했다고는 말할 수 없다. 대부분의 의사들이 이러한 값비싼 대가를 치르며 성숙해 간다. 환자는 의사들의 실험용 동물이 아니다. 이후로는 절대로 환자를 만날 때 냉정을 잃지 않았으며, 그때의 경험에서 많은 것을 배웠기 때문에 몇 년 후 비슷한 상황에 슬기롭게 대처할 수 있었다.

60세인 G 씨는 뉴저지 출신의 꽤 번창하는 기계 상점을 운영하는 사업가로서, 귀엽고 지적인 아내와 행복한 결혼생활을 하고 있었다. 그런 그에게 왜 관상동맥 질환이 발생했을까? 그는 콜레스테롤 수치나 혈압도 정상이었으며 담배도 피우지 않았다. 조금은 경직되고 걱정이 많은 성격이었지만, 자신이 하는 일에서는 스트레스도 별로 받지 않았다. 그렇지만 그의 관상동맥 질환은 잘 조절되지 않았고 계속 진행되었다. 세 차례나 수술(관상동맥우회술 두 차례, 혈관성형술 한 차례)도 받는 등 집중적인 치료를 했지만 협심증은 호전과 악화를 되풀이했다.

수년에 걸쳐 그를 진료하며 각종 협심증 치료제를 모두 시도해보았지만 임시변통일 뿐이었으므로 나는 적잖이 실망하고 있었다. 그러던 중 어느 날 그가 다른 때보다 더 침울한 모습으로 나를 방문했다. 병력 청취를 세밀하게 했지만 별다른 문제를 발견할 수 없었다. 진찰을 마치고 그와 아내를 상담실에서 마주했을 때, 나는 무언가 놓치고 있다는 생각이 들기 시작했다. 아내의 표정에는 꼭 말하고 싶지만 하지 못하는 어떤 것이 있어 보였다.

어떤 단서가 숨어 있으리라는 기대감을 가지고 아이들에 대한 이야기로 돌아갔다. 부부는 아들 한 명과 위아래로 딸을 두 명 두고 있었다. 독실한 유대교인들의 가정에서는 아들이 가장 중심인데, 여기에 문제가 있을 수도 있다고 생각했다.

"아이들에게는 아무 문제도 없나요?"

나는 부드럽게 물었다.

"운이 좋았죠. 선생님께 리처드에 대해 말씀드리세요."

아내가 재촉하기 시작했다.

"리처드는 내 협심증과 아무런 관련이 없어요."

그가 아내의 말을 막았다.

"아들과 같이 살고 있나요?"

내가 물었다.

"아뇨."

그는 짧게 대답했다.

"왜 아니지요?"

"리처드는 동성애자입니다. 차라리 암에라도 걸려 죽어버렸으면 좋겠어요."

그는 내가 자꾸 캐묻는 데 화가 난 듯이 대답했다.

나는 부드럽게 구슬리듯이 말했다.

"놀랍네요. 품위 있는 분으로 알고 존경해왔었는데, 이제 보니 행동이 거칠고 저속하기까지 하군요."

나는 낮은 목소리로 호소했다.

"당신은 왜 아내의 생명을 단축시키고 아들의 삶을 망가뜨리며 자신마저 죽이고 있는 거죠? 이 모두 당신의 편협한 마음 때문인데요."

나는 동성애는 일탈이 아니라 생물학적, 유전적인 특성일 뿐이며 절대로 죄악이 아니라고 설명했다. 그에게 자신의 아들을 비난하고 저주할 권리가 없다고 주장하는 한편, 잘못된 것이긴 하지만 그가 느끼는 수치심이나 심적 고통을 이해할 수 있다고도 말해주었다. 우리의 대화는 매우 진지하게 오래 진행되었고 그들은 많은 눈물을 흘렸다. 그들에게 가족 상담을 권했지만, 그들이 가고 난 다음 과연 내 충고를 따를지에 대해서는 자신이 없었다.

상담실에서는 행복하게 결말이 날 것처럼 보였지만, 그들이 가고 나자 과연 의사가 환자의 은밀한 사생활까지 개입해야 하는지 회의가 생기기 시작했다. 다음 진료일에 만날 때까지, 그가 문제를 직시하고 해결하려고 노력할지, 문제가 해결됐을지 아니면 오히려 관상동맥 질환이 더 악화됐을지 확신이 서지 않았다.

다음에 왔을 때, 그는 완전히 다른 사람으로 변해 있었다. 무뚝뚝하던 태도는 없어지고, 나의 눈을 피하지 않고 바라보았으며, 처음으로 얼굴에 미소가 나타났다.

"좋은 소식이라도 있나 보죠?"

내가 물었다.

"우리는 유월절 축제를 리처드와 길버트가 사는 곳에서 함께 보냈고 성구聖句도 같이 읽었습니다. 길버트는 아들의 친구인데, 사랑스러운 녀석이죠. 아마 더 좋은 사람은 없을 겁니다. 이들은 여러 해 동안 같이 살아왔고 둘 다 꽤 성공해서 1년에 10만 달러 이상 벌고 있습니다. 축제는 무척 아름다웠는데, 리처드 녀석은 내가 길버트에게 많은 관심을 보이자 조금 시샘도 하더군요. 우리는 이제 게이들의 권익 옹호론자가 되어 지난번에는 시위에도 참가했답니다."

그는 자부심에 차서 지난 한 해 동안 믿을 수 없을 정도로 기쁜 일들이 생겼다며 이야기를 멈출 줄 몰랐다. 동성애에 대한 편견에 맞서 싸우는 일은 그들의 중요한 사회활동이 되었고, 이제 협심증은 더 이상 중요한 문제가 되지 못했다.

확신의 힘

늘 불안해하는 힌두교도 과학자인 B. K. 교수의 사례가 생각난다. 그의 문제는 기본적으로 불안이었는데 우리 병원의 의사들은 그를 관상동맥 질환 치료 병동에 입원시켰다. 나는 그들을 크게 야단쳤다. 임상적으로 손이 저린 증상은 갑자기 불안해질 때 얕게 숨을 빨리 쉼으로써 생기는 과호흡 상태에서 발생하는 것이 보통이다. 의사들은 자신들도 환자에게 손 저림이 심장 때문에 생기는 증상이 아니라고 여러 번 말했다고 변명했다.

그렇다면 환자는 왜 다른 의사들을 믿지 않고, 내 말만을 절대적 진실인 양 받아들였을까? 문제를 검토하는 과정에서, 전공의들뿐만 아니라 인턴들도 그 사실을 잘 알고 있으면서도 확신이 들지 않아 환자에게 관상동맥 검사를 받게 했던 사실을 알게 되었다. 경험 부족으로 인해, 그들에겐 확신이 없었고 환자에게 이중적인 태도를 보인 반면 나는 권위도 있었고, 그의 증상이 심장과는 아무런 관련이 없다고 일언지하에 잘라 말한 것이다. 환자는 애매함이 아닌 확신을 원했다.

임상의사들은, 환자들이 불확실성에서 비롯되는 불안을 없애줄 확신을 원한다는 사실을 곧 알게 된다. 의사의 말에는 모든 단어마다 권위가 실려 있어야 하지만 독선적이어서는 안 된다. 그러나 권위와 독선의 경계는 모호하기 때문에, 의사는 하고자 하는 말을 선택할 때 환자의 개별적 특성에 맞게 신중하게 생각해야 한다.

의사가 애매한 입장을 보이는 중요한 이유는 의사들이 의술을 과학적 원칙으로만 생각하기 때문이다. 과학을 중시하는 의술에서는 한 증상에는 수많은 원인이 있을 수 있다고 가르친다. 의과대학에서 학생들은 비장脾臟이 커지는 원인을 50가지 이상 배운다. 그러나 비장이 커진 환자에게 50가지 이상의 원인을 말해줘봐야 아무런 소용이 없다. 가능성을 확률로 계산해 환자에게 말해준다 해도 환자의 불안감에 불을 지르고 증상을 더 겁내게 만들 뿐이다. B. K. 교수는 불확실성이 과학자들이 가지는 공통적 특성이라면서 이마를 쳤다.

의사들은 환자들에게 자세하게 그리고 온갖 것을 다 말해주는 이유를 환자 탓으로 돌린다. 환자의 임상적 상태가 확실하거나 증상이 사소한 것일 경우는 그렇게 할 수 있다. 어떤 증상이 극히 드물기는 하지만 아주 중대한 결과를 초래할 수 있는 심각한 상태일 때 의사가 애매한 태도를 취하면 더 문제가 될 수 있다. 그러한 경우에는 가끔 아주 극단적인 경우까지 말하며 마치 점술사와 같은 태도를 취하기도 한다. 그러나 의사의 입에서 나오는 말은 환자에게 매우 큰 영향을 줄 수 있는데, 어떤 경우에는 단지 확실하게 말해주는 것만으로 증상을 감소시키거나 다른 어떤 방법으로도 불가능했던 증상을 완전히 없앨 수도 있다.

그렇다면 의사가 환자에게 과학적 근거가 있다면서 확실하게 말해주는 일이 원칙에 어긋나거나 윤리적으로 문제가 될까? 사기가 판치는 오늘날, 윤리학자들은 환자들에게 정직하라고 말한다. 그러나 위대한 의과학자이자 생화학자였던 L. J. 헨더슨[*]은 이렇게 주장했다.

"진실만을, 절대적인 진실만을 환자에게 말하라는 것은 잘못된 추상주의의 표본이며, 앨프리드 노스 화이트헤드Alfred North Whitehead가 말한 '잘못된 엄격성의 오류'에 해당하는 오류이다."[4]

나는 종종 가능성이 희박하거나 전혀 나을 가능성이 없는 환자들에게도 회복될 것이라는 장담을 하곤 한다. 낫지 않을 환자에게 나을 것이라 말해준다고 해서 문제가 되는가? 물론 의사의 장담이 틀린 것으로 드러나서 환자의 신뢰를 잃거나 의료 소송에 휘말릴 수도 있다. 그러나 오랫동안 의사 생활을 해온 나는 의사의 말이 틀린 것으로 밝혀지더라도, 의사가 환자를 걱정하고 위해주는 마음에서 했다는 사실을 환자가 알게 되면 의사에 대한 신뢰감이 거의 떨어지지 않는다고 생각한다.

가끔 내가 환자에게 치료가 가능하다고 말했음에도 치료되지 않았을 때, 환자는 오히려 자신이 내가 예측한 시기까지 살지 못해서 미안하다는 듯이 어쩔 줄 몰라 하는 경우도 있었다. 수술하는 도중에 환자가 사망해서 내 마음이 찢어질 듯이 아파하고 있을 때, 환자 가족들이 나를 위로해주는 경우도 있다.

---

* **로런스 조셉 헨더슨Lawrence Joseph Henderson(1878~1942)**
미국의 생화학자. 자연에서 산-염기 평형을 유지시키는 화학적 방법을 발견했다.

"너무 상심하지 마세요. 선생님께서는 최선을 다하셨습니다."

오랜 의사 생활 동안 나는 한 번도 의료 소송에 휘말린 적이 없다.

사실 내가 틀리는 경우도 자주 있다. 하지만 나는 그것을 내 동료들에게 그리고 특히 어린 학생들에게 드러내놓고 말한다. 예브게니 옙투셴코*의 시구는 내 마음의 정곡을 파고든다.

> 그리고 지금까지 묻혔던 모든 잘못과 죄악을 드러내라.
> 미친 사람처럼 그것들을 부숴버려라.
> 말하라. "드러내지 않는 것은 잊힐 것이고
> 잊힌 것은 다시 나타난다."[5]

실수를 인정하는 것을 통해 중요한 경험을 얻을 수 있다. 실수를 인정하면 그 실수를 다시는 되풀이하지 않는다. 솔직하게 고백함으로써 우리는 의사들에게 맡겨진 신성한 의무를 망각하지 않게 된다. 우리에게는 전능한 힘이 없으며, 단지 직관과 경험, 지식이라는 외관만이 있을 뿐이다. 그리고 우리가 인간이 겪는 고통에 지속적으로 커다란 관심을 기울일 때 우리가 가진 이러한 능력이 효과적으로 발휘될 수 있다.

---

* 예브게니 옙투셴코 Yevgeny Yevtushenko(1933~2017)
러시아의 시인. 스탈린의 개인 숭배에 의한 소련의 사회·문화의 모순성에 대한 통렬한 고발과 신선한 자기표현의 시로 유명해졌다.

내가 브리검 병원의 B 병동에서 짐 박사와 함께 아침 회진을 하고 있을 때였다. 그는 박사과정을 마친 후 임상 전임의 과정을 밟고 있던 의사로 훌륭한 과학자라는 추천서를 가지고 왔지만, 함께 일한 지 얼마 안 가서 상식 없는 사람이라는 사실이 알려졌다. 그는 고집불통이었으며 거만하고 인간미가 결여된 의사였다.

승모판막 수술을 받고 심방세동이 생긴 환자에게 심박정상화 시술을 하기 위해 갔을 때였다. 심박정상화는 심장박동에 이상이 생긴 환자의 가슴 위로 전기적 충격파를 가하여 박동을 정상으로 회복시켜주는 시술이다. H라는 여자 환자는 40대 후반으로 우리 시술을 거부하며 자신의 심장박동에 이상이 생긴 것에 별 신경을 쓰지 않았다. 그녀는 요통 때문에 힘들어하고 있었는데, 병상에서 어떤 자세를 취해도 불편해했다. 마약성 진통제를 복용해도 어지럽고 구토와 변비가 생길 뿐이었다. 그녀는 못 참겠다는 듯 이렇게 말했다.

"이따위 치료는 안 받겠습니다. 그렇게 하면 허리가 안 아픕니까? 그것만 말씀해주세요. 전기 치료인지 뭔지가 내 허리를 낫게 해줍니까?"

나는 바로 대답했다.

"물론 낫게 됩니다."

짐이 침대 다리에 자신의 다리를 대고 서 있다가 침대를 차면서 큰 소리로 말했다.

"바보 같은 말씀 마세요. 심박정상화가 어떻게 좌골신경통에 효과가 있습니까?"

뜨거운 불길이 내 몸을 파고드는 것처럼 속이 뒤틀리고 화가 났다. 환자는 영문을 모르겠다는 표정으로 물었다.

"이 작자는 도대체 누굽니까?"

나는 이 의사가 아직 풋내기라서 아직 잘 모른다고 대답해주었다.

그녀의 방을 나온 후에도, 말 한 마디 할 수 없을 정도의 분노로 머리가 지글지글 끓었지만 아무 말도 하지 않았다. 다음 날 아침, 우리는 환자에게 심박정상화 시술을 무사히 했고 심장박동은 정상으로 돌아왔다. 그날 늦게 혼자 병실을 찾아가서 허리가 어떤지 물어보았다. 그녀는 치료가 거의 기적적이라고 대답했다. 통증이 완전히 사라졌다. 그녀는 내게 짐에 대해 물었는데, 이 시골 아주머니는 그의 얼굴을 한 대 갈겨주고 싶은 눈치였다. 나는 그러시면 안 된다며 말리고 오히려 그를 이해해주는 것이 좋겠다고 설득했다.

다음 날 아침, B 병동의 간호사실은 의사와 간호사 그리고 보조원들과 환자들이 섞여 웅성거리고 있었다. 짐과 내가 진료 기록부들을 검토하고 있을 때, H 부인이 걸어 들어왔다. 그녀는 벌겋게 달아오른 얼굴로 씩씩거리며 들어와서는 입을 꾹 다물고 섰다. 그리고 다른 사람들이 조용해졌을 때, 큰 소리로 고함쳤다.

"여기 라운 박사님과 함께 있는 의사에게 할 말이 있습니다. 이름도 모르고 이름을 알 필요도 없지만, 당신이 의사라고요? 천만에 당신은 닭보다 더 무식합니다. 당신 같은 사람이 라운 박사님과 함께 회진하는 걸 부끄럽게 생각하세요."

그리고 신랄한 어조로 그저께 있었던 일을 말했다. 짐의 얼굴이 처음에는 붉게 변하더니 나중에는 하얗게 질렸고, 결국 거의 발작 상태가 되었다. 이 사건이 그에게 어떤 영향을 주었는지 몰라도, 그는 우리와 함께하기로 계획된 2년을 다 채우지 않고 떠났다.

만약 의과대학생이 심박정상화가 요통을 없앨 수 있는지 묻는다면, 나는 그렇지 않다고 대답할 수밖에 없다. 그러나 짐은 다른 장소에서 사적으로 내 의견에 동의하지 않는다고 말할 기회가 충분히 있었음에도, 고통받고 있는 환자 앞에서 그렇게 했다. 짐의 행동은 환자의 고통을 덜어줄 수 있는 희망의 끈을 잘라버린, 절대로 용서받을 수 없는 범죄 행위였다.

이 사례에서 우리는 여러 가지 문제를 생각할 수 있지만 가장 먼저, 환자에게 별로 가능할 것 같지 않은 일을 사실처럼 믿게 하는 것이 윤리적으로 정당한지 생각할 수 있다. 물론 심장과 허리 사이에는 아무런 해부학적 관련이 없으며, 심박정상화로써 심한 요통을 가라앉힐 수 있다는 내 말이 이상할 수도 있다. 나도 직접적인 관련이 있다고는 생각하지 않는다. 그러나 환자는 그렇게 생각한다. 환자는 지푸라기라도 붙잡는 심정으로, 그 시술로 나을 수 있기를 원했다. 아마 다른 시술에 대해서 마찬가지로 말했어도 그와 같은 통증을 가라앉힐 수 있었을 것이다. 환자가 결사적으로 붙잡는 지푸라기를 의사가 왜 빼앗아야 하나? 그렇게 하면 윤리적으로 잘못이라고 규정된 법이라도 있단 말인가?

심박정상화가 요통에 도움이 되지 않는다는 증거라도 있나? 근육이 경련을 일으키면 통증 신경을 자극하고 이 통증 신경 자극은 근육의 경련을 더 심화시켜 통증을 더 악화시키는 악순환의 고리를 만드는데, 전기 충격은 신경망을 타고 근육으로 가는 신경 통로를 차단해버릴 수도 있다. 사실, 중국에서는 수천 년 전부터 통증 부위에서 떨어진 곳을 바늘로 찌르는 침술이나 찌른 바늘에 약한 전기 자극을 가하는 등으로 모든 종류의 만성 통증을 치료해왔다. 심박정상화 전에 시행한 일시적 마취가 효과를 가져왔을 수도 있다. 환자가 어떤 시술에 대해 시술의 일반적 효과 외에도 더 많은 것을 기대한다고 해서 의사가 그것이 불가능하다고 말해야 할 이유가 있나? 환자가 좋아지는 것이 가장 우선이다. 그것이 의사들의 목표가 아닌가?

환자에게 확신을 주려면 의사가 먼저 확신을 가져야 한다. 무엇보다도 의사는 환자가 좋아질 것이라는 낙관적인 생각을 가져야 한다. 의사가 확신을 가지고 있으면 환자가 끊임없이 이 의사 저 의사를 찾아 헤매거나, 걱정만 하다가 결국 무력감에 빠지는 것을 막을 수 있다.

다음은 마치 외과용 메스가 종기를 도려내듯이 흔들림 없는 확신을 통해 질병의 악순환을 차단해버린 사례이다.

야위고 연약한 모습의 여성이 4인 병실에 앉아 있었다. 그녀는 한겨울에 친구들로부터 버림받고 앙상한 가지에 홀로 앉아 있는 가엾은 새를 연상시켰다. 목소리는 흐느낌을 참는 듯 매우 가늘었으며, 앙상한 마디의 양 손가락을 깍지 끼고 양 무릎이 뺨에 닿도록 당겨서 감싸 안고 있었다. 내가 손을 내밀자 그녀는 당황한 듯 망설이며 손을 잡았다. 짧은 순간에 기계적으로 한 악수에서 우리의 손바닥은 거의 닿지 않았고, 그녀는 땀에 젖은 손바닥을 빠르게 빼내서 뒤로 숨겼다.

그녀와 남편은 결혼한 지 2년이 되었고, 1년 만에 귀여운 사내아이를

잃어버린 치유의 본질에 대하여

보게 되었지만 생활이 매우 어려웠다. 20대 초반인 그녀는 심장박동이 빨라지는 심계항진이 생기기 전까지는 매우 건강했다. 결국 그녀는 돈을 모아 의사를 찾아갔는데, 처음 의사를 찾은 다음부터 악몽 같은 생활을 해야 했다.

의사는 그녀에게 심장박동 이상이 매우 심각하며 어쩌면 사망할 수도 있다고 말했다. 겁을 먹은 그녀는 매주 의사를 찾아갔지만, 큰 효과는 없었다. 이렇게 매주 진료받으러 갈 때마다 지출해야 하는 심전도검사 비용과 매우 비싼 진료비 외에도 그녀는 아기를 봐주는 보모 비용까지 지출해야 했다. 그녀의 진단명은 승모판탈출증이었는데, 그녀는 이 단어를 말할 때 무슨 악령의 이름을 말하는 듯한 말투였다. 가장 나쁜 것은 의사가 그녀에게 아기와 단둘이 있는 것이 위험하다고 말한 것이었다. 의사가 처방한 항부정맥 약은 구역질이 심하고 어지럼증을 초래했으므로 그녀는 아기를 돌보기가 점점 어려워졌다. 의사는 그녀에게 언제 발작이 생길지 모르므로 하루 종일 아기를 돌보아줄 보모를 구하라고 했다.

하지만 그들로서는 보모를 구할 돈이 없었으므로 역시 가난하게 살고 있던 시어머니가 그들의 집에 들어와서 살기로 했고 이제 시어머니가 아내와 어머니의 역할을 완전히 대신하게 되었다. 24세가 되자 그녀는 자신의 인생이 완전히 끝났다고 생각했다. 어찌할 수 없는 분노로 인해 가슴이 찢어지는 듯한 슬픔만 점점 커져갔다.

그녀를 진찰하고 나서 나는 그녀의 심장이 완전히 정상이라고 설명하고 아기를 돌봐도 아무런 문제가 없을 것이며 시어머니는 이제 자기 집으로 돌아가도 된다고 말했다. 또한 좋지 않았던 기억은 빨리 잊어버리고, 오래도록 아무 탈 없이 살 테니 걱정 말라고 말해주었다.

"단지 한 가지 심각한 문제가 있는데……."

나는 일부러 심각한 표정을 지으며 말했다.

"그게 무엇이죠?"

눈이 커지며 그녀가 걱정스럽게 물었다.

"당신의 문제는 손에 땀이 많다는 것뿐입니다."

그녀는 안도의 한숨을 내쉬더니, 크게 웃었다. 그녀는 손에 땀이 많은 것 때문에 항상 곤혹스러웠다고 인정했다. 사춘기 때는 남자친구의 어깨를 더럽힐까 봐 댄스파티에 가기도 겁이 났다. 땀이 많은 손은 젊은 날의 가장 큰 고민거리였다.

나는 이 문제를 해결하려면 악수하는 방법을 바꾸라고 말했다.

"상대방의 손을 세게 쥐고 힘차게 흔들면 아무도 모를 겁니다. 지금처럼 느릿느릿 손을 내밀고 상대방의 손가락 위로 천천히 당신 손바닥을 스치게 되면 상대방은 즉시 당신 손바닥에 땀이 많다는 사실을 알아버립니다. 당신이 문제를 알려주는 셈이고, 그래서 더 나빠집니다. 차라리 손바닥을 밀착시켜서 세게 쥐고 흔들면 알지 못합니다. 자, 우리 한 번 해볼까요?"

몇 분 동안 우리는 악수 연습을 했다. 그 후로 그녀는 풀어지기 시작하더니 기뻐하며 완전히 호전되었다. 그녀는 그날로 퇴원했고, 더 이상 심장에 문제가 나타나지 않았다.

그녀를 처음 진찰했던 의사는 왜 이렇게 말도 안 되는 실수를 했을까? 승모판탈출증에 심실성 기외수축이 동반될 경우 치명적이라고 생각하는 의사들이 많다. 하지만 이것은 잘못된 생각이다. 승모판탈출증은 전적으로 양성 소견이며 거의 문제가 되지 않는다. 미국에서 승모판탈출증을 지니고 있는 사람의 수는 2500만 명으로 추산되며, 그중 어떤 형태로든 문제가 되는 사람은 5,000명당 한 명도 안 된다. 나는 승모판탈출증을 얼굴에 생긴 주근깨에 비교할 수 있다고 생각한다. 특히 승모판탈출증은 젊은 여성들에게 흔히 나타나는데, 15퍼센트 정도의 여성이 이런 상태가 있을 것으로 추정되지만 건강한 여성이 이것으로 사망한 사례는 거의 접해본 적이 없다. 하지만 아직도 많은 사람들이 의사에게서 앞의 사례와 같은 말을 듣고 크게 불안해한다. 게다가 많은 사람들이 항부정맥 치료용으로서 불필요한 약물이나 위험한 약물의 부작용으로 사망한다는 사실은 더욱 문제가 된다.

이렇게 잘못된 생각들이 의사들 사이에 자리 잡게 된 원인은 어디에 있을까? 1차 진료를 담당하는 의사들이 가벼운 질환들을 이렇게 무시무시하게 해석하게 된 배경은 현재의 의료 문화와 관련이 있다. 3차 병원에 근무하는 교수들은 1차 진료에서 행해지는 질병의 이해와 진단 그리고 치료 형태의 상당 부분에 영향을 미친다. 3차 병원의 의사들은 일상적이거나 사소한 질환들을 별로 접하지 못하며, 특별하거나 복잡하고 많은 합병증이 동반된 질환들만 주로 진료한다. 승모판탈출증이 있는 환자들은 심한 부정맥이나 뇌졸중, 혹은 세균성 심내막염 등과 같은 드문 합병증이 동반된 경우가 아니면 3차 대학병원으로 이송되는 경우가 거의 없다. 사실 교수들이 발표하는 승모판탈출증과 관련된 의학 논문에는 연구 대상 환자의 10퍼센트 이상이 심한 합병증으로 사망하는 것으로 나온다. 나 또한 승모판탈출증이 있으면서 심장마비가 생긴 사례를 20건 이상 접했다. 그러나 나도 미국 전역이나 해외에서 이송되어오는 특별한 환자를 진료하는 부정맥 클리닉의 책임자이기 때문에 이러한 사례를 많이 대한 것뿐이다. 사실 이러한 환자들이 정말 얼마나 많은 인구당 한 명꼴로 생기는지는 알 수 없다. 이러한 사례를 일반화시키는 것은 완전한 오류를 범하는 것이다. 이는 노인 요양원이나 군대에서 발생한 환자의 사례를 일반 인구에 그대로 적용하는 것과 같다. 노인 요양원은 병자와 노인들이 대부분을 차지하고, 군대에는 죄다 젊고 건강한 사람들만 있다.

승모판탈출증과 같은 사소한 문제뿐만 아니라 심부전과 같은 심각한 문제를 가진 환자까지 대부분의 환자들은 의사가 자신들의 문제들을 개선해주기를 바라고 확신을 주기를 바란다. 그들의 이러한 희망에 부응하려면 의사가 먼저 낙관적으로 생각하고 환자와 자주 만나야 한다. 확신은 말로만 전달되는 것이 아니다. 또 환자의 생활 습관을 갑자기 변화시키려 해서도 안 된다. 환자의 생활에서 이것저것 금지하는 것이 늘어나면 환자의 확신에 손상이 오고 생활의 질도 떨어진다.

의사들이 종교적 광신도와 같은 행동을 하는 경우도 종종 있다. 과거의 종교인들은 육체적 쾌락을 즐기면 지옥 불에 떨어지거나 영원한 저주에 빠진다는 두려움으로 인해 죄의식에 사로잡히는 경우가 흔했다. 오늘날 의사들 또한 죽음을 연기시킨다는 사명에 사로잡혀 즐거움을 줄 수 있는 활동들을 멀리하라고 지시한다. 하지만 이것은 노인들이나 환자들로부터 얼마 남지 않은 기쁨을 앗아가 버리는 행동이 될 수 있다.

의술과 관련된 우스개가 하나 있다. 한 환자가 의사에게 어떻게 하면 오래 살 수 있는지 물었다. 그러자 의사는 하지 말아야 할 목록들을 길게 열거했는데, 거기에는 생활에 즐거움을 주는 거의 모든 요소가 포함되어 있었다. 이에 실망한 환자가 물었다.

"내가 그렇게 하면 정말로 오래 살까요?"

의사의 즉각적인 대답은 "물론 아니죠. 그렇지만 그럴 수도 있습니다"였다.

나는 확실한 근거가 있지 않은 한, 환자에게 일괄적으로 특정한 것을 금지시키지 않는다. 특정 음식이나 행동이 유해하다는 근거가 자료로 확실하게 나와 있을 때도, 엄격하게 금지하고 않고 환자가 받아들일 수 있도록 조금 완화하는 등 유연성 있게 지시한다. 10년 넘게 달걀을 먹어본 적이 없는 사람이 가끔씩 달걀을 많이 먹는 사람보다 오히려 건강이 더 안 좋은 경우가 흔한데 이유는 분명하다. 강박적인 행동은 두려움에서 비롯된다. 달걀을 먹으면 죽을 수도 있다는 생각은 항상 사람을 긴장 상태로 만든다. 미국의 유명한 생리학자 월터 B. 캐넌의 주장을 보면, 그러한 경계 상태는 내부에서 싸움을 준비하도록 만드는 오래된 신경생리계를 자극한다. 수백만 년에 걸쳐 이러한 신경생리 체계는 동물들에게 언제 발생할지 모르는 치열한 싸움이나 도망갈 준비를 시킨다. 그렇게 흥분된 상태에서는 아드레날린의 분비와 교감신경계의 반사가 증가하며, 심장박동이 빨라지고 혈압이 높아진다. 항상 긴장 상태에 있는 동물에게 심장 질환이 생길 가능성이 많다는 과학적 연구는 이미 많이 발표된 바 있다.

환자가 편안한 환경에서 성장하고, 삶에 관한 철학적 사고를 하며 특히 유머 감각을 많이 지니고 있다면, 어떤 질환이든 생존의 가능성은 높아진다. 300년 전 영국의 위대한 의사인 토머스 시드넘*도 이런 말을 했다.

"광대놀이패의 공연은 20마리의 나귀 등에 가득 실린 약보다 건강에 더 좋은 영향을 준다."

의사는 항상 낙관적인 생각을 가져야 한다. 상황이 아무리 어두울지라도 의사는 그 속에서 한 줄기 빛을 찾아야 한다. 결과가 안 좋을 것으로 예견되어도 의사가 낙관적인 태도를 지니면 비록 회복되는 것은 아니더라도 환자의 상태가 조금이나마 좋아질 수 있다.

"의사가 환자에게 한계를 정해주지 말고 환자 자신이 한계를 정하게 하라"는 것이 나의 오랜 신조였다. 나는 환자에게 이것저것 제약을 가하거나 불안감을 안겨주지 않으려 노력해왔다. 이러한 태도는 의학적 예상을 벗어난 놀라운 결과로 나타나는 경우가 많았으며 어떤 경우는 기적이라 표현할 수밖에 없었다.

다음의 사례들은 의사가 굳건한 낙관적 시각을 가지고 환자에게 힘을 북돋울 때 나타났던 놀라운 결과들이다.

내가 말하려는 교수는 호리호리하고 소년 같은 몸집에 백발이 군데군데 나 있는 머리와 지성이 번뜩이는 눈을 하고 있었는데, 나는 그의 방

---

* **토머스 시드넘Thomas Sydenham(1624~1689)**
  영국의 임상의학자이자 의사. 런던에서 개업하여 환자 한 명 한 명에 대한 자세한 관찰과 기록을 남겼으며 각 질병의 증상과 경과, 임상 소견까지 기록했다. 이를 바탕으로 《의학의 관찰》이라는 명저를 남겼는데, 이 책은 2세기 동안 의과대학의 표준 교과서로 쓰였다.

잃어버린 치유의 본질에 대하여 ──────

문을 늘 환영했다. 약간 사시가 있어 머리를 조금 기울여서 나를 쳐다보는 그의 눈을 보고 있으면, 똑바로 쳐다보지는 않아도 나를 꿰뚫어보고 있다는 느낌을 받았다. 나는 그에게 깊은 감명을 받았는데, 그가 법학에서 훌륭한 업적을 남겨서가 아니라 환자로서 보여준 침착함과 위엄 때문이었다.

12년 전 심한 심근경색증이 발생해서 그의 심장은 구멍 난 타이어처럼 변해버렸다. 어두운 방에서 형광투시법으로 심장과 폐를 조영해보니, 그의 심장이 엄청난 손상을 입은 것을 알 수 있었다. 가슴에서는 움직이는 것이 전혀 나타나지 않고 커다란 검은 물체만 있는 것처럼 보였으며 미동도 감지되지 않았다. 불안한 마음에 그가 아직 살아 있는지 확인하기 위해 "교수님!" 하고 소리쳤다.

"네, 박사님. 저보고 깊게 숨을 쉬라는 거예요?"

"네, 그래 주세요."

나는 안도의 한숨을 쉬었다.

브리검 병원에서 심장발작에 따른 온갖 후유증으로 고생하다가 퇴원하게 되었을 때, 그는 심장발작이 있었음에도 평상시와 다름없는 생활을 하고 싶다면서 자신이 얼마나 더 살지 물었는데, 나는 예후는 신만이 알 수 있다고 대답했다.

"고대 그리스인들은 우리보다 현명했습니다. 그래도 그들의 신은 거의 예언을 하지 않았지요. 그들은 예언을 하기 위해서는 우주 만물을 모두 알아야 한다고 생각했습니다. 우리는 일주일 앞도 예측할 수 없습니다. 설마 저더러 점쟁이가 되라는 것은 아니겠지요."

나는 명확한 대답을 피했다.

그는 내가 이렇게 신중한 태도를 취하는 것을 이해하면서도, 남아 있는 날들의 계획을 세워야 한다면서 짐작만이라도 말해달라고 요구했다. 나는 최소한 반은 더 부풀려서 말한다고 생각하면서, "5년 정도?"라고 대답했다. 그 뒤로 그는 다시 그 문제를 끄집어내지 않고 자신의 삶을 충실히 살았다. 하버드 법과대학원 교수 일을 계속하고, 뉴펀들랜드 북부와 래브라도 지역을 항해하고, 카이로와 극동 지방도 여행했다. 그는 내가 말한 시간보다 훨씬 더 오래 살면서도, 내 예측이 틀렸다며 나무란 적이 없었다.

12년 후, 그는 여전히 울혈성 심부전과 부정맥으로 고생하고 있었다. 필라델피아에서 심포지엄에 참석하는 동안, 그의 동료 교수가 나에게 전화를 해서 알리기를, 그가 조는 듯하더니 갑자기 머리를 테이블에 부딪치며 쓰러졌다고 했다. 그러더니 10분쯤 지나서 갑자기 머리를 들더니 마치 물속에 머리를 오래 담갔다가 들어 올린 듯이 식식거리며 숨을 쉬었고, 의식을 잃은 것처럼 눈의 초점이 없어졌다고 말했다. 동료 교수의 관찰은 정확했다. 급하게 그를 입원시켜서 보니 그의 상태는 매우 나빴다. 심실성 빈맥이 심해서 심장박동 수가 분당 300회 가까이 되었다.

이 정도로 위험한 부정맥은 갑작스러운 심장사를 예고하는 징후였다. 정상 심장이라도 박동 수가 250회가 되면 심장의 혈류 펌프 기능이 심하게 손실되며, 이미 손상을 받았던 심장이라면 펌프 기능이 완전히 없어질 수 있었다. 이미 손상되어 있던 그의 심장은 이제 심실의 수축력이 거의 손실되어 혈류를 신체와 두뇌로 보내지 못하고 있었다. 그러나 다행히도 심장마비가 다시 풀려 어느 정도 회복될 수 있었다. 만약 그 상태가 지속되었더라면 그는 사망했을 것이다.

그의 상태는 점점 더 나빠져서, 폐부종 때문에 거의 질식할 지경에 이르러 병원에 입원한 적도 여러 차례 있었다. 부정맥은 더 심해졌고 심각한 상태가 되었다. 약으로 그나마 겨우 상태를 유지해갔다. 그러던 초여름 어느 날, 그가 젊은 친구와 함께 아이슬란드로 향해 여행을 떠나도 될지 물어와 깜짝 놀랐다. 그는 매우 약해져 있었고 입술마저 푸르게 변해 있었다. 하지만 아직 매우 총명했고, 어려운 여행을 떠나려 하고 있었다.

나는 순간적으로 당황했다. 그러고는 안 된다고 말하는 대신, 그가 계획한 여행에 대해 자세히 물어보았다. 배의 크기나 여행 경로, 저염식은 계속할 수 있는지, 힘은 얼마나 드는지 등을 물어보았다. 그는 이 여행으로 자신의 보람찼던 인생의 대미를 장식하려는 것이 분명했다. 그에게 안 된다고 말할 수가 없었다.

일단 여행에 동의하기로 결정하자, 여행에서 생길 수 있는 중요한 문제들을 챙겨주기로 했다. 먼저 폐부종에 대처하기 위해 배에다 산소 탱크를 싣게 하고 모르핀 주사 세트와 이뇨제를 주었다. 숨소리가 이상해지고 숨쉬기가 가빠지고 곤란해졌을 때 해야 할 행동을 시범 보였다. 이런 증상은 폐에 체액이 심하게 고여서 나타나는 증상이니 지체하지 말고 즉시 내가 가르쳐준 대로 시행해야 한다고 설명했다. 바닷물 때문에 염분을 많이 섭취할 가능성도 있어 큰 걱정이었다. 마지막으로 헬리콥터 회사와 미리 협의를 해두어 심부전 증상이 도저히 통제 불능 상태가 될 때는 그를 후송할 수 있게끔 하라고 했다.

그는 정신적으로 매우 고무되어 나갔지만 뒷모습은 애처로워 보였다. 그때부터 불안해지기 시작했다. 나는 여름 내내 안절부절못했고 너무 무책임했다는 자책감에 사로잡혔다. 어쩌자고 말기 심부전에다 심한 심실성 빈맥까지 있는 환자가 배를 타고 대서양을 건너가도록 했을까? 그의 항해 코스가 남쪽 방향이라면 어느 정도 합리화될 수도 있었겠지만, 그는 하필이면 추운 북쪽 아이슬란드로 항해를 떠났다. 전에는 한 번도 쳐다보지 않았던 신문의 부고란을 살펴보기 시작했다. 나에게 그 여름은 매우 길었다.

가을이 되자 도저히 참을 수 없었다. 하지만 전화를 걸어볼 용기가 없어 전전긍긍하던 중 내 예약 환자 명단에서 그의 이름을 발견했다. 최소한 그는 아직 살아 있다. 내가 그에게 다음 진료 날짜를 약속해줬던가! 마침내 그가 진료실에 왔고, 그의 모습은 최근 몇 년 중에 가장 좋아 보였다. 병약하고 초췌하던 모습은 사라지고 검게 그을린 건강한 모습에 매우 즐거워 보였다.

"교수님, 헬리콥터를 이용했습니까?"

"그럼요."

그가 퉁명스럽게 대답했다.

"맙소사! 당신을 여행 보낸 건 제 잘못입니다."

그가 더 말하기 전에 내가 덧붙였다.

"폐부종이 심해졌나 봅니다."

그는 당황한 듯했다.

"네, 헬리콥터를 이용하기는 했지만, 저 때문에 이용한 것은 아니었습니다."

그가 설명했다.

"그 여행에 다른 심장병 환자도 있었습니까, 아니면 무슨 사고가?"

내가 무슨 말인지 몰라서 물었다.

"둘 다 아닙니다. 우리 배가 떠다니는 빙산에 부딪쳐서 일주일 동안 좌초해 있던 중, 승객들이 저에게 구조 헬리콥터를 불러달라고 해서 불렀던 것입니다. 승객들이 매우 기뻐한 것은 물론이죠."

그것이 그의 마지막 방문이었다. 그는 그로부터 6개월이 지나 사망했는데, 처음 심장발작이 생긴 날로부터 정확히 12년 뒤였다. 그 환자의 사례를 통해서 의사의 예후 예측이 인간의 의지 앞에서 얼마나 무력해질 수 있는지를 절실히 경험했다.

내가 이 이야기를 하는 이유는 의사가 낙관론을 견지하며 환자에게 확신을 심어주자는 것뿐만 아니라, 의술은 이미 정해진 사실 외에 다른 영역에서도 해결책을 찾아야 할 필요가 있음을 강조하기 위해서이다. 우리는 현재 과학의 시대에 살고 있으며 추측도 실제 경험에서 나온다고 생각한다. 우리가 적절한 검사를 선택하여 시행하고 그것이 컴퓨터로 분석되어 나오면 정확한 진단이 내려지고 거기에 맞는 치료법이 정해진다. 정말 그렇게 단순할까? 절대로 그렇지 않다고 생각한다. 소위 말하는 의학적 사실도 단지 생물학적 근삿값일 뿐이다. 결과 데이터나 예후도 통계학적인 것이고, 그것을 개별 환자에게 적용할 때는 항상 다양한 선택들 중에서 하나를 골라내야 한다. 경험이 많은 의사들은 임상에서 나타나는 여러 문제들이 과학의 영역에 속하지 않을 때가 많다는 사실을 잘 알고 있다.

환자를 효과적으로 관리하기 위해서는 치유의 예술이 필요하며 이것은 실제 경험과 유사 사례의 연구 그리고 상식의 실천에서 나올 수 있다. 물론 의사가 하는 처방이나 조언도 가능성을 바탕으로 한 추측에서 나오므로 겸손한 자세가 필요하다. 많은 의학적 데이터들은 대단위 인구 집단을 대상으로 한 역학적 연구를 바탕으로 한다. 그러나 의사는 환자 한 사람, 한 개인을 상대하고 있으며, 그 개인이 항상 통계학적 정규분포곡선 속에 포함된다는 보장은 없다. 통계는 확률적 진실을 말할 수는 있지만, 개인의 다양한 특성은 묵살하고 희미하게 만들어버린다.

의사가 자신에게 맡겨진 의무에 충실하기 위해서는, 종잡을 수 없는 상황에서도 스스로 확신을 가져야 한다. 의심스럽다고 해서 응급 상황에 대한 대처를 미루어서는 안 된다. 전문가 정신의 요체는 아직 정확히 모를 때라도 행동으로 옮기는 것이다. 치료를 위해서는 재빠른 대처가 필요하다. 얼마나 걸릴지도 모를 확실한 검사를 위해서 환자의 통증을 방치할 수는 없다. 개별 환자의 임상적 문제들은 의사가 이전에 그와 똑같은 사례를 전혀 접해보지 않은 독특하고 예외적인 것이어서 통계적인 범주 속으로만 포함시킬 수는 없다. 통계적 데이터는 포괄적으로만 제시되므로 각 개인별로 독특한 방법이 필요하며, 치료를 위해서는 어떤 교과서에도 나와 있지 않은 임상적 문제들도 다루어야 한다.

의사는 막연하고 포괄적으로 기술된 데이터들을 찾는 일을 중단해야 한다. 확신이 서지 않을 때, 의사는 환자를 위한 옴부즈맨ombudsman이 되어야 하며, 그때 환자에게 하는 조언은 애정이 밑바탕을 이루어야 한다. 그렇게 할 때만, 의사는 결정에 따르는 불안과 고통을 극복할 수 있다.

대체의학을
찾는 환자들

불확실성 외에도, 과학이라는 하부구조에서 비롯된 의학에는 또 다른 차원이 있다. 나는 의학이 혁명적으로 발전하는 시기를 지내왔고 혁명은 지금도 계속되고 있다. 획기적인 과학적 발견과 기술혁신으로 의학은 크게 변해왔다. 내가 의과대학에 입학할 때까지만 해도, 폐렴은 무서운 병이었고, 소아마비는 천형으로 생각되었으며, 유양돌기염은 젊은 부모들을 쩔쩔매게 하는 아주 흔한 병이었다.

세균성 심내막염은 치료법이 없었고, 류머티즈성이나 매독성 심장병 환자가 존스홉킨스 병원의 병상을 가득 메우고 있었다. 심장 수술도 매우 드물었으며, 고관절의 질환에서부터 망막박리에 이르기까지, 치료할 수 있는 질병이 별로 없었다. 신장 투석도 아직 정착되지 않아서 신부전 환자 치료는 거의 악몽이라 할 수 있었다. 환자들은 끊임없이 구역질을 하고 가려워서 온몸을 긁어대야만 했다. 다른 경우도 별반 다를 바 없었지만 이런 환자들 앞에서 의사들은 속수무책으로 공허한 위로의 말만 해줄 수 있을 뿐이었다.

내가 인턴 때 만났던 말기 신장병 환자를 아직도 생생히 기억한다. 병상에 환자가 보이지 않아 찾았더니 그는 병실의 천장에 목을 매달고 있었다. 급히 끌어내리고는 사람을 살린 것에 대해 의기양양해하고 있는데, 그가 불같이 화를 내며 발작하듯이 외쳤다. 아직도 그 말이 내 귓전에 울리는 듯하다.

"당신은 의사가 아냐! 나치 돌격대원이야!"

매독성 심장 질환이나 소아마비, 귀앓이 등과 같이 과거에는 치료가 어렵던 질병들은 이제 거의 사라졌으며 천연두 등 어떤 질병은 영원히 사라졌다. 현재의 의학은 과거에 경험하지 못했던 새로운 시기를 맞았고 의사나 환자 모두 새로운 문화를 누리고 있다. 거의 기적으로 보일 만큼 혁신된 치료법들은 엄격히 정의된 진단을 기반으로 하기 때문에 개인적 특성이나 의사의 카리스마 등 주관이 개입될 여지가 거의 없어졌다. 환자 치료의 성패를 좌우하는 가장 중요한 요소는 의사의 전문가적 능력과 기술 수준이다. 과거와는 달리, 의사가 내린 처방에 대한 환자의 신뢰도는 전혀 중요한 문제가 아니다. 걸리면 대부분 사망했던 심한 폐렴의 경우도 이제는 항생제를 쓰면 치료되며, 의사 개인이나 의사의 치료 방법에 대한 환자의 신뢰도는 치료에 전혀 영향을 미치지 않는다.

현대에 들어 과학이 혁명적으로 발전하고 의술과 과학이 결부됨에 따라 의술과 과학을 동일시하는 경향이 생겨났다. 그로 인해 의사들은 환자를 만날 때의 태도나 포괄적인 병력 청취의 중요성을 망각하고, 환자와의 인간적인 신뢰 관계 구축에 큰 신경을 쓰지 않게 되었다. 그리고 환자를 치유하기보다는 치료하는 데만 중점을 두고, 이 둘을 보완 관계가 아닌 부수적인 것으로 취급한다.

환자들도, 과학혁명의 결과 자신들의 병이 무엇이든 즉시 해결될 수 있으리라 기대하고 있다. 건강에 대한 관심이 크게 증가하여 많은 사람들이 건강을 가장 중요한 문제로 생각하고 일상 대화에서도 가장 큰 부분을 차지한다. 언론 매체도 의학 관계 뉴스를 크게 다루며, 취직할 때도 직장에서 제공되는 의료 서비스를 크게 고려한다. 의료 산업은 미국 내에서 가장 큰 비중을 차지하는 산업이며, 단일 산업으로는 가장 큰 사회적 자원을 소비하고 있다. 그러나 과거에 비해 사람들은 훨씬 더 건강하게 오래 살게 되었지만, 신체적·정신적 고통을 견디는 인내력은 감소되어 질병에 대한 불안감은 증폭되고 있다. 이러한 현상은 미국인들의 일상적 의료 행태와 크게 관련 있는데, 오늘날과 같은 문화적 풍토에서는 아주 사소한 증상이라도 중대한 질병의 신호로 취급하는 경향이 있다. 노먼 커즌스는 이에 대해 이렇게 표현했다.

"대부분의 사람들은 자신들이 영원히 살 것이라고 생각하면서도, 막상 감기에만 걸려도 몇 시간 내에 죽을 것같이 생각한다."

새로운 문화 환경의 또 다른 특징은 과학적 의술에 대한 환상에서 깨어나는 현상이다. 하버드 보건대학원에서 1994년 실시한 조사에 따르면, 응답자의 18퍼센트만이 미국의 의료제도에 만족했으며, 대체의학이 점점 대중 속으로 파고들고 있었다.《뉴잉글랜드 의학협회지》에 게재된 보고서에 따르면, 연구자들은 미국 성인들을 인구학적으로 대표하는, 영어를 사용하는 1,539명을 대상으로 면접 조사를 했다. 응답자의 약 34퍼센트가 지난 한 해 동안 최소한 한 번 이상 대체의학을 이용했다고 대답했으며, 여기에는 이완 요법, 카이로프랙틱,[*] 마사지, 비타민 요법, 장수식長壽食과 같은 식생활 요법 등 다양한 범주가 포함되어 있었다. 대체의학을 찾는 사람들은 주로 요통이나 두통, 알레르기 등과 같이 만성적이며 크게 위험하지 않은 질환들을 앓고 있었다. 그리고 거의 모든 사회집단에서 이러한 대체의학을 찾고 있었지만, 부유하고 교육 수준이 높은 50세 이하의 저연령층 백인들이 가장 많이 대체의학을 이용했다. 보고서의 저자들은 매년 모든 형태의 의료 기관을 이용하는 8억 1300만 명 중 반수 이상이 대체요법을 이용한다고 추측했다.[6]

사람들이 1차 진료 담당 의사들을 찾기보다 대체의학을 선호하는 경향이 늘어나는 이유는 어디에 있을까? 그것은 아마 기존의 정통 의학이 환자들에게 고통을 주는 문제들을 잘 해결해주지 못하기 때문일 것이다. 통계로 볼 때, 현재 미국에서 의사를 찾는 환자들의 약 25퍼센트 정도만이 문제를 해결하며, 나머지 75퍼센트의 환자들은 소위 과학적인 의술로는 문제를 해결하지 못하고 있다. 그들은 여러 전문의들을 찾아다니면서 값비싸고 침습적인invasive 의료 장비를 이용하여 치료해보지만 결국 실망하고 정통적인 의술을 벗어나게 된다. 이렇게 정통 의술로부터 멀어지게 된 사람들이 의회에 압력을 가해 미국 국립보건원 내에 대체의학 연구부서가 만들어졌으며, 이곳에서 연구하는 대상은 정신적

---

* **카이로프랙틱chiropractic**
  척추 지압 요법. 질병의 치료를 위한 투약이나 수술을 거부하는 자연 치료법으로서, 이미 발생한 질병의 치료보다는 예방의학에 깊은 관심을 보이는 의학의 한 분야이다.

치유에서 동종요법同種療法, 침술, 약초 등 다양한 범위에 걸쳐 있다.

심장병 의사로서 얻은 전문적인 경험으로 볼 때 심장 이상을 호소하는 환자들 가운데 반수 이상은 실제로 심장에 별 문제가 없었고, 이들의 이상 증세는 생활하면서 겪는 스트레스와 관련되어 있었다. 의사들이 환자를 진료할 때 과학적 방법에만 의존하지 않고 환자의 치유까지 생각한다면, 환자들이 대체의학을 찾아다니지는 않을 것이다. 환자를 치유하고 편안하게 하기 위해서는 환자가 호소하는 불편감을 가라앉히기 위한 수단들이 마련되어야 한다. 때때로 의사가 정통적이지 않은 방법을 이용해야 할 경우도 있다. 하지만 이러한 것들은 의과대학에서 배울 수 있는 것이 아니므로 임상 경험이나 상식적 수준에서 방법들이 마련되어야 한다.

나는 레빈 선생님이 환자의 건강하지 못한 생활 습관을 바꾸기 위해 끈질기게 설득하는 모습을 보아왔다. 선생님은 환자 주위를 둘러싼 산소 텐트 속으로 직접 들어가기도 했다. 산소 텐트는 호흡곤란을 호소하는 환자에게 습기, 냉기 그리고 산소를 공급하여 환자를 조금 더 편안하게 해주려는 장치인데, 레빈 선생님은 좁은 텐트 속으로 기어 들어가 자신의 얼굴을 환자에게 바짝 들이대고는, 집게손가락으로 환자의 코를 툭툭 치면서 마치 마술할 때 주문을 외는 모양으로 "심장발작이 일어난 후에도 담배를 계속 피우면 죽습니다"라는 문장을 또박또박 반복하고는 조용히 텐트 밖으로 나왔다. 이 경고는 너무나 강력한 힘을 발휘해서, 이 말을 들은 환자가 다시 담배를 피웠다는 이야기를 한 번도 듣지 못했다. 환자들 중에는 흡연자가 있는 회사를 피해 다니게 된 사람들도 많았다.

시베리아 출신의 의사가 한 말은 아직도 내 가슴속 깊숙이 남아 있다.

"의사가 환자를 만날 때마다 환자는 이전보다 더 좋아지고 있다는 느낌을 받아야 한다."

병원에서, 병이 말기에 이른 환자를 왕진하여 내가 더 이상 환자에게 해줄 수 있는 것이 없을 때, 나는 그분의 말을 생각한다. 나는 환자의 베개를 돌려, 구겨지고 습기에 젖은 베개 커버에 놓여 있던 얼굴이, 마르고 시원한 커버 위에 놓일 수 있도록 도와준다. 그리고 방문을 나서면, 뒤에서 환자가 간호사에게 하는 말이 가끔 들려온다.

"저 선생님 너무 멋져요. 누구시죠?"

누군가를 좀 더 기분 좋게 하기 위해서는 작은 정성이면 충분하다. 아주 사소한 일 하나가 환자의 삶을 더욱 만족스럽게 하는 큰 효과를 발휘할 수 있다.

H 씨는 50대 중반의 교사로 신사적이고 사려 깊으며 별로 말이 없는 사람이었다. 그는 자신의 건강에 대해 많은 염려를 하고 있었는데, 어렸을 때부터 병원을 자주 찾아다니면서 생긴 당연한 걱정이었다. 어릴 때 류머티즘열에 걸려 심장의 승모판이 매우 좁아지는 후유증이 남았는데, 승모판은 심장에서 가장 중요한 펌프 역할을 하는 좌심실로 통하는 문으로, 이곳이 좁아지면 피가 폐로 역류하여 폐에 울혈이 생기게 된다. 그는 비교적 어린 나이에 승모판 수술을 받아야 했지만, 수술 결과가 좋아서 신체적으로 큰 어려움 없이 지내왔는데 세균성 심내막염이 발생

하여 다시 신체적 고통에 맞닥뜨리게 되었다. 세균성 심내막염이란 심장의 안쪽 표면에 염증이 생겨서 판막을 파괴할 수도 있으며 항생제 정맥주사를 6주간 맞아야 하는 치명적인 병이다. 염증으로 인해 그의 심장판막은 파괴되었고 그는 또다시 심장 수술을 받아야 했다. 치료 과정은 힘들었지만 그는 잘 견뎌내고 지금까지 지내왔다.

이렇게 그에게는 신경 쓸 부분이 매우 많았지만 그의 가장 큰 관심사는 놀랍게도 콜레스테롤이었다. 그에게는 관상동맥 질환의 위험 요인도 없었고 동맥도 정상이었지만, 아주 엄격하게 동물성 단백질이 적은 음식만을 고집했다.

"제 아내는 저를 끔찍이 챙깁니다. 아내는 내 입에 콜레스테롤 부스러기도 들어가지 못하게 합니다."

크리스마스에 그를 만났을 때, 새해의 가장 큰 소망이 무엇이냐고 물어보았다. 그는 오랫동안 품어온 소망인 것처럼 지체 없이 대답했다.

"오믈렛을 먹어보는 것이 제 꿈입니다."

그는 계속 말했다.

"10년 동안 오믈렛을 단 한 입도 못 먹었습니다. 아내는 심장이 나쁜 내게는 오믈렛이 독약이라고 말합니다."

나는 그에게 당신과 같은 심장병을 가진 사람들의 경우에는 콜레스테롤에 크게 신경 쓰지 않아도 된다고 설명했다.

"그러니 일주일에 한 번, 일요일엔 언제나 오믈렛을 드실 것을 처방해드리죠."

믿지 않을지도 모르는 아내를 안심시키기 위해 심장병 의사인 내가 오믈렛을 처방하며, 아내에게 편지를 쓰고 일주일에 한 번, 달걀 두 개로 만든 오믈렛을 처방한 처방전을 첨부했다. 다음에 그가 나를 찾아왔을 때, 그의 얼굴에는 웃음이 가득했다.

"저는 일요일을 기다리며 지냅니다."

그는 눈을 빛내며 말했다.

"선생님, 그 처방전은 지금까지 제가 받아본 것 중 최고의 선물이었습니다."

침술은 환자들이 자신의 질병을 치료하지 못했을 때 가장 흔히 찾는 대체의학이다. '침술'은 어떤 증상이든 즉각적인 효과를 보기 위해 조금은 마술적으로 중국에서 시술되던 것이다. 침술의 기원은 확실하지 않으나 기원전 2650년경 중국의 전설적 황제黃帝 시기에도 시술되었다고 전해지며,[*] 여러 학자들이 기원전 2, 3세기경 저술한 가장 오래된 내과학 교과서라 할 수 있는 《황제내경黃帝內徑》에도 이에 대한 기록이 있다. 침술이 서구에 소개된 것은 17세기경 베이징에 파견되었던 예수회 선교사들에 의해서이지만, 50년 전 프랑스의 중국 학자이자 외교관인 조르주 술리에 드 모랑Georges Soulié de Morant이 침술에 대해 쓴 방대한 논문이 출판되기 전까지는 거의 알려지지 않았다.[**]

침술이 기초하고 있는 철학적 체계는 고대 도교道教의 교리로부터 나왔다. 도교의 가장 근본적 개념은 음과 양이라는 양 극단의 대립이며,

---

[*] **침술의 기원**

　침술의 기원에 대한 *과 **의 내용은 모두 사실과 다르다.

　　　　　　　　* 잃어버린 치유의 본질에 대하여 ─────

이것이 우주만상을 이루고, 질병은 이러한 음과 양의 조화가 깨질 때 발생한다고 본다. 그리고 이러한 음과 양이 하나의 존재를 만들면, 기氣가 그 속에 보편적으로 존재하며 생명을 불어넣는다. 개인의 건강은 기가 적절한 균형을 이루며 존재할 때 가능하다. 질병은 기가 너무 많거나 적은 결과로 생겨난다. 침술은 기본적으로 이러한 미묘한 물질의 정상적인 흐름을 회복시키는 데 목적이 있다. 몸에는 침을 놓는 1,000개의 지점이 있으며, 이 위치에 따라 신체 표면을 나누어 그릴 수 있다. 이 지점들을 연결한 선은 몸의 특정 기관과 관련되어 있으며, 머리끝에서 발끝까지 특정 지점은 몸속의 특정 장기에 연결되고 그 사이로 신비로운 기가 흘러 다닌다.

5,000년 넘게 침술은 인류 인구의 약 5분의 1을 치료하는 중요한 치료법이었지만, 내가 의과대학에 다닐 때는 전혀 언급되지도 않았다. 그러나 의사 생활 초기에 피부에 바늘을 박거나 박아서 돌리는 침술로 큰 효과를 보았다는 환자들을 여러 명 접하게 되었고, 이와 관련하여 빈약하긴 하지만 영문으로 된 참고 문헌들을 읽어보았다. 하지만 그것으로는 내 생각을 바꿔놓기에 턱없이 부족했다. 거기에서는 침술이 모든 병에 효과가 있다면서, 여드름에서 황색종까지 각종 피부 질환들과, 기관지염, 당뇨, 간질, 고혈압, 발기불능, 불임, 편두통, 근시 등을 비롯해, 신장염, 소화성 궤양, 좌골신경통 등 거의 대부분의 병을 망라하며 효과를 과장하여 오히려 거부감만 가지게 만들었다. 마치 옛이야기에 나오는 만병통치약처럼, 침술이 못 고치는 병이 없었다.

침술의 효과에 대한 해부학적 혹은 생리학적 설명도 전혀 없었는데, 예를 들어 뒷목의 두개골과 맞닿아 있는 부위는 담낭에 해당되는 부위이고, 손목은 폐와 연결되는 등 체내의 각 기관은 그와 연결되는 피부 부위가 있으며, 우울증은 간장 질환에서 생기고, 불안은 신장 질환에서 비롯되므로, 이러한 기관에 해당되는 피부에 침을 놓으면 그로부터 비롯된 질환이 치료된다고 했다. 나는 발에다 바늘을 꽂아 간장 기능을 개선하여 우울증을 고친다는 식의 주장을 도저히 믿을 수 없었고, 침술이 5,000년 동안이나 시술되어왔으면서도 효과를 객관적으로 뒷받침할 증거가 없다는 데 놀라지 않을 수 없었다. 지금까지 의학은 주관의 수렁에서 벗어나는 방향으로 발전해왔기에, 약초나 민간에서 떠도는 이야기에서 만들어진 확실하지도 않은 치료법으로 확실성을 가장 중시하는 과학을 대신할 수는 없었다.

그러나 침술에 대한 나의 회의적 시각은 침술의 효과를 직접 경험함으로써 완전히 바뀌었다. 나는 어릴 때, 썰매를 타다가 허리를 크게 다친 뒤, 그 후유증으로 1960년대 중반부터 심한 요통이나 좌골신경통이 갑자기 나타나곤 하여, 당시의 방법대로 장시간을 침대에 똑바로 누워 지낼 때가 많았다. 거의 6주 이상씩 침대에 꼼짝 않고 있어야 했던 때도 여러 번 있었다. 그래서 자꾸 재발하는 이러한 고통을 주기적으로 겪지 않고 또 신경을 보호하기 위해 디스크 수술도 받았다. 그러나 효과는 5년 정도밖에 지속되지 않았고, 이후에는 요통이 재발했다. 하지만 이전처럼 오래 누워만 있어야 할 필요까지는 없었다.

1973년 미국 심장학자 대표단의 일원으로 중국을 처음 방문했을 때의 일이다. 대표단은 캔자스시의 그레이 디몬드Grey Dimond 박사를 단장으로 여덟 명의 저명한 전문의들로 구성되어 있었다. 당시 나는 시애틀과 도쿄에서 연료 보충을 위해 잠시 착륙한 것을 제외하고는 보스턴에서 광둥까지 비행기로 직행했는데, 긴 여행에 녹초가 되어 광둥에 도착하자마자 심한 요통이 발생해 꼼짝도 할 수 없게 되었다. 중국 호텔의 부드러운 침대가 중세의 고문대처럼 느껴졌고, 바닥에 누워 있어야만 통증이 조금 덜해졌다. 함께 갔던 미국 의사들은 모두 특출한 권위자들이었지만, 이렇게 심한 요통에는 속수무책이었고 그들이 할 수 있는 일이란 기껏해야 누군가가 치통이 생기면 먹으려고 가져온 타이레놀과 코데인을 주는 것뿐이었다.

어찌할 방법이 없어, 나를 도와줄 방법을 찾고 있던 주최 측 중국인들에게 그들의 전통적 치료법으로 나의 요통을 치료해줄 수 있는지 물어보았고, 그들은 흔쾌히 도와주겠다면서 전통의학연구소로 나를 데려갔다. 거기서 웃옷을 벗고 극히 간단하게 병력을 말하고 나자, 마치 일본 스모 선수처럼 우락부락하게 생긴 두 사람이 나타났다. 두 사람은 각자 내 다리를 하나씩 붙잡고는 거의 직각으로 벌렸는데, 그때의 통증은 내가 겪어본 것 중 가장 심한 통증이었고 마치 내가 두 갈래로 찢어지는 느낌이었다. 그들이 잠깐 쉬는 사이 나는 침대에서 뛰어내려와 이제 다나았다고 하고는 호텔로 돌아왔지만 통증은 오히려 전보다 더 심해졌다. 중국인이 가져다준 마약성 진통제로도 가라앉지 않는 극심한 통증으로 신음하면서 이제 침이라도 맞게 해달라고 했다.

그들이 보내준 침술사는 작고 허약한 체구에 별로 호감이 가지 않는 인상의 남자였다. 그는 내게 배를 깔고 엎드리게 하고는, 가늘고 긴 침을 내 양측 둔부 위쪽에 꽂았다. 침을 돌리는 동안 아무 느낌이 없었고, 그는 이에 실망하여 침을 같은 부위에 다시 꽂았다. 나는 약간 묵직하고 따가운 느낌과 함께 침을 돌릴 때 둔부근육이 저항하는 느낌이 든다고 말했다. 내가 느낌이 있다는 말에 의사는 '타-기'처럼 들리는 말을 중얼거렸다. 나중에 안 것이지만 '타-기'라는 말은 기를 모아 활력을 불어넣는다는 의미였다. 몇 분이 지난 후 그가 내게 이제 일어나 걸어보라고 했는데, 나는 어렵겠다고 대답했다. 그러나 놀랍게도 몇 분 전까지 나를 그렇게 괴롭히던 통증이 줄어들기 시작했고, 어쩌면 통증이 완전히 사라지는 신비로움도 경험할 수 있을 것 같은 생각도 들었다.

침술사는 내게 일어서보라고 재차 말했다. 나는 혼자서 일어날 수 있었고 심한 통증 없이 몇 발짝을 걸을 수 있었다. 불과 몇 분 전까지 좌골 신경을 불로 지지는 듯하던 부위도 이제는 약간 누르는 듯한 느낌만 있을 뿐이었다. 신체적으로는 좋아진 느낌이 들었지만, 정신적으로는 여전히 충격을 받은 상태였다. 그는 다음 날도 와서 이번에는 침술뿐만 아니라 쑥뜸도 해주었는데, 숯처럼 만들어진 약간의 쑥을 전날 침을 맞았던 부위에 놓고 태웠다. 이제 통증 없이 더 많이 걸을 수 있게 되었다. 전에는 이 정도 통증이 생기면 꼼짝없이 한 달 이상 침대에 누워 있어야 했다. 그렇지만 이제는 3일 만에 편안하게 걸을 수 있게 된 것이다. 일주일 후에는 만리장성에도 올라갔고, 홍콩에서 보스턴으로 직항해도 문제없었다. 그 후 약 1년 동안 심한 요통은 생기지 않았다.

만약 다른 사람이 그렇게 기적같이 치료됐다는 말을 들었다면, 나는 분명 믿지 않았을 것이다. 그러나 내 몸이 직접 생생하게 겪은 이 일을 믿지 않을 수 없다. 이 사례는 내게 정신 신경적인 문제가 있었든지, 아니면 침술의 효과가 분명히 있다는 객관적 증거이든지 중의 하나이며, 나는 물론 후자라고 생각한다. 성 아우구스티누스*는 이렇게 말했다.

"기적은 없다. 단지 법칙을 모를 뿐이다."

그때부터 더 이상 침술을 '엉터리'로 생각하지 않고, 침술에 대해 과학적 탐구를 시작했다.

우리는 중국에서 소위 말하는 침술 마취 사례도 많이 볼 수 있었는데, 침술 마취는 전통 의학이나 서양의학 병원 모두에서 시행되고 있었다. 마오쩌둥毛澤東 주석은 "중국 의학이나 약학은 엄청난 보물 창고라 할 수 있다. 우리는 이를 더 연구해야 하고, 그 수준을 더욱 높여야 한다"고 말한 바 있는데, 이때 마오쩌둥이 의미했던 것은 실제로 침술, 한약 그리고 마사지 등이었다. 우리가 중국을 방문했을 때는 '문화대혁명'이 한창 진행되고 있었고, 마오쩌둥의 한 마디 한 마디는 신성불가침의 지시로 간주되고 있었다. 그의 지시를 조금이라도 거역하면 그 자리에서 감옥으로 끌려가거나 농촌에서 강제 노역을 해야 했고 그보다 더 나쁜 경우도 많았다. 따라서 당시는 침술의 전성기였으며 침술이 극도로 미화되고 효과가 과장되어 발표되고 있었다.

과장된 선전을 감안하더라도, 외과 수술의 여러 영역에서 마취술 대신에 침술이 이용되는 사례를 여러 차례 목격했기에 효과는 부인할 수 없었다. 침을 맞은 환자가 멀쩡히 깨어 있는 상태에서, 갑상선 절제술과 뇌종양 수술 그리고 심장 수술을 시행하는 모습을 직접 본 적도 있다. 특히 심장에 생긴 구멍을 수술하는 장면은 내게는 엄청난 충격이었다. 상하이의 대형 병원에서 만난 20대 초반의 남자는 심실중격결손증 환자였다. 그는 수술실로 걸어 들어와 미국에서 온 우리 여덟 명 모두와 악수하고는 수술대에 누웠고 그리고 수술이 진행되었다. 방에는 산

---

* 성 아우구스티누스St. Augustinus(354~430)
  교부철학을 완성한 위대한 사상가. 《고백록》, 《신국론》 등 많은 저작을 남겼다.

소 탱크와 혈압계 그리고 구식 산소 공급기 외에는 아무것도 없었다. 수술용 천을 그에게 덮고 나서 정맥주사를 시작하고 산소 공급용 고무호스를 삽입하고 나서, 그의 귀와 좌측 손목에 침술용 바늘을 여러 개 꽂았다. 약 15분이 지나자 그는 졸기 시작했고, 의료진은 혈액을 외부에서 펌프해서 순환시키는 구식 혈류 우회 기계에 그의 혈관을 연결했다.

수술을 맡은 의사는 능숙했고 수술을 빨리 했다. 눈 깜짝할 사이에 환자의 가슴을 열고, 전기 자극으로 심장에 세동을 일으켰다. 심실세동이 생기면 심장의 수축이 멈추기 때문에 의사가 심장을 수술할 수 있게 되고, 외부에서 혈액을 펌프하는 기계는 혈액을 순환시켜 환자의 생명을 유지해준다.

나는 수술대의 앞부분에 서 있었기에 환자의 얼굴을 가까이에서 볼 수 있었다. 서양의학 교육을 받은 우리들에게는 수술 장면 모두가 무섭게 비현실적으로 다가왔다. 환자는 수술 도중 심장이 멈춘 상태에서 몇 번이나 눈을 뜨고, 말도 했다. 함께 있던 한 저명한 미국 외과 의사는 내게 다가와 믿을 수 없다는 듯이 중얼거렸다.

"우리가 지금 뭘 보고 있는 거죠?"

그는 중국인들이 우리에게 집단 최면을 걸고 있는 것이 아니냐고 속삭였다. 그 환자는 수술 도중 지혈이 어려울 정도로 출혈이 심했을 때 두 번 신음 소리를 냈을 뿐이다. 그때 환자는 얼굴에 수술보가 덮여 있어 자신의 가슴에서 무슨 일이 벌어지고 있는지 알 수 없는 상태였고, 수술하는 의사도 아무 말을 안 했으므로 환자가 신음 소리를 낸다는 사실이 매우 놀라웠다. 의사가 지혈을 하고 다시 순조롭게 수술이 진행되자 환자는 편안해졌다.

수술이 막바지에 이르러 절개한 가슴을 봉합하기 시작하자, 어떻게 환자의 심장세동을 멈추고 정상박동으로 돌아오게 할지가 걱정되기 시작했다. 수술실 안에 심장세동을 멈추게 할 장비가 보이지 않았기 때문이다. 그러나 절개한 가슴의 봉합을 끝내자, 그들은 내가 10여 년 전에나 봤을 법한 아주 구형 심장세동 제거기를 수술실 안으로 끌고 와서 전극판을 환자의 가슴에 대고 전기 충격을 가했고, 그러자 심장박동은 정상으로 돌아왔다. 집도한 의사들과 간호사들은 내 앞에 일렬로 서서는 "지켜봐주셔서 감사합니다"라며 고개를 숙이고 인사했으며, 환자는 일어나 앉아서 모두를 향해 손을 흔들고는 휠체어에 앉은 채로 회복실로 갔다.

그러나 그로부터 몇 년 후, 중국 의료계는 마취가 필요한 모든 사례를 침술로 대신할 수는 없음을 인정했다. 복부 수술이나 부인과적 수술에는 침술이 더 이상 이용되지 않으며, 그 외의 경우에도 모든 개인들에게 다 침술을 적용하지는 않는다. 그렇지만 침술은 통증 감각을 완화시키는 우수한 방법임에 틀림없다. 나는 침술의 작용 기전을 알기 위해, 침술 연구에 가장 뛰어난 업적을 발표하고 있던 상하이의 전통의학연구소를 방문했으며, 그곳에서 침술이 마취의 한 방법으로 이용될 수 있음을 확신하게 되었다. 그곳에서는 매우 충격적인 많은 실험이 진행되고 있었다.

그 가운데 한 실험은 토끼를 머리만 움직일 수 있게 하여 요람에 묶어두고, 토끼의 코 앞에 가열된 철사를 들이대는 것이었다. 철선에 전기를 통하게 해 빨갛게 달아오르게 한 뒤 토끼의 코 앞에 들이대면, 토끼는 몇 초 안에 그 철선에서 머리를 돌리는데, 이와 같은 과정을 여러 번 반복하면 토끼도 같은 반응을 되풀이했다. 그 뒤 전기 자극기에 연결된 침술용 바늘 몇 개를 토끼의 뒷다리에 꽂아 넣자, 토끼는 철선을 아무리 코에 가까이 가져가도 더 이상 머리를 돌리지 않았다. 급기야 철선이 토끼의 코에 닿아 냄새와 연기를 내며 타들어가는 믿을 수 없는 모습이 보였다. 하지만 이것만으로는 침술이 통증 감각을 없앨 수 있다는 확신이 생기지 않았다.

어떻게 해서 침술이 통증 감각을 없앨 수 있을까? 중국 의사들은 이를 여러 가지로 설명한다. 그중 한 설명은 척수脊髓의 관문關門 이론인데, 이것은 척수에 관문 기능이 있어 강력한 자극이 신경망으로 들어오면 다른 자극에는 관문이 닫혀 자극이 전달되지 않는다는 가설이다. 이 이론에 따르면, 침술에 의한 자극은 말초신경 말단에서 발생하는 통증 감각의 전달을 중지시키는 붉은 신호등 역할을 함으로써 뇌에 신호가 도달되지 않게 한다. 또 다른 설명은 침술에 의해 통증 감각을 둔화시키는 신경단백이 혈중으로 유리된다는 가설이다. 후자의 이론을 뒷받침하는 것으로, 침술을 시행한 동물에서 혈액을 뽑아 다른 동물에 주입하면 침술을 시행하지 않은 동물의 통증 감각에 대한 역치가 높아진다는 관찰이 있다. 중국 의학을 열심히 연구한 데이비드 아이젠버그* 박사는 "침술이 동물과 사람의 통증 감각을 변화시키는 충분한 과학적 근거가 있다"고 결론 내렸으며, 통증 완화의 기전은 마약과 같은 효과를 내는 엔도르핀이 혈중으로 유리된 결과라고 보았다. 실제로 중국에서는 침술에 중독된 사례도 보고된 바 있다.[7] 중독된 사람들은 침을 맞지 않을 때

---

* 데이비드 아이젠버그David Eisenberg(1939~)
  하버드 대학교 의대 교수. 1980년대 이래 대체의학의 대가로 알려져 있다.

면 피로, 구역질, 복통 그리고 두통 등의 금단증상을 나타내고, 침을 다시 맞으면 그러한 증상이 바로 사라졌다. 그러므로 침술은 뇌를 자극하여 엔도르핀이나 엔케팔린과 같은 중독성 신경전달물질을 만들어낸다고 생각할 수 있다.

중국을 몇 차례 방문하면서 침술의 효과를 많이 보았고 직접 경험도 했기에 나는 신경생리나 정신생리 영역에서 큰 의문들을 가지게 되었다. 피부 아래에 있는 신경망을 자극함으로써 통증의 신경 신호가 차단되어 가슴이나 두개골도 마취 없이 열 수 있다면, 두뇌의 감각 인식이나 해석을 변화시키는 강력한 기관이 인체의 표면에 존재해야 한다. 그렇다면 피부를 관통하는 방법이 아닌 다른 방법으로도 신체의 기관에 영향을 줄 수는 없을까? 즉, 침술을 시행하지 않고 피부의 어떤 부위를 마사지하거나 혹은 단순히 피부를 눌러만 주어도 마찬가지 효과를 가져올 수 있을 것이다.

침술이 위약 효과와 같은 신경생리 기전을 가지고 있지는 않을까? 사실 위약 효과는 치료 과정에서 중요한 문제이고, 단순히 설탕으로 만든 알약도 위약 효과를 통해 신체의 가장 중요한 기능을 변화시킬 수 있으며, 특정 약에 의한 효과라는 것들도 사실은 위약 효과를 포함하고 있거나 아니면 전부 위약 효과일 수도 있다. 약에 의한 직접적 효과와 마찬가지로 위약도 다양한 효과를 가져올 수 있다. 허버트 벤슨* 박사는 위약 효과에는 세 가지 요인이 있다고 했다. 환자의 믿음과 기대, 의사의

---

* **허버트 벤슨Herbert Benson(1935~)**
  하버드 대학교 의대 심장병 전문의. 위약 효과를 설명한 대표적 인물.
  벤슨은 훗날 정신으로 병을 이겨낼 수 있다는 믿음의 신봉자가 되었다.

믿음과 기대 그리고 의사와 환자의 관계이다. 대체의학에서도 이러한 위약 효과의 원리는 마찬가지로 적용된다.[8]

나는 임상 과정에서, 의학 문헌에서 과학적 해답이나 도움을 얻을 수 없는 문제를 해결하기 위해 소위 대체의학으로 분류될 수 있는 방법을 많이 이용한다. 책에 나와 있는 대로만 치료할 수는 없다. 환자 개인별로 특성을 가지고 있기 때문에 한 환자에게 효과가 있었다고 해서 다른 환자에게 그대로 효과가 나타나리란 법은 없으며, 어떤 경우는 전혀 다른 방법으로 효과를 볼 수도 있다. 그러나 현재 의사들은, 예를 들어 최면술이 필요한 환자들에게 직접 최면술을 시행하기보다는 경험 많은 심리학자에게 보내는 등 직접 대체의학을 시술하지 않는 경향이 있다. 오늘날과 같이 의료 소송이 난무하는 시기에, 의사가 새롭고 혁신적인 치료법을 시술했다가 실패하면 의료 소송에 휘말리기 십상이며, 특히 방법이 전혀 근거가 없거나 검증되지 않은 경우에는 더 나쁜 상황에 직면하게 된다. 의료 소송에 대한 불안감에서, 의사들은 새로운 방법을 도입하는 데 더 망설이거나 조심하게 되고, 그 결과 치료 효과가 떨어질 수 있다.

1950년대 후반이었다. 피터 벤트 브리검 병원의 흉부 병동에 입원해서 수술을 앞두고 있던 미국 서부 버지니아 출신 의사인 E. W. 박사의 심장 상태를 자문하러 갔다. 그는 흑인이었고 우울증 증세가 있었다. 체구는 허약했고 53세라는 나이보다 훨씬 늙어 보였다. 그는 좌측 폐 하부의 병변으로 시험적 개흉술을 받기로 되어 있었고, 30년 동안 하루에 세 갑씩 담배를 피워왔기에 암이 의심되었다. 그때는 고명한 의사들이 그에게 암에 걸렸지만 수술이 필요 없다는 확실한 진단을 내리기 며칠 전이었다. 그러나 그의 가장 큰 특징은 쉴 새 없이 해대는 딸꾹질이었고 그는 무척 지쳐 있었다. 깨어 있을 때만 나오는 딸꾹질은 그를 흔들어대어 밥조차 먹기 힘들게 했다.

그때까지 2년 동안, 그는 잠들었을 때만 제외하고는 쉬지 않고 딸꾹질을 해왔고, 많은 병원을 다녔지만 어떤 약도 딸꾹질을 가라앉히지 못했다. 마침내 그는 좌측 횡격막 신경을 절단했고 그로 인해 횡격막이 부분 마비되었다. 그러나 이 수술을 받고 나서도 딸꾹질은 가라앉지 않았고 오히려 운동할 때 호흡곤란을 느끼게 되었다. 그는 자살을 시도했지만 실패하여 매사추세츠 정신병원에 입원했는데, 입원 때 의례적으로 촬영한 방사선에서 폐의 종괴가 발견되었다. 내가 근무하던 병원으로 이송되기 전 그의 상태는 최악이었다. 체중이 27킬로그램 이상 빠진 데다 극심한 식욕부진도 있었으며, 딸꾹질은 전이성 암에서 비롯된 것으로 추정되었다.

이토록 쇠약해진 사람은 처음이었다. 솔직히 현대 의학이 아직도 환자의 딸꾹질 하나 해결하지 못한다는 사실도 놀라웠다. 나는 나의 병상일지에 환자의 병 상태는 충분히 치료될 수 있고, 폐의 병변은 악성이 아니라 좌측 횡격막의 부분 마비로 인해 생긴 양성으로 추정된다고 기록했다.

그 후 내가 며칠간의 여행에서 돌아왔을 때, 당시 박사과정을 마친 후 내 밑에서 임상 전임의 과정에 있던 의사 한 사람이 이제 그 환자를 내가 맡아야 된다면서, 외과 의사가 어려운 문제를 떠안기 싫어서 자칭 딸꾹질 전문가라는 내게 그를 이송했다고 말했다. 환자의 두꺼운 진료 기록부를 보고 나는 더욱 놀랐다. 진료 기록부에는 의학적으로 딸꾹질에 효과가 있다는 방법은 모두 시도해본 것으로 나와 있었는데, 혀 밑에 설탕 조각을 넣는 것에서부터 산화질소 흡입하기, 숨을 참고 코를 킁킁거리기 그리고 처음 들어보는 민간요법까지 어느 것도 효과가 없었다. 최후의 수단으로 횡격막 절단까지 시도했지만 상태는 전혀 호전되지 않았다.

나는 개운치 않은 마음이 들었는데, 딸꾹질에는 경험도 지식도 없었기 때문에 크게 불안해졌다. 사실 이와 비슷한 문제도 다루어본 적이 없었다. 골치 아픈 이 환자에게 내가 할 수 있는 일은 무엇일까? 환자는 자꾸 끊어지는 말투로 만약 딸꾹질을 멎게 할 수 없다면 지옥 같은 삶을 살고 싶지 않다고 했다. 딸꾹질은 결혼생활을 파탄시키고, 의사 생활도 못 하게 하고, 그를 완전히 무용지물로 만들어버렸다.

그 후 며칠 동안 빌어먹을 딸꾹질만 생각하며, 온갖 문헌을 찾아보았지만 아무 소득이 없었다. 그는 마치 축음기의 음반에 올려놓은 바늘처럼 같은 음향의 불협화음을 계속해서 발산했다. 암이 신경총神經叢을 자극해서 딸꾹질이 생기는 것이라면 밤에는 왜 딸꾹질이 멎을까? 잠잘 때 딸꾹질이 멎는다는 사실로 볼 때, 원인이 기질적 병변이 아닌 기능적 장애 때문이라는 추론이 가능했다. 희망이 보였다. 원인은 찾아낼 수 없더라도, 환자를 이완시키면 잠잘 때 딸꾹질이 사라지는 것과 비슷한 효과를 가져올 수 있지 않을까? 그러자 느닷없이, "유레카!"라는 말이 입에서 튀어나오며 최면술을 이용해보자는 생각이 들었다. 내게 이러한 생각이 떠오른 이유가 있었는데, 그보다 1년 전에 '만성적 스트레스로 초래된 심혈관 질환에서의 최면술 효과'라는 연구에 참여한 적이 있기 때문이었다.

난치성 딸꾹질에 최면술이 시도된 적이 있는지 알 수 없어, 매사추세츠 정신병원의 탁월한 심리학자인 마틴 오른Martin Orne에게 도움을 청하기로 했다. 아직 젊었지만 그는 최면술 분야에는 권위자였으며, 함께 연구를 했었기에 그를 잘 알고 있었다. 그에게 전화를 걸어 상태를 설명하자, 오너는 최면술이 유용한 치료 방법이 될 것으로 확신했다.

"오늘 오후에 환자를 만나주실 수 있습니까?"

내가 물었다.

"안 되겠는데요. 일이 있어 지금 공항으로 나가던 중이거든요."

"괜찮습니다. 환자는 2년 동안 딸꾹질을 해왔는데, 며칠 늦어진다고 문제되겠습니까. 일을 끝내시고 즉시 와주시길 기다리겠습니다."

내가 덧붙였다.

그러나 6주 동안 캘리포니아에 머물러야 한다는 말에는 힘이 빠질 수밖에 없었다.

"그때까지 저는 어떻게 해야 하죠?"

나는 절망적으로 애원했다.

오른은 오만스러운 독일식 악센트로 혼자 해결하라고 대답했다.

"한번 해보세요. 지난 1년 동안 제가 하는 것을 보셨죠? 혼자 환자에게 최면을 걸 수 있을 겁니다. 문제없을 겁니다."

그리고 그는 내게 간단한 최면술 방법을 말해주고 환자가 최면에 걸려 있는 동안 절대로 딸꾹질에 대해서는 언급하지 말라고 충고한 후, 행운을 빌어주었다.

다음 날 환자의 병실 밖에다 경고문을 붙였다.

"치료 중. 방해하지 마시오."

나는 그렇게 긴장해본 적이 없었고, 분명히 어려움에 처해 있었다. 다른 치료법은 없었다. 그러나 그에게 최면을 걸기는 어렵지 않았으며, 그는 적극적으로 치료에 응했다. 위대한 최면술사가 내게 딸꾹질에 대한 말은 끄집어내지 말라고 명령했으므로, 계속해서 "이제 편안해집니다. 더 편안해집니다. 점점, 점점, 자, 완전히 편안해졌습니다"라는 말만 중얼거렸다. 이렇게 불경을 낭송하듯이 중얼거릴 때, 그는 매우 졸려했지만 딸꾹질에는 아무런 효과가 나타나지 않았다. 어떤 변화도 없었다. 마치 종교 의식 같은 이런 장면을 매일 아침 20분 정도씩 계속했고, 날이 거듭되어도 딸꾹질 횟수에 변화가 없자 거의 포기하고 싶은 마음이 들었다. 병동 간호사들은 내가 잠겨 있는 병실 안에서 무슨 짓을 하는지 모르겠다며 쑥덕거렸고, 아침에 내가 병실에 도착하면 음흉한 눈으로 쳐다보곤 했다.

그러던 어느 날, 나는 그에게 매일 딸꾹질 횟수를 기록하라고 해야겠다는 생각이 들었다. 물론 어리석게 보이는 귀찮은 일이겠지만 나름대로 계획이 있었다. 그에게 노트 한 권을 주고 기록하는 방법을 설명했다. 첫날의 딸꾹질 횟수는 4만 3,657회였다. 그가 최면 상태에 있는 동안에는 '딸꾹질'이라는 단어를 사용하지 않고 그의 문제를 언급하는 것이 가능했다. 그날의 최면술이 끝날 때쯤 그에게 아마 내일은 딸꾹질 횟수가 4만 번 이하로 떨어질 것이라고 암시해주었다. 그리고 다음 날 그 시간이 될 때까지가 무척 길게 느껴졌다.

다음 날 환자의 침상 옆 의자에 앉기 전에 나는 진지하게 입안에서 맴돌던 질문을 던졌다.

"오늘은 몇 회죠?"

그는 나의 떨리는 가슴을 진정시키듯 대답했지만 감정이 실려 있진 않았다. 3만 8,632회였다. 거의 정확히 5,000번이 줄어들었기에, 흥분을 누르기 힘들었다. 매일 그만큼 감소시키는 것을 목표로 정했다. 아직 내가 승리했다고 할 수 없었지만 끝이 안 보이게 길고 어둡던 터널 속에 처음으로 여명이 비치는 듯한 느낌이 들었다. 다음 최면 중에는 그에게 내일은 3만 4,500회 이하로 떨어질 것이라고 암시했다. 다음 날은 실제로 3만 4,289회였다. 매일 5,000회씩 줄였고, 실제로 딸꾹질 횟수는 거의 정확히 그만큼 감소했다.

1만 5,000천 회까지 떨어지자, 증상 호전이 뚜렷이 보였는데, 우울증이 훨씬 개선되었고 그는 처음으로 희망을 가지고 웃기까지 했다. 우리는 이제 적극적으로 퇴원 문제나 고통스럽던 삶을 반전시키는 이야기도 나누었다.

5,000회 이하로 떨어지자, 템포를 조금 늦추었다. 그는 과거 자동차 운전을 할 때 딸꾹질이 특히 심했다고 뒤늦게 얘기했는데, 그때쯤 해서 딸꾹질 횟수가 0으로 내려갔고, 나는 최면술 중에 앞으로 운전을 해도 딸꾹질 횟수는 여전히 0일 것이라 암시했다. 그에게 내 차를 운전해보라고 했으며, 그는 운전 중 한 번도 딸꾹질을 하지 않았다. 그는 이제 자신이 치유되었음을 알았고, 퇴원하여 집으로 돌아갔다.

이 과정은 3주 이상 걸렸는데, 나는 그동안 말할 수 없을 정도로 불안한 심정으로 지냈다. 그러는 동안 나는 자신에게 끊임없이 물었다. 내가 어리석은 일에 매달려 있는 것은 아닐까? 내 전공도 아니고, 이러다 동료들로부터 웃음거리가 되고 의사로서의 내 경력에 흠집을 남기지는 않을까? 의료 과오는 내지 않겠지만, 잘못하고 있는 것이 분명한 듯했다. 내가 최면술이랍시고 시도해본 적은 그때가 처음이자 마지막이었는데, 그와 비슷한 문제를 그 후로는 한 번도 접해보지 않았기 때문이다. 이런 상황을 또 맞닥뜨리게 된다면 어떻게 할까? 아마 같은 방법을 사용할 것이다.

의사는 두 가지 문화에 동시에 속해 있다. 과학이 더 주된 문화이지만, 과학이 완전한 성공을 거두기 위해서는 치유의 예술 문화도 필수이다. 과학이 주가 되더라도, 그 테두리 안에서는 인간에게 고통을 주는 모든 것이 다루어져야 하며, 과학이 치유의 예술을 대체할 수는 없다. 과학보다는 전통에 뿌리를 둔 대체의학이 자리할 장소는 매우 넓게 존재한다. 인간의 정신을 단지 뇌로만 설명할 수는 없다. 의술은 아픈 영혼을 치유하는 의무를 잊거나 인간의 존엄성을 감소시켜서는 안 된다.

의료소송이라는
장벽을 넘어서

의사들에게 진료를 가장 어렵게 만드는 것이 무엇이냐고 물어보면, 거의 대부분의 의사들이 진료에 관련된 법적 제약을 첫 번째로 꼽는다. 그들은 앰뷸런스를 따라다니는 변호사들이 올바른 진료 행위를 해치고, 각종 진료 문제를 만들어내고 또 가중시킨다고 생각한다. 의료 과오에 대한 비판은 모든 분야를 망라하며, 과도하게 높이 산정된 약가, 치솟는 병원비 및 전문의 진료 수가뿐만 아니라 현대 의학의 비인간적이고 기계적인 특성 그리고 의사와 환자의 단절 등에 대해서도 제기되고 있다. 의료계 지도자들은 의료제도가 진정한 개혁을 이루기 위해서는 '의료 소송 메스'를 고치지 않고서는 불가능하다고 생각한다.[9]

의사들이 모이는 자리마다 자신들의 의료 소송 경험담이 대화의 소재로 등장하며 변호사들에 대한 성토가 화제를 이룬다. 사실 맨해튼 한 군데만 해도 일본 전체보다 변호사 수가 많은 미국 사회에서는 각종 소송이 봇물을 이루고 있다. 의사라고 해서 예외는 아니며 오히려 의료 관련 직종은 소송의 주된 표적이다.

20세기 초만 해도 의사들은 존경받는 존재였다. 의사들은 혹독한 훈련을 거쳤고 존경을 받을 만했다. 환자의 질병에 대해 정확히 파악하지 못했을 때도 의사들은 환자의 집에서 병상을 지켰으며 환자가 입원하는 경우는 극히 드물었다. 의사들은 환자를 인간적으로 대하며 가족들과도 친숙하고, 환자가 현재 처해 있는 심리적·사회적 스트레스도 잘 알고 있었다. 그러나 오늘날 미국 사회에서는 이런 아름다운 모습을 찾을 수 없다. 특히 인구 밀집도가 높은 도시 지역에서 근무하는 의사들은 항상 낯선 환자를 맞는다. 의사들은 언제, 어떻게 소송에 휘말릴지 모른다는 불안감으로 처음부터 경계심을 가지고 환자를 대한다. 환자의 손을 잡거나 가벼운 환담을 하는 등의 친절을 베풀 시간도 없으며, 시간에 쫓겨 외래 환자 한 명당 불과 20분 정도만 진료할 뿐이다. 환자에게 묻는 말도 환자가 말하는 주요 증상과 관련된 것에만 집중된다. 하지만 주요 증상은 환자가 의사를 찾게 만든 실제 이유와 상관없는 경우가 많다. 설상가상으로, 환자를 만나는 짧은 시간마저 전화를 받는 등 잡다한 일을 하느라 낭비되기 십상이다. 진찰도 병력 청취와 마찬가지로 건성에 그치고, 이 역시 가공의 것일 수도 있는, 환자가 말하는 주요 증상에 관련된 부위에 집중된다.

환자를 처음 만날 때, 이처럼 대충대충 넘어가면 환자가 가진 진정한 문제를 짚어내기가 불가능하다. 물론 환자가 말하는 주요 증상을 일시적으로 완화시킬 수는 있다. 그러나 의사가 병력 청취를 형식적으로 간략하게 할 경우 가장 근본적인 문제를 놓치는 경우가 허다하고, 의료 장

잃어버린 치유의 본질에 대하여

비에 의존하는 진료를 하게 된다. 반대로 병력 청취와 진찰을 꼼꼼히 하면 몇 가지의 일상적 검사만 추가해도 85퍼센트 이상 정확한 진단을 할 수 있으며,[10] 정확한 진단을 위해 값비싸고 복잡한 검사가 필요한 경우는 10퍼센트 정도에 불과하다.

의료 소송에 대한 부담을 가지거나, 환자를 처음 만날 때 병력 청취나 진찰을 부실하게 하면, 여러 가지 검사나 복잡한 시술을 많이 시행할 수밖에 없다. 가능한 모든 진단에 대해서 검사를 하고 나면 의료 소송에 휘말리더라도 직무유기의 책임을 면할 수 있다는 논리이다. 동료 의사들의 경험에서 이러한 사실을 알게 되었는데, 젊은 의사들은 박사과정을 마친 후 전임의 과정을 밟으면서 박봉을 보충하기 위해 의사가 부족한 부근의 지역사회 병원 응급실이나 병실에서 야간 당직 근무 아르바이트를 했다. 과거에는 환자가 적어 단지 몸만 그곳에 가 있으면서 의학 서적을 읽거나 부족한 잠을 보충하기도 했다. 그러나 이제는 상황이 다르다. 주말 당직 아르바이트를 끝내고 자기 병원의 오전 회진 시간에 올 때는 잠이 부족하고 몸은 녹초가 되어 있다. 당직 아르바이트는 이제 수많은 검사를 하고 각종 시술에 따르는 부작용까지 처리하느라 매우 바쁘다. 전에는 자전거 타다 넘어져 정강이에 찰과상을 입은 젊은이가 병원에 오면, 상처 부위를 치료해주면 그만이었다. 그러나 이제는 환자를 돌려보내기 전에 숨어 있을 손상이나 별로 가능성 없는 모든 진단까지 의심하고 검사해준다. 한 전임의는 이렇게 말했다.

"이런 말도 안 되는 검사를 하는 이유는 환자가 아니라 순전히 나를 위해서입니다."

하지만 법적 문제를 피하기 위한 이런 방어적 진료 행위가 오히려 법적 문제를 야기할 수도 있다. 사실 환자에게 시술하는 모든 행위에는 어느 정도씩 부작용이 나타날 수 있으며, 완전하게 안전한 시술은 없다. 정맥주사 한 가지만 해도 아무리 안전하게 시술하더라도 감염을 일으키거나 혈전이 생길 수 있다. 심장내과 영역에서 흔히 시행하는 심도자 검사의 경우 400번 시술에 한 번 정도의 비율로 치명적인 합병증이 발생할 수 있다. 게다가 한 가지 검사만으로 끝나는 경우는 드물며, 먼저 시행한 검사 결과를 확실히 하기 위하여 추가 검사가 필요한 경우가 대부분이다. 따라서 검사에 따르는 부작용의 가능성은 훨씬 높아질 수밖에 없다.

표준화된 일상적 검사를 포함한 거의 모든 검사에서 약 5퍼센트 정도는 결과가 틀려 위양성*이나 위음성**으로 나올 수 있다. 위음성은 실제로 질병이 있음에도 알아내지 못하는 경우를 말하며 위양성은 반대의 경우인데, 위양성이 더 큰 문제라고 생각한다. 위양성으로 나오면, 그 결과를 확인하기 위해서 더 많은 추가 검사와 시술들이 요구되기 때문이다. 예를 들어 운동부하 검사에서 관상동맥 질환이 의심되는 심전도 소견이 나오면 의사들은 값비싼 검사인 심장혈관조영술을 추가로 시행한다. 이 검사는 매우 비싸고 부작용도 많다. 그리고 검사 결과가 양성으로 나와서 검사를 다시 시행했을 때 두 번째 검사 결과가 음성으로 나오면 아무런 결론을 내리지 못하고, 세 번째 검사를 할 수밖에 없

---

* **위양성偽陽性**
   결과가 음성으로 나와야 하지만, 잘못되어 양성으로 나오는 경우.

** **위음성偽陰性**
   결과가 양성으로 나와야 하지만, 잘못되어 음성으로 나오는 경우.

• 잃어버린 치유의 본질에 대하여 ──────

다. 세 번째 검사에서 결과가 정상이면, 처음 검사 결과가 틀렸음을 확인한다. 세 번째 검사의 의미는 그게 전부이다. 결론을 내리기까지의 과정은 몇 주일에서 수개월이 소요될 수 있으며, 그동안 환자는 심장병이나 암 혹은 다른 무서운 질환의 가능성 속에서 불안에 떤다. 더 많은 검사를 시행할수록 잘못된 정보는 더 많이 쌓여간다. 어떤 검사 결과가 위양성으로 나오면, 의사는 닭 쫓던 개 모양으로 존재하지도 않는 병을 찾아내려 이 검사 저 검사로 헤매게 된다. 반대로 위음성일 경우는 찾아내야 할 문제를 놓치는 결과가 되는데, 양자 모두 혼란을 초래하고 환자를 화나게 한다.

시술이나 검사를 많이 하는 경향은 진료가 가지는 특성에서 비롯되었다. 의사들은 쉽게 설명할 수 없는 문제들을 자주 접하며 그럴 경우 환자의 불평을 감수해야 한다. 불확실성의 바다 속에서 의사들이 바른 항로를 잡아나가기 위해서는 많은 경험이 필요하며, 특히 오늘날과 같이 과거 어느 때보다 확실성이 중요시되는 시기에는 그것이 더욱 어렵다. 의과대학에서는 의술을 과학의 영역이라 가르치고, 병원에서 수련받을 때는 의료 장비가 발전하면 모든 문제를 과학적으로 해결할 수 있을 것이란 생각을 더 깊게 가지게 된다.

젊은 의사들이 사람이 걸릴 수 있는 모든 질병들에 대한 지식을 백과사전식으로 머릿속에 가득 채우고 있는 것도 의사들이 검사 처방을 자주 하게 되는 원인 중의 하나이다. 경험이 적은 의사일수록 환자에게 가능한 질병과 가능하지 않은 질병을 잘 구분하지 못한다. 환자의 상태가 드물게 접하는 사례이고 정밀 검사가 필요한 상황인지를 판단하려면 많은 경험이 축적되어야 한다.

이러한 이유로 의사들은 환자에게 가능한 질병 목록을 매우 많이 나열하게 되는데 그중 일부 질병은 새로 입원하는 거의 모든 환자에게 다 적용해보기도 한다. 이렇게 기계적으로 모든 질병의 가능성을 다 검사하는 것은 "혹시 환자가 이러저러한 질병을 가지고 있지 않을까?"라는 생각에서 나오며, 검사할 내용들은 경험이 적은 의사가 주로 처방하므로 의료장비에 의존하는 것을 당연하게 생각한다. 우수한 병원일수록 합병증이 많이 발생하는 현상은 놀라운 일이 아니다. 이러한 위험은 경험이 적은 젊은 의사가 수적으로 많기 때문만이 아니라 이들이 자신들 마음대로 의료 장비를 이용할 수 있기 때문이기도 하다. 그러므로 환자들에게는 병원이 가장 위험한 장소가 될 수도 있다.

의사의 잘못으로 결국 사망하게 되었던 한 환자를 생각하면 아직도 가슴이 아프다. 그는 세계적으로 명성을 날리던 학자로서 내가 20년 이상 관상동맥 상태를 관찰하고 있던 중이었다. 방광에 생긴 종양을 수술로 제거하기 위하여 우리 병원에 입원해 있던 중 수술 후 2일째 경미한 심장발작이 발생했다. 그러자 환자의 외과 주치의는 울혈성 심부전도 약간 있을 수 있다고 판단하고는 내게 아무런 자문도 구하지 않고 심장 내의 압력을 측정하기 위하여 스완-간즈 도자*를 삽입했다. 그 시술은 경부의 정맥으로 도자를 삽입하여 우심실까지 밀어 넣어서 폐동맥이 나가는 지점에 그 끝을 위치시키는 것으로, 매우 중요한 좌심실의 압력을 측정하고 환자의 혈류 균형을 감시하기 위한 목적으로 시행된다. 스완-간즈 도자 시술은 이론적으로는 매우 가치 있는 정보를 얻을 수 있

* 스완-간즈Swan-Ganz 도자
  심장 내에 도관을 삽입하여 심장 내부의 상태를 파악하게 하는 검사법.

•잃어버린 치유의 본질에 대하여 ———

지만, 실제로는 그렇지 못하며 시술하는 경우도 드물었다. 해당 환자의 경우에는 해서는 안 되었다.

다음 날, 간호사들을 통해서 환자가 자신의 심장에 관이 삽입된 것 때문에 매우 초조해한다는 사실을 알게 되었다. 우심실로 들어간 도자는 심실빈맥을 유발했으며 또 빈맥은 급속히 심실세동으로 변하여 결국은 심장마비까지 일으켰다. 소생술을 오랫동안 시도했지만, 유능한 학자였던 그 교수는 5일 만에 사망했다.

전공의에게 그렇게 위험한 시술을 하게 된 근거가 무엇인지 물어보자, 전공의는 혈류 역학을 검사하지 않으면 의료 과오가 될 것 같아서 할 수 없었다고 대답했다. 심장발작이 약하게 왔던 80대 노인에게 그러한 시술을 하는 것은 결코 있을 수 없는 일이었다.

이 같은 비극적인 사례는 드물게 나타나지만, 언론에서는 마치 이러한 과실이나 태만이 미국 전체에서 널리 발생하는 것처럼 전한다.

"의료 과오로 대학살이 자행되고 있다. 범죄에 희생된 사람들과 교통사고로 사망한 사람들 그리고 화재로 사망한 사람들의 수를 모두 합해도 병원에서 의료 과오로 매년 사망하는 환자들의 수인 8만 명에는 미치지 못할 것이다."[11]

이 글을 쓴 기자는 의사들의 무능력으로 인해 그 외에도 수천 명의 사람들이 신체가 마비되거나 뇌손상을 입으며, 수많은 사람들이 심한 장애를 지닌 채 살아가게 된다고 덧붙였다.

물론, 의사의 개인적인 자질 부족으로 커다란 비극이 초래된 경우도 많다. 이때 대중들을 화나게 하는 것은 동료 의사들이 그러한 무능력자를 보호하려 한다는 점이다. 언론의 집중 관심을 받은 사례가 있었다. 환자는 45세의 남성이었는데 요통 때문에 일상적인 검사를 받고자 했다. 일주일이면 퇴원할 수 있을 것 같던 환자는 병원에 6개월을 입원했고, 뇌에 손상이 와서 퇴원한 후에도 간질발작을 막기 위해 70알이나 되는 약을 매일 복용해야 했다. 비극은 마취과 의사가 술에 취해서 처방된 용량보다 열 배나 많은 진정제를 투여하고 수술 도중에도 환자를 제대로 감시하지 않아서 생긴 일이었다. 그러나 다른 의사들이 그의 명백한 무능력과 불법 행위에 대해 아무런 비난도 하지 않고 침묵만 지킨 사실은 용서받을 수 없는 행동이었다.

환자에게 해가 발생한 것을 결코 정당화시킬 수는 없지만 좀 더 크게 볼 필요가 있다. 의사가 무능력해서 환자가 피해를 입거나 사망한 경우는 전체적으로 보면 극히 적은 비율을 차지할 뿐이다. 대부분의 과실은 유능한 의사들에 의해 발생한다고 생각하는데, 그들은 병력 청취를 게을리하거나 지나치게 의료 장비에 의존하여 무능력한 의사들보다 오히려 더 많은 부작용을 초래한다. 사실 현재와 같은 의료 문화가 더 큰 문제이지만 언론이 주시하는 심각한 문제들에만 관심이 집중되고 있는 현상은 유감스럽다.

의료 장비를 부적절하게 사용하여 생기는 문제들보다, 여러 약제를 동시에 투여하여 약제 간의 상호작용 결과로 발생하거나 혹은 과다 용량을 처방함으로써 생기는 문제들은 더 많다. 수술이나 위험한 시술에 의해서 발생되는 문제는 약제에 의한 부작용에 비하면 훨씬 사례가 적다. 일주일이 멀다 하고 약물 부작용이 나타난 환자들을 만나게 된다.

의사 생활 초기에 나는 아무리 주의 깊은 의사도 처방에 커다란 실수를 범할 수 있음을 경험한 바 있다. 내가 아직 전임의 수련 과정에 있을 때였다. 나는 먼 곳에서 와서 호텔에 머물고 있는 한 환자를 보아달라는 부탁을 받았는데 그는 레빈 선생님의 환자였다. 추운 겨울날 자정이 지난 시각이었는데, G라는 그 환자는 오랫동안 심한 관상동맥 질환과 울혈성 심부전으로 디기탈리스 치료를 받아오던 중이었다. 내가 보니 환자는 심한 심장울혈과 함께 폐에 수액이 차 있고 맥박 수는 항상 분당 160회까지 빨라져 있었다. 심장박동은 차단block을 동반한 발작성 심방 빈맥의 특징적 소견을 보였으며 이것은 디기탈리스의 과다 복용으로 나타날 수 있는 박동 이상이었다. 눈보라가 심하게 몰아쳤기에 앰뷸런스도 한참을 기다려야 했다. 그동안 디기탈리스 중독의 해독제인 염화칼륨을 주사했고 그로부터 한 시간이 지나자 환자의 심장박동이 정상으로 돌아왔고 울혈 증상도 호전되었다.

그러나 왜 그 환자가 디기탈리스를 과다 복용하여 중독이 되었을까? 다음 날 아침, 레빈 선생님은 환자의 약제나 용량을 변화시킨 적이 없다면서 디기탈리스로 인한 것이 아니라고 부정했다. 레빈 선생님은 자신의 진료 수첩을 내게 보여주며 환자의 디기톡신digitoxin 하루 용량이 0.1밀리그램으로 적혀 있고 수년 동안 변화가 없었다고 확인시켜주었다.

그러나 환자는 세 달 전 레빈 선생님의 진료를 받으러 왔을 때 선생님이 처방해준 디기톡신 정제를 동네의 약국에서 구입했다고 기억했다. 나는 셜록 홈스가 되어 환자가 말한 약국을 찾아가서 처방전 장부를 샅샅이 살펴본 끝에 용량이 두 배로 기록되어 있는 레빈 선생님의 처방전을 확인했다. 분명히 0.1밀리그램이 아닌 0.2밀리그램으로 적혀 있었다. 내가 레빈 선생님에게 사실을 이야기하자 선생님은 매우 허탈해하며 자신의 커다란 실수에 대해 아무런 변명도 하지 못했다. 레빈 선생님은 심한 심장 질환을 가진 환자가 매우 독성이 강한 약을 두 배 용량으로 복용할 경우 치명적인 결과를 초래할 수도 있다는 사실을 매우 잘 알고 있었다. 아무리 훌륭한 의사라도 완벽할 수만은 없다는 사실을 깊이 깨닫게 된 사건이었다.

사람은 누구나 실수를 할 수 있으며 어떤 의사도 예외일 수 없다. 의사들은 흔히 의료 소송이 사소한 것을 대상으로 하며 그래 봐야 별 볼일 없을 것으로 생각한다. 그러나 이는 전혀 사실과 다르다. 환자의 진료 기록들을 다 제출하라는 명령을 받는 것은 의사에게 가장 비참한 일이다. 죄의식에 사로잡혀야 하고, 변호사들을 만나느라 아까운 시간을 투자해야 하며, 평온했던 생활이 파괴되고, 자신에게 쏟아지는 비난을 감수해야 하는 등 극도로 비참한 감정에 빠지게 된다. 소송을 당하는 의사는 억울하다고 생각하고 이런 감정은 분노로 변해 다른 환자에게 표출될 수 있는데 그렇게 되면 또 다른 의료 소송만 더 생겨날 뿐이다.

"더 양질의 치료를 해서도 안 되고, 설정된 표준에 따라서만 치료해야 하며, 의사들의 자율권은 거의 없고, 치료한 내용에 대해서는 엄격히 검사한다"[12]와 같은 관리 의료 조직의 지시까지 개입되면 의료 과오 소송은 더 나쁜 결과를 초래한다. 뭔가 커다란 문제가 있다.

미국 병원들에서 발생한 의료 과오에 대해서는 많은 연구가 진행되어 왔다. 환자가 병원에 입원해 있는 동안 의료 과오로 인해 문제가 발생한 사례는 매년 전체 입원 건수의 1퍼센트에 불과한 적은 비율이지만, 매년 3000만 건의 입원이 있음을 감안하면 그 수는 30만 건이고 하루에 거의 800건의 비율로 발생한다고 볼 수 있다. 그러나 일반 대중들은 언론 매체에 비하여 법률적 지식이 별로 없고 의료인들의 말을 그대로 받아들이는 경우가 많으므로, 부주의나 의료 과오로 인해 실제로 발생한 건수보다 훨씬 적은 수만이 소송으로 진행된다고 생각할 수 있다. 하버드 대학교에서 수행한 연구에서는 치료 과정에서 문제가 생긴 환자들의 1.53퍼센트만이 실제로 소송을 제기하는 것으로 나타났다. 이 연구는 미국에서 매년 의료 과오로 손해배상이 청구된 사례의 여덟 배 그리고 손해배상에서 승소한 사례의 열네 배 정도의 의료 과오 사례가 발생한다고 보았으며 "의료 과오의 피해를 당한 환자가 소송을 통해 배상받는 경우는 드물며, 잘못된 진료 행위에 대한 의사들의 책임도 명확히 규명되지 못하고 있다"[13]고 지적했다. 법으로 문제를 해결하려는 경향이 강한 미국에서조차, 의료 과오가 발생했을 때 의사들이 소송에 걸리는 경우는 50건 중 단 한 번에 불과하다.

또한, 드러나지는 않지만, 의료 과오 소송은 보건 의료비가 급속히 증가하는 중요한 원인이라고 생각하는 관리 의료 조직이나 의료보험 회사들의 시각도 문제이다. 의사들에 대한 법률 소송과 관련하여 지출되는 비용은 전체 보건 의료비 지출의 1퍼센트에 불과하며,[14] 의사들은 전체 수입의 평균 2.9퍼센트를 의료 과오 보험에 지출하지만, 그 액수는 의사들의 '품위 유지를 위한 고급차' 구입 비용을 약간 상회할 뿐이다. 전리품은 의료 과오의 피해자가 아니라 보험회사가 챙긴다. 예를 들어, 1991년에 보험회사들은 의사들의 책임보험과 관련하여 14억 달러의 이윤을 남겼다.

이러한 소란의 배후에는 보이지 않는 세력이 숨어 있다. 의사들이 언제 소송을 당할지 몰라 불안해하는 면도 있지만, 그들이 방어적 진료에 치중하는 데는 무의식적 동기도 내재되어 있다. 의료 과오에 대한 불안은 복잡한 시술, 특히 위험한 시술을 시행하는 것을 정당화시킨다. 소송이 난무할수록 의사들의 수입은 오히려 증가한다.

스완-간즈 도자 시술이 그 대표적인 예이다. 심장의 전방근육 전체에 경색증이 생긴 환자의 거의 반수에게 이 도자를 삽입하던 때가 있었는데, 이 시술로써 심장 기능을 효과적으로 감시할 수 있다는 것이 시술의 이론적 배경이었다. 그러나 이 시술을 시행하면 입원료 외에도 수백 달러의 수입이 생겼다. 환자가 선을 삽입한 상태에서 겪는 불편은 관심 밖이었다. 그러나 나는 다른 검사 방법으로는 도저히 정보를 얻을 수 없는 아주 특별한 경우가 아니면 이 시술이 거의 필요 없다고 생각한다.

10년 이상 관상동맥 질환 치료 병동에서 직접 환자를 치료해온 내 경험으로 볼 때 스완-간즈 도자 시술은 10퍼센트 이상의 환자들에게 합병증을 발생시키며, 합병증은 경부에 피멍이 드는 정도도 있지만 심할 경우 심한 감염이나 치명적인 부정맥까지 일으킬 수 있다. 의료 과오에 대한 불안은 복잡하고 값비싼 시술에 치중하게 만들고 이를 합리화시킨다. 동시에 그러한 시술은 재정적 보상을 가져다준다. 스완-간즈 도자 시술에 대한 의료보험 상환을 제한하자 시술의 임상 이론은 변하지 않았음에도 시술은 눈에 띄게 감소했다.

⁂

의사나 병원을 상대로 소송을 제기하는 환자들은 소송의 가장 큰 이유를 자신의 병이 치료되지 않았기 때문이라고 주장한다. 정작 필요할 때 의사가 와주지 않거나 자신들이 방치되고 있다는 느낌도 중요한 이유이다. 환자가 가장 관심을 가지는 문제를 의사가 무시하고, 환자의 입장을 고려해주지 않는다는 대답도 흔히 말하는 소송의 이유이다. 의료 과오 자체보다는 의사와 환자 사이의 대화 부재에서 소송이 초래되는 경우가 더 흔하다.

소송을 제기하는 사람들은 분노가 끝까지 차올라 큰 결심을 하는 경우가 보통이다. 소송의 과정은 길고 힘들며 시간과 정력이 많이 소모되기 일쑤이다. 의사들은 환자들이 사소하거나 괜한 트집으로 소송을 제기한다고 생각하지만 대부분의 소송은 커다란 문제를 대상으로 한다. 의사나 병원을 상대로 소송이 제기되는 사례들은 보통 심각한 문제들로, 업무나 사회생활 혹은 가족관계에 영향을 주는 장기적인 장애가 초래된 경우가 많다. 한 연구에 따르면, 불구가 되거나 사망한 사례가 의료 과오 소송의 52퍼센트를 차지한 반면 정서적 손상은 20퍼센트에 불과했으며, 소송의 70퍼센트 이상이 외과나 산부인과, 응급실 담당 의사들을 상대로 했다. 즉, 대부분의 소송은 의료 서비스를 직접 제공하는 의사들을 대상으로 한다.

의료 과오 문제를 조사한 영국의 한 보고서는, 의료 과오가 처음 문제가 되는 시점에서는 소송으로 이어지지 않지만 문제가 발생한 이후 모른 척하거나 충분한 대화를 하지 않을 때는 소송으로 발전한다고 지적했다. 의사가 설명을 제대로 해주지 않거나 솔직하게 사과하지 않을 때, 또 환자의 말을 신경성으로 돌리거나 할 때 당사자는 상처를 입고 소송을 하게 되며, 반면 의사로부터 충분한 설명과 사과를 받은 경우에는 3분의 1 이상이 소송을 제기하지 않았다.[15]

이 보고서에서는 소송이 일어나는 이유를 보통 세 가지로 보았다. 첫 번째는 내 친구나 이웃들이 같은 일을 당해서는 안 된다는 이타적인 감정이며, 두 번째는 일어난 일의 진실을 알리고자 하는 마음 그리고 세 번째는 자신이 당한 고통을 금전적으로 배상받으려는 생각인데, 이것은 가장 덜 중요한 이유이다. 미국에서도 이와 비슷한 연구가 있었으며 여기에서도 환자들이 소송을 제기하는 이유로서 의사의 해명을 듣거나 의사들도 책임을 느끼게 하고 자신의 일로부터 어떤 교훈을 얻게 하려는 동기가 금전적 목적보다 많았다. 소송을 통해서 의사들이 결과에 대한 책임 의식을 가지게 하고 환자의 분노와 고통을 의사들도 같이 공유해야 한다는 생각이다. 어떤 환자는 이렇게 말했다.

"나의 마음을 두 단어로 표현해보라면 '책임'과 '정의'라고 말할 수 있습니다. 의사들은 환자들에게 무조건 자신들의 지시를 따르라면서 우리 위에 군림하려 합니다."[16]

의료계에 떠도는 말이 있다. 아무리 능력이 있고 환자에게 잘해주는 의사라도 의료 과오 소송을 당할 수 있으며 이는 결국 팔자소관이라는 말이다. 그 말은 "이에 대한 유일한 대처 방법은 책임보험에 가입하는 일이다"라는 의미도 된다.[17] 그러나 내 생각은 다르다. 소송당할 걱정을 하는 의사는 실제로 소송을 당하게 된다. 방어적 진료는 두 가지 결과를 가져온다. 시술을 최대한 많이 하고 또 시술들에는 합병증이 따를 수밖에 없다. 그리고 의사는 모든 환자들을 잠재적인 적으로 간주한다. 방어적 진료는 전문가 정신을 갉아먹고 의술을 비인간화시킨다. 환자도 의사에게 친밀감을 느끼거나 애정을 가지지 않고 무관심해하거나 불신하게 된다. 이러한 환경에서는 의사와 환자 사이의 관계가 단절되고 환자는 점점 더 퉁명스럽고 소송을 걸 마음을 가지게 된다. 의사와 환자의 관계가 나쁘면 기대한 치료 결과도 나오지 않으며, 진료비는 놀랄 만한 액수로 늘어나고, 약제나 시술의 합병증도 생겨나서 결국 소송으로 발전한다. 자충수를 두고 악순환을 초래하는 셈이다. 환자는 별 관계가 없는 낯선 사람을 상대로 소송을 제기하는 데에 아무 거리낌도 가지지 않는다.

진료에 대한 비현실적 기대도 소송을 자주 발생시키는 요인이다. 만성 질환이 있는 환자들은 바로 나으리라는 기대를 가지고 병원을 찾지만 기대는 곧 허물어진다. 현재까지도 관절염으로 인한 통증을 낫게 할 수 있는 약제는 없으며 폐기종에서 오는 호흡곤란도 의사로서는 어찌할 방법이 없다. 신체 어느 부위에 생긴 만성 질환이든 완전히 낫게 할 방법은 없지만 환자를 애정과 존경심을 가지고 치료하면 질환에 의한 고통을 덜 수는 있다. 환자는 의사가 자신에게 보여준 작은 친절도 오래 기억한다. 이상하게도 대체의학이나 카이로프랙틱에 대해서는 거의 소송이 제기되지 않는다. 동정심을 가지고 많은 시간 동안 환자와 상담하는 의사들도 소송당하는 경우가 드물다. 이러한 치료자들의 공통점은 환자의 말을 열심히 듣고 공감을 나타내준다는 점이다.

내가 보기에는 이러한 점들이 가장 중요하지만 이에 대해 전혀 관심을 기울이지 않는 의사들도 많다. 예를 들어, 환자가 자신을 수술한 의사에게 앞으로 어떻게 관리해야 되는지 물어보면 깡그리 무시해버리는 의사도 있다. 그는 이렇게 말한다.

"내가 할 일은 이미 수술실에서 다 했으니 그런 문제는 간호사에게나 물어보시죠."

일방적으로 말하고 대화를 끝내버린다. 대동맥판막을 치환하는 수술을 받은 어떤 환자는 내게 자신을 수술한 의사의 사진을 달라고 부탁했다. 그 말을 듣고 처음에는 환자가 외과 의사에게 큰 감명을 받고 감사하는 마음을 느끼는 줄 알았더니 다음에 이어져 나온 환자의 푸념은 이런 생각을 여지없이 뭉개버렸다.

"저는 의사가 어떻게 생겼는지도 모릅니다. 수술실에서 딱 한 번 만났을 뿐입니다. 하지만 그때는 제가 의식이 없는 상태였죠. 그는 수술 전에도 수술 후에도 한 번도 저를 찾아온 적이 없습니다."

중요하지 않아 보이는 이러한 일이 소송이라는 커다란 불을 일으키는 불씨가 된다.

소송에 휘말리지 않으려면 먼저 진료에서 과실이 항상 존재한다는 사실을 인식해야 한다. 대부분의 사람들에게 실수는 그저 귀찮은 일일 뿐이다. 화가의 실수는 선을 지우는 것으로, 최악의 경우에도 캔버스를 버리는 것으로 끝나지만, 의술의 경우는 다르다. 의사가 과실을 저지르면 그로 인해 다치는 사람이 생긴다. 모든 환자는 다 나름대로 고유한 특성을 지니기에 진료는 실험적 성격을 지닐 수밖에 없고, 불확실하고, 과실이 생겨날 수밖에 없다. 의사가 특정한 환자를 치료할 때 환자가 어떻게 반응을 나타낼지를 확신할 수는 없다. 하지만 과실이 발생할 수도 있음을 염두에 두고 항상 신경을 기울이고 있으면 커다란 문제가 발생할 확률은 줄일 수 있다. 한 사람 한 사람에 대해서 끊임없이 주의를 기울이면서 사는 것이 쉽지는 않지만, 이와 관련해 히포크라테스가 한 말은 진

　　　　　　　　● 잃어버린 치유의 본질에 대하여 ──────

리라 할 수 있다.

"먼저 해를 끼치지 않도록 하라."

여기에 베르톨트 브레히트Berthold Brecht의 말을 덧붙이면, 의학의 목표
는 무한정한 지혜의 문을 여는 것이 아니라 무한정의 과실을 줄이고자
하는 것이다. 역설적이지만, 이렇게 자신을 엄격히 되돌아보는 학문은
의학의 전통과는 거리가 멀다.

심각한 문제가 발생할 때 문제의 원인이나 책임 소재를 밝히기란 쉽
지 않다. 그러나 내 생각으로는 의사가 모든 가능한 임상적 상황과 부작
용을 예견했어야 한다고 생각한다. 내가 이렇게 생각하게 된 것은 내 어
머니의 경험으로 인해서이다. 어머니는 나이가 90이 넘어서도 혼자 살
며 여전히 총명했고 혼자서 생활할 수 있음을 자랑스러워했다. 그런데
어느 날 오후, 어머니는 여태껏 잠옷을 입은 채 몸이 많이 흐트러진 상
태로 나의 인사도 받지 않고 음식 먹기가 너무 괴로워서 죽고 싶다고
말했다. 식욕이 완전히 사라지고 숟가락을 들 힘조차 없는 것보다 더 큰
문제는, 생각을 바로 하지 못하는 것이었다. 어머니는 열이 나거나 통증
이 더 심해지지도 않았고 약도 바뀌지 않았다고 주장했지만 어머니의
약상자를 살펴보니 디곡신 정제가 0.25밀리그램 제형으로 바뀌어 있었
다. 어머니는 지난 10년간 0.125밀리그램의 디곡신을 복용하고 있었음
에도, 지난 3주간 계속해서 이 용량으로 복용했다. 어머니의 주치의가
다른 곳에 갔기에 자신이 자주 다니던 약국에 가서 같은 약을 다시 구
입했다. 그러나 말이 잘못 전달되어 0.125가 0.25로 바뀌어버린 것이다.
어머니는 시력도 저하되어 있었기에 약병의 글자를 제대로 읽지 못하
는 데다 약병의 색깔이나 크기도 같았기 때문에 그러한 일이 벌어진 것

이다. 심부전 상태를 완화시키기 위해 사용하는 약은 매우 위험한 약인데 어머니에게 독성이 나타난 것이 분명했으며 단순한 실수로 인해 하마터면 사망에 이를 뻔했다.

일단 문제가 발생하면 의사는 환자에게 어떻게 설명해야 할까? 의사들은 의과대학 시절부터 의료 과오에 어떻게 대처해야 하는지에 대해서 전혀 배우지 못했다. 이러한 상황에 직면하면 대부분의 의사들은 얼버무리거나, 과실을 감추려 하거나, 책임을 회피하는 방법을 강구하지, 실수를 인정하고 정면으로 대응할 생각을 하지 않는다. 병원에서 수련받던 시절, 병원의 의사들은 내게 환자의 진료 기록부에다 태만하거나 잘못된 것으로 보이는 내용을 절대로 적지 말라고 가르쳤다. 환자가 사망해도, 자신에게 책임을 묻지나 않을까 하는 우려 때문에 조의를 표하지 않는 의사들도 있었다.

문제가 발생했을 때 아무 말도 않고 누구도 눈치채지 못하게 하는 방법은 가장 잘못된 것이다. 부작용이 있을 수 있다는 사실을 알리고 사과해야 한다. 의사한테 덤비지 말라는 식의 태도는 환자에게 자신이 제대로 진료받지 못하고 방기된다는 느낌을 준다. 과실임을 인정해야 강하고 겸손해진다.

나도 한 환자를 거의 사망에 이르게 한 적이 있는데, 이를 생각하면 아직도 아찔하다. K라는 환자는 심방세동이 있었는데, 이 같은 이상이 있으면 보통의 경우에는 맥박이 빨라지지만 그는 분당 60회 정도를 유지하고 있었다. 나는 그의 맥박이 빨라지지 않는 원인이 심방에서 심실로 전기적 신호가 전달되는 과정이 차단되어 빠른 맥박을 걸러내기 때문이라 해석했다. 그래서 보통의 경우에는 심방세동으로 맥박이 빨라지면 디기탈리스를 투약하여 맥박을 늦추지만, 이 환자에게는 디기탈리스가 필요하지 않다고 오판했다.

그러나 디기탈리스를 중단한 후 한 달가량 지났을 때 환자가 거의 의식불명 상태로 피터 벤트 브리검 병원으로 실려왔다. 폐부종이 심했으며, 여전히 심방세동이 있었지만 맥박은 매우 빨랐다. 환자 상태는 매우 심각하여 기관절개를 하고 인공호흡기에 의지한 채 여러 날이 지났으나 회복 여부는 불투명했다. 이렇게 중태에 이른 이유는 자명했는데, 내 예상과는 달리 심장의 신호 전달 체계에는 전혀 이상이 없었고 심실세동으로 맥박 수는 거의 분당 190회까지 이르고 있었다. 기존에 심장근육이 심하게 손상되어 있는 환자의 경우 맥박이 이렇게 빨라지면 심부전으로 치달을 수 있었다.

회복되고 나서 환자는 나의 과실을 지적했고 나는 그의 심한 질책에 놀라지 않았다. 환자에게 내가 어떻게 잘못 판단해서 이렇게 큰 사태가 발생했는지를 설명하고 나서 진심으로 사과했으며, 나의 과실에 대해 소송을 제기하라고 권유하자 환자는 자신도 그럴 생각이라고 말했다. 그러나 그로부터 약 석 달 후 환자가 다시 나의 진료를 받으러 왔다. 자신을 거의 죽음 직전까지 가도록 만든 의사를 왜 또 찾아왔는지 묻자, 환자는 이렇게 대답했다.

"맞아요. 선생님은 저를 거의 죽일 뻔했습니다. 그렇지만 이제부터는 그 경험으로 저를 더 조심해서 진료하지 않겠습니까? 제가 다른 병원의 의사를 찾아가봐야 어떤 의사도 선생님만큼 저에게 신경 써주지 않을 것입니다."

그리고 그는 잠시 생각한 다음 자신이 내게 다시 돌아온 것은 내가 나 자신을 정당화하려고만 하지 않고 "어떤 이야기나 다 받아들였기 때문"이라고 덧붙였다.

"좀 더 솔직해지세요. 진실로부터 고개를 돌리지 마세요."

셰익스피어의 〈겨울 이야기〉에 나오는 한 등장인물이 한 말이다. 문제가 발생한 환자도 이 같은 심정일 것이다. 과실을 인정하고 깊이 사과하면 공기가 맑아진다. 과실을 인정했기 때문에 소송으로 간 경우를 나는 보지 못했으며, 오히려 그렇게 솔직해질 때 환자와 의사 사이가 가까운 친구처럼 더욱 발전하는 경우를 자주 본다.

의료 소송은 환자의 개별적 특성을 무시한 진료 행위의 결과로 초래된다고 생각된다. 매사추세츠 주 브루클린의 라운 심혈관 센터에서 나와 함께 일한 의사들의 경험으로 볼 때, 의료 장비에만 의존하지 않고 환자에게 많은 시간을 투자하며 치유에 가장 중점을 두고 진료한다면 의료 소송은 걱정할 필요가 없다. 다섯 명으로 구성된 우리 의사들은 20년 동안 한 번도 의료 소송에 휘말린 적이 없으며, 같은 식으로 진료한 다른 의사들도 마찬가지로 의료 소송을 걱정하지 않았다.

이러한 방식으로 진료할 경우 얼마나 좋은 결과를 가져오는지를 B 부인의 사례에서 찾아볼 수 있다. B 부인은 내가 수십 년간 매년 진료해오던 환자로서 관상동맥 질환, 고혈압, 부정맥, 심한 말초혈관 질환 등 갖가지 심장혈관 질환을 앓고 있었다. 부인은 복부 대동맥에 거대한 동맥류가 발생했는데, 이 질환은 동맥의 혈관벽이 튀어나와서 터질 수도 있는 위험한 질환이었다. 그런데도 부인은 자신의 집이 있는 마이애미에서 치료받지 않고 비용이 많이 들더라도 내가 진료하는 보스턴에서 수술을 받겠다고 주장해서 우리 병원에서 수술했으며, 수술은 잘 끝났고 특별한 문제 없이 회복되었다. 그러나 7일째 되는 날 퇴원을 준비하던 중 B 부인에게 갑자기 복통이 생겼다. DRG(Diagnosis Related Groups)[18] 지불제도(포괄수가제)를 채택하고 있던 병원 측에서는 퇴원을 주장했지만 나는 수술을 담당했던 의사들에게 복통의 원인이 밝혀질 때까지 더 입원시켜야 한다고 설득했다. 그날은 금요일이었으므로 보스턴에는 부인을 간호해줄 가족이 아무도 없었기 때문에 병원 측에서도 월요일까지 퇴원을 미루어주었다.

월요일 아침 내가 병원에 출근해보니 부인은 이미 퇴원하고 없었다. 외과 병동의 원무과 직원은 부인의 상태가 호전되어, 퇴원 수속을 밟고 플로리다로 갔다고 말했다. 그로부터 6주 후, 마이애미의 한 병원에서 B 부인이 비탄에 찬 목소리로 전화를 걸어왔다. 마지막으로 내가 부인을 보았을 때, 부인은 복부 통증을 점점 심하게 느끼고 있었고 진통제로 통증이 가라앉지 않아서 잠도 잘 이루지 못했었다. 월요일 아침, 부인을 담당했던 외과 레지던트는 부인이 호소하는 복부 증상에 관련해서는 아무런 이상이 발견되지 않으므로 병에서 회복될 때 나타나는 '회복'이라고 주장했다. 부인은 정말로 심하게 아프다고 말했지만 레지던트는 부인을 달래며 아무 일 없을 것이라고 확인시켜주었다. 어찌 됐던 병원 측에서는 부인이 이미 규정보다 더 오래 입원해 있으므로 더 이상 입원 연장을 해줄 수 없다고 해서 그녀는 퇴원하게 되었다. 플로리다로 비행기를 타고 가던 중 통증은 참을 수 없을 정도가 되었고 좌석이 피로 가득 찬 것을 보고 그녀는 공포에 질렸다. 치마의 단추를 끌러보니 복부를 수술할 때 절개한 부위가 터져서 내장이 밖으로 쏟아져 나와 있었다. 활주로에 앰뷸런스가 대기해 있다가 그녀를 병원으로 즉시 옮겼지만 병원에 도착했을 때는 이미 패혈성 쇼크 상태였고 그 후 몇 주 동안 중태에 빠졌다.

분노를 참기가 어려웠다. DRG 지불제도는 환자의 상태에 따라 치료를 하지 않고 정해진 규칙에 따라 하게 만드는 제도로서, 의사의 진료를 상품처럼 규격화했다. 당연히 부인이 해당 병원과 자신을 담당했던 혈관외과 의사 그리고 나를 상대로 소송을 걸 것이라 생각했지만 그런 일은 일어나지 않았다.

약 한 달 후 부인이 매년 받아오던 정기 진료를 위해 나를 찾아왔을 때 왜 의료 과오에 대해서 소송을 제기하지 않았는지를 물어보았다. 그녀는 가족들과 플로리다의 주치의는 소송을 제기하라고 부추겼고 자신도 변호사에게 알아보니 '승산이 불을 보듯 뚜렷한 경우'라는 말을 들었다고 했다. 그렇지만 부인은 소송을 제기하지 않았고 이유를 이렇게 말했다.

"변호사는 선생님을 제외하고 병원만을 상대로 소송을 걸 수는 없다고 했습니다. 그렇게 하느니 차라리 죽는 게 낫습니다."

환자의 말에 귀를 기울이는 것만으로도 의료 소송이 제기될 수 있는 많은 과실들을 피할 수 있다. 《보스턴 글로브》 신문의 건강 칼럼니스트였던 벳시 리먼Betsy Lehman에게 닥친 비극은 극명한 사례이다. 그녀는 39세에 보스턴의 대너 파버Dana-Farber 암 연구소에서 3개월간 힘들게 유방암 치료를 받던 중 사망했다. 그러나 그녀는 자신의 병에 굴복한 것이 아니라, 시험적으로 사용되던 항암제를 과량 투여받고 이로 인해 생긴 심장 손상 때문에 퇴원을 며칠 앞두고 사망했다. 부검 결과 그녀의 신체 어디에도 유방암의 흔적은 없었다. 있을 수 없는 실수는 경험이 부족하고 과중한 업무에 시달리던 전공의의 실수로 인해 생긴 일도 아니었다. 경험 많은 의사들을 포함하여, 많은 의사들과 간호사, 약사 등 수많은 사람들이 모두 이 엄청난 실수를 하는 데 일조했다. 나흘 동안이나 허용량의 네 배가 넘는 항암제를 투여했지만 아무도 이를 인지하지 못했다. 여러 날 동안 환자는 약의 부작용이 심하다고 호소했지만 아무도 귀담아듣지 않았다! 그녀는 자신의 주치의에게 무언가 잘못된 것이 틀림없다고 계속 말했다. 하지만 의료계에서 유명한 그녀의 말조차 완전히 무시되었다.[19]

사건이 있기 불과 얼마 전에 이와 비슷한 사고, 즉 다른 여성에게 같은 약물로 심장에 큰 손상을 입힌 적이 있었기에 이 사건은 더 기막히게 받아들여졌다. 병원 측에서는 단지 "누구나 범할 수 있는 실수"라고만 해명했다. 전 세계적으로 매우 권위 있는 암 전문 병원의 하나이며 미국의 종양학 연구를 이끌고 있는 병원에서 환자의 사망 사고에 대해 내놓은 답변은 그게 다였다. 그곳에서 일어난 일이라면 다른 어느 곳에서도 생길 수 있다. 투약하는 사람이나 시술하는 의사들의 마음 한복판에 환자가 자리 잡지 않는다면 실수는 언제나 일어날 수 있다.

다시 문제의 중심으로 돌아가자. 의사가 환자의 말에 귀를 기울이는 것에서 출발하는 치유를 등한시하고 있기 때문에 미국의 의료제도는 붕괴되고 있다. 이렇게 의사들이 치유로부터 멀어지는 이유는 인간적인 면을 무시하는 의료 장비에만 의존하고 있기 때문이며, 이러한 의료 장비는 또한 의사들의 수입을 극대화하는 수단이기도 하다. 미국식 의료는 환자들과 상담하면서 시간을 많이 보내는 것을 경제적이지 못하다고 생각하고, 끊임없는 검사나 시술로써 질병들을 배제해나가는 방식으로 진단을 내린다. 의료 과오 소송은 미국 의료제도의 병폐를 보여주는 한 단면으로 볼 수도 있다. 그러나 그것은 진료를 어렵게 만드는 요인이 기보다는 미국식 진료가 갖는 병폐로 인한 결과이다. 미국 의료제도의 병폐는 환자가 의사들의 중심에 자리할 때에만 치료될 수 있다.

3부

생명과학에 대하여

과학이 결여된 치유는 의학이 아니라
가장된 친절에 불과하며,
치유를 결여한 과학은 의술에서
치유의 요소를 간과함으로써
의사라는 직업이 갖는 잠재력을 무시하는 일이다.

디기탈리스 연구:
의학 연구자가 갖춰야 할 윤리적 관점

    나는 40년 이상, 임상 외에 심혈관계 연구 활동도 꾸준히 해왔다. 연구 활동을 통해서 나의 의학적 지식과 과학적 관점도 더 풍부해지고 다듬어졌다. 연구는 힘들었지만 보람 있는 모험이기도 했다. 발견이라는 대성과를 얻을 때는 여태까지 아무도 오르지 못했던 정상을 정복한 등산가의 감동을 맛보았다.

    초기에 내가 한 연구는 주로 당시에 가장 널리 쓰이는 심장병 약물인 디기탈리스에 대한 것이었다. 이 약물은 1775년 영국의 의사이자 식물학자인 윌리엄 위더링William Withering이 가장 먼저 사용하기 시작하여 현대 심장병 치료 분야의 새 장을 연 약물이다. 위더링 박사는 영국 슈롭셔주에서 한 고령의 여성 민간 치료사가 '다른 어떤 의사들도 고치지 못하는' 수종dropsy, 즉 부종을 잘 치료한다는 소문에 주목했다. 그녀는 스무 가지가 넘는 약초들을 섞어서 사용했지만, 위더링 박사는 이를 치밀하게 분석한 결과 그중 실제로 효과를 나타내는 성분은 두 손가락 모양의 식물 잎사귀에서 추출된 디기탈리스라는 사실을 알아냈다. 그는 영세민들을 위한 큰 병원도 운영하고 있었기에 그 약물을 자유롭게 실험할 수 있었고 디기탈리스가 치료에 탁월한 효과가 있음을 증명했다. 처음에 그는 새로운 이뇨제를 찾아낸 것으로 생각하고 10년 뒤 출판한 책에서 디기탈리스에 대해 아주 간단히 기술했다.[20]

이 약은 이후 150년 넘게 사용되어왔으므로 약과 관련해 많은 연구와 성과가 있었을 것으로 생각할 수 있겠지만, 내가 아직 신참 연구원이던 1950년대에만 해도 대부분의 의사들이 정확한 용법을 모르고 있었다. 디기탈리스는 마치 성경이 전해 내려오듯, 신비로운 약으로 한 세대에서 다음 세대로, 이 교과서에서 저 교과서로 옮겨 실릴 뿐이었다.

현재 디기탈리스는 여러 가지 이유로 심장병 의사들에게 빼놓을 수 없는 약이다. 무엇보다도, 이 약은 심장근육의 수축력을 증대시켜줌으로써 심부전 환자의 문제인 혈액 펌프 기능의 저하를 개선시켜서, 체내에서 분비되는 체액 과잉으로 발목 등에 부종이 나타나지 못하도록 체액을 빨리 배출시켜준다. 그리고 호흡곤란도 완화시키고, 맥박이 빨라지는 것도 막아주고, 환자가 걸을 때 힘들지 않게 해준다. 숨이 차서 침대에 누울 수도 없던 증상이 개선되어 이제 환자가 밤에 누워서 잘 수 있게 된다. 사소한 일마저 힘들게 느껴지던 피로감이 사라진다.

디기탈리스는 신비의 명약으로 취급되었지만 이 약에는 위험도 동반되어 있다. 최대의 치료 효과를 나타내는 용량은 바로 독성을 나타낼 수도 있는 용량인 것이다. 디기탈리스의 부작용은 흔히 식욕부진이나 어지럼증 그리고 머리가 멍해지는 느낌 등 가벼운 증상으로 나타나지만,

　　　 • 잃어버린 치유의 본질에 대하여 ────

치명적인 심장부정맥도 발생할 수 있다.

의사 생활을 막 시작하던 해인 1950년에 디기탈리스의 사용과 관련해서 심각한 부작용에 맞닥뜨린 적이 있지만 그때의 경험은 나에게 큰 도움이 되었다. 내가 피터 벤트 브리검 병원에 있을 때 3년차 레지던트 한 명이 내게 레빈 선생님의 새로 입원한 노인 환자를 봐달라고 했다. M 할머니는 심부전 환자로 폐에 울혈이 생기고, 하지는 부종으로 통통 부어 있었다. 호흡은 매우 빠르고 힘들었으며, 산소호흡으로도 호흡이 좋아지지 않았다. 박동 수가 분당 190회에 이를 만큼 비정상적으로 빠른 심장박동이 울혈의 주요 원인 중 하나였다. 정상적인 심장이라도 이렇게 정상보다 세 배나 빠른 박동 수를 견디지 못할 텐데, M 할머니의 심장은 어릴 때 발생한 류머티즘열로 이미 심하게 손상된 상태였다.

그날 아침 레빈 선생님은, M 할머니가 자신의 환자들 중 가장 심각한 상태라며 즉시 환자를 만나보라고 말했다. 사실 선생님이 병력 청취를 아주 철저하게 하고 꼼꼼하게 진찰하는 모습을 보고 나름대로 기대가 컸던 상태라, 나는 선생님이 다량의 디기톡신과 수은 이뇨제를 처방하는 것을 보고는 무척 실망했다. 나도 모르게 "이렇게 섞어 쓰면 환자가 죽습니다. 분명히 하루 만에 사망합니다"라는 말이 튀어나왔다. 순간 선생님의 눈이 가늘어지면서 분노로 이글거렸다. 선생님은 입술을 거의 움직이지 않은 채 이렇게 말했다.

"자네 의견을 M 환자의 진료 기록부에 적어두게. 방금 자네가 말한 그대로 한 글자도 빼먹지 말고."

그러고는 획 돌아서 갔다.

진료 기록부에 간단히 기록하고 나니 마치 살얼음판 위를 걷는 것처럼 식은땀이 흘렀다. 그날은 고장 난 시계가 움직이듯 매우 천천히 흘러가는 느낌이었으며 내 예상이 맞기도, 틀리기도 바랄 수 없는 복잡한 심정으로 보냈다. 그날 오후 늦게 병동에 다시 가면서 내 예상이 틀리고 선생님의 처방으로 환자의 위험한 증상이 좋아졌기를 바랐지만, 결과는 나빴다. 다량 투여된 디기탈리스는 환자의 심장박동 수를 느리게 하지 못했고, 심장박동은 오히려 더 빨라져 있었다. 그러나 병동이 매우 바빠 환자는 아직 이뇨제를 투여받지 못하고 있었다. 이뇨제가 투여되면 더 큰 타격을 받을지도 모른다는 생각이 들었지만, 불안한 나머지 다른 방법을 생각할 수 없었다. 45년 전에는 일개 수련의가 레빈 선생님과 같은 저명한 원로 의사의 의견에 반대하는 행동을 한다는 것은 상상조차 할 수 없었다.

다음 날 아침 환자를 보기 위해 병동으로 달려갔지만 병상은 비어 있었다. 환자가 전날 밤 사망한 것이었다. 당직 레지던트는 이뇨제 때문이었다고 했다. 이뇨제를 투여받고 나서 소변이 다량으로 나왔으며 상태는 더욱 악화되었다. 맥박은 분당 220회까지 빨라졌고, 입술이 푸른색으로 변하면서 가쁘게 숨을 쉬다가 결국 사망했다고 당직 의사는 전했다. 당시는 심폐소생술이 개발되기 10년 전이라 어떻게 해볼 도리가 없었다. 환자가 사망한 사실에 매우 당황하면서도 환자가 사망에까지 이른 데는 내 책임도 있다는 자책감에 빠졌다. 전날 내가 레빈 선생님의 눈치만 보며 어물거렸던 탓이었다.

레빈 선생님이 도착하기를 기다리는 동안 이 사태를 어떻게 말해야 할지 불안했다. 선생님은 나를 보자마자 환자의 상태를 물었고 나는 고개를 숙이며 환자가 전날 밤 사망했다고 낮은 목소리로 말했다. 선생님은 "따라와!"라고 큰 소리를 내뱉고는 휙 돌아서 가버렸다. 재판장으로 들어서는 중죄인이 된 심정으로 선생님의 뒤를 따랐다. 작은 사무실에 들어서자 선생님은 문을 잠그고 창백한 표정으로 나를 응시하며 말했다.

"내가 뭘 잘못했지?"

반세기가 지난 지금도 그때를 생각하면, 아직도 식은땀이 흐른다. 경험이 일천한 신출내기 의사가 임상약리학에 정통한 심장병 전문의의 처방 오류를 지적해야 할 상황이었다. 그러나 한편으로는 레빈 선생님의 고귀한 인간성에 다시 한 번 감명받았다. 제자 앞에서 자신의 심각한 잘못을 인정할 수 있는 레빈 선생님과 같은 강직한 도덕성을 가진 사람을 지금까지 만난 적이 없다.

나는 선생님에게 설명했다. 환자의 심장박동 이상은 지금까지는 설명된 적이 없는 종류이지만 나는 그즈음에 그러한 이상을 발견하여 '차단을 동반한 발작성 심방빈맥PAT with block'으로 분류했는데, 그것은 디기탈리스의 독성 때문에 나타나는 경우가 보통이었다. 그러므로 그러한 부정맥이 나타날 때 디기탈리스를 투여하는 것은 불난 집에 휘발유를 끼얹는 셈이었다. 약물을 증가시키면 심장박동이 더 빨라지고, 박동 수가 분당 200회가 넘으면 심장에 갑자기 심실세동이 발생하여 심장사의 상태가 된다. 나는 전에 이미 그와 비슷한 상황에서 비슷한 부정맥이 나타나는 사례를 본 적이 있었고, 마침 그때 레빈 선생님이 디기탈리스 용량을 증가시키고 거기다가 또 이뇨제 추가를 지시했으므로, 앞으로 필연적으로 벌어질 상황에 대한 두려움에 나도 모르게 그렇게 말할 수밖에 없었다고 해명했다. 그리고 그러한 부정맥은 디기탈리스를 과량 투여하는 환자들에게 흔히 발생하며 거기다 이뇨제를 투여하면 체내의 수분과 전해질이 빠져나가는 결과가 초래된다고 설명했다.

레빈 선생님은 단 한마디도 하지 않고 내 설명을 주의 깊게 들었다. 내가 말을 마치자 선생님은 몇 가지 질문을 한 후 이렇게 말했다.

"나를 가르쳐줘서 정말 고맙네. 이제부터는 자만하지 않고 자네가 한 말에 주의하겠네."

그 후로 레빈 선생님은 이 사건을 다시는 입 밖에 내지 않았지만 환자들에게 디기탈리스를 투여할 때는 나의 의견을 묻곤 했다.

레빈 선생님이 알 리 없지만 사실은 나도 이전에 비슷한 잘못을 범한 적이 있었다. 나 역시 디기탈리스의 용법에 대해 새로운 지식을 많이 획득하게 되기까지는 값비싼 대가를 치러야 했다. 레지던트 1~2년차 시절이던 1948년 나는 브롱크스의 몬테피오레 병원에서 만성병 진료를 담당한 적이 있었다. 뉴욕시 전역에 걸쳐서 말기 질환이나 난치성의 만성 통증을 가진 환자가 몬테피오레 병원으로 이송되어왔다. 당시 나는 진료에 대해 거의 완전한 자율권을 가지고 있었지만 책임이 엄청나게 컸다. 자문을 받을 의사래야 나보다 임상 경험이 겨우 1년 많은 3~4년차 레지던트들뿐이었다. 주치의들의 책임은 형식적이었고 아침 회진 때 한 번 얼굴을 내비치는 게 전부였다. 의사들의 훈련은 체계적으로 행해지지 않았고, 경제적으로 곤란한 주민들을 훈련의 제물로 삼는다고 할 수 있을 정도로, 의사들은 입원 환자들을 거의 마음대로 할 수 있었다.

흔히들 과거를 '좋았던 시절'이라고들 회상하지만, 50년 전의 병원을 현재와 비교해보면 현재의 병원이 과거에 비해 많은 점에서 긍정적으로 발전한 것은 사실이다. 병원은 훨씬 안전한 장소가 되었고, 환자들은 더 많은 정보를 얻고, 투약은 더욱 면밀히 주의해서 이루어지고, 수술실의 수준도 크게 개선되었다. 무엇보다도 가장 중요한 발전은 환자들이 현재 자신에게 벌어지고 있는 일에 대해 더 많이 알고 있다는 점이다. 50년 전에 병원에서 있었던 한 가지 사건은 아직도 마음 한구석에 무거운 짐으로 남아 있다.

자정이 지난 어느 날 밤에 30세의 여성인 W 씨가 내가 근무하던 몬테피오레 병원의 내과 병동으로 실려왔다. W 씨의 체중은 40킬로그램도 되지 않았으며, 병색이 완연한 창백한 모습에 열까지 있었다. 눈은 움푹 패어 들어가고 피부는 탈수로 인해 주름이 가득했다. 그녀에게는 여러 가지 문제들이 있었지만 가장 중요한 문제는 오래전부터 가지고 있던 신경성 식욕부진과 궤양성 대장염이었다. 식욕부진으로 음식을 먹지 않는 데다 고질적 설사는 몸에서 필수적인 수분을 내보내버렸다.

아직 경험이 부족했던 나는 분당 170회까지 빨라진 W 씨의 맥박을 가장 먼저 정상화시켜야 한다고 생각했다. 빠른 심장박동을 늦추기 위해서는 디기탈리스가 가장 우선적으로 선택되는 약이었다. 그녀의 위장관 상태가 좋지 않았기 때문에 정맥으로 주사할 수밖에 없었는데, 마침 바로 그 주에 프랑스에서 개발된 디기탈리스인 우아바인*이 매우 효과적이라는 보고를 읽은 바 있었다. 그 약은 정맥주사로만 가능했고 작용속도가 매우 빨랐기에 환자에게 안성맞춤이라 생각했다. 이미 자정을

* 우아바인Ouabain
스트로판스 그라투스strophanthus gratus의 종자에서 얻어지는 배당체로, 디기탈리스와 비슷한 작용을 나타내는 강심제.

지난 깊은 밤이었으므로 약의 용법에 대해 자문을 구할 사람도 없었다.

W 씨의 상태가 빨리 조치를 취해야 할 만큼 위험하다고 판단하고, 심전도를 작동시켜놓은 채 하나밖에 남지 않은 그녀의 혈관으로 약을 한 번 주사했다. 투약량은 일상적 용량의 5분의 1로 그 정도면 매우 적은 양이라 생각했다. 그 후 5분 동안 아무 일도 없다가, 갑자기 그녀가 마치 물이 없어진 연못의 물고기처럼 팔을 이리저리 흔들며 몸부림치기 시작했다. 입술은 괴상하게 일그러지며 산소가 부족하여 허겁지겁 산소를 마시려는 것처럼 턱을 크게 벌렸다 오므렸다 했다. 심장박동은 느려지기는커녕 오히려 빨라졌다. 그리고 몇 분이 지나자 입술이 보랏빛을 띤 푸른색으로 변하고 죽음이 예견되었다. 심전도기에서 나온 기록지를 보니 죽음의 전주곡이라 할 수 있는 심실세동이 보였다. 혈류 속에는 더 이상 산소가 녹아 있지 않겠지만 근육들은 마지막 한 개의 산소 분자라도 잡으려고 힘들게 꿈틀거렸다. 나는 이제 아무런 조치도 취하지 못한 채 저승사자가 그녀를 데려가는 모습을 3차원적인 영상으로 보고 있었다. 그녀는 주사를 맞은 지 8분도 안 되어 사망했다.

다음 날 아침 의사 회의에서, 나는 밤새도록 잠을 못 잔 데 따른 피곤과 죄의식에 빠져 처벌받을 생각만 했다. 밤새 일어났던 일을 하나도 빠뜨리지 않고 말하고 심전도 기록지를 보여준 후 쏟아질 비난을 기다렸다. 하지만 질책하는 사람은 아무도 없었으며 반대로 그들은 나를 참호 속에서 악전고투한 영웅처럼 존경하는 표정으로 바라보기까지 했다. 회의에서 그들이 유일하게 했던 말은 "너무 심각하게 생각하지 말게", "장수의 패전은 병가지상사란 말이 있지 않은가", "이 일을 의사가 되기 위해 치르는 통과의례로 생각하게", "좋은 경험에는 역경이 따르는 법일세" 등과 같은 상투적인 말들이었다. 하지만 이러한 말들은 나의 외로움을 더해줄 뿐이었다.

그중 가장 비판다웠던 것은 "당신은 그 위험성을 미리 예측했소"라는 지적이었다. 맞는 말이었다. 이런 일이 일어날 수 있다고 예상하면서도 환자에게 기회나 선택권을 주지 않았다. 내과 과장은 아버지와 같은 따뜻한 어투로, 많은 경험이 쌓여야 올바른 판단을 내릴 수 있다고 나를 위로하면서 이렇게 말했다.

"우리가 잘못된 판단을 내리는 것을 경험이라 부르지."

꿈을 꾸고 있는 듯했다! 결론은 간단하게 내려졌고 도덕적 책임 의식은 없었다. 그랬다. 그 일은 무지에서 비롯되었다고 할 수 있었다. 그러나 몰랐다고 해서 이 같은 비극에 면죄부를 줄 수 있을까? 사건이 있은 지 불과 5분도 지나지 않아 모두들 다른 환자에게 매달렸고 희생자에게는 눈물 한 방울도 보이지 않았다. 한 사람이 자신의 수명을 다 채우지 못하고 저세상으로 갔지만, 주위에 있던 잘 훈련받은 의사들은 희생자를 그저 불쌍히 여길 뿐이었다.

일주일 후 그 환자의 혈액 화학검사 결과가 나왔는데 칼륨, 나트륨, 염소 등의 전해질 농도가 크게 변해 있어 나는 깜짝 놀랐다. 당시 나는 칼륨의 농도가 정상의 3분의 1에 불과한 1.6 단위로 매우 낮았던 소견을, 디기탈리스 약제인 우아바인에 대한 과민 반응과 연계시켜 생각하지 못했다. 당시까지는 디기탈리스와 칼륨의 연관이 아직 규명되지 않았었다.

1년 후, 지식이 더 많이 축적되었을 때 그 환자의 심전도 기록지를 다시 살펴보았다. 그녀가 입원할 당시의 심장박동은 동성sinus 빈맥으로, 이것은 정신적 혹은 신체적 스트레스를 받을 때 심장이 빨라지는 생리적 현상이며 정상적인 반응이다. 디기탈리스에 대한 과민 반응을 설명할 수 있는 소견은 없었다. 사망까지 초래한 그렇게 적은 용량의 디기탈리스를 투여하기 전에 환자는 한 번도 디기탈리스 제제를 투여받은 적이 없었으며 부검에서도 심장근육과 판막, 관상동맥 등이 완전히 정상이었다. 기존의 심장 질환이 없으면 디기탈리스를 매우 과다하게 투여하더라도 독성을 나타낼 수는 있지만 사망까지 초래하지는 않았을 것이다. 당시 몬테피오레 병원의 심장내과 과장은 정상 심장을 가진 젊은이는 그 약을 한 양동이를 먹어도 이상이 없다고까지 말했다. 기존의 문헌들을 찾아보니 어떤 사람이 자살을 목적으로 내가 당시 투여했던 용량의 200배를 복용하고도 사망하지 않은 사례도 있었다. 그렇다면 어떤 상황에서 심장이 디기탈리스에 과민하게 반응할까?

하지만 그 대답을 찾아볼 여유가 없었다. 병원의 수련 과정은 매우 혹독해서 하루 걸러 밤을 새야 했으며 주말에도 2주일에 한 번은 당직을 서야 했다. 그리고 진료해야 할 환자도 무척 많았으며 그들 중 많은 환자가 생사의 기로에 있었다. 녹초가 되어 집에 돌아오면 아버지의 애정을 기다리는 어린 두 자식들과 함께 좁은 아파트에 갇혀 친구들과 떨어져 외롭게 지내야 하는 아내가 기다리고 있었다. 내가 범한 커다란 과실에 대해 숙고해볼 시간도 없었지만 무의식 속에는 그 일이 깊게 자리하여 끊임없이 나를 자극하고 있었다.

다음 해 상급 레지던트가 되어 그 일을 다시 돌이켜볼 여유가 생겼을 때 나는 잠시 쉬거나 잠들기 전이면 그 불쌍한 환자를 떠올리곤 했다. 오래된 치통처럼 W 씨의 죽음은 나의 무의식에 각인된 채 내 마음속에

출몰했으며, 디기탈리스 독성이 나타난 환자를 볼 때면 그녀의 영상이 겹쳐졌다. 그들 중 많은 환자가 일정한 용량의 디기탈리스를 복용하던 중 수은 성분의 이뇨제를 투여받은 후에는 디기탈리스 독성 상태가 시작되었다. 많은 양의 소변이 배설된 직후부터 환자들은 오심, 구토, 어지럼증, 쇠약감 등을 느끼기 시작했다. 심장박동도 심실성 기외수축이 집중적으로 발생함으로써 불규칙해졌다. 특히 허약한 노인들에게 이러한 디기탈리스 독성은 사망까지 초래할 정도로 위험했다.

1930년대 중반, 레빈 선생님은 이뇨제로 유발된 디기탈리스의 독성에 관한 이론을 내놓았으며 그 이론은 보편적으로 받아들여졌다. 그의 이론에 따르면, 이뇨제가 체내의 과잉 수분과 염류를 신장을 통해 배설시키는 작용을 할 때, 체액이 심장을 통과하지 않으면 신장에 도달할 수 없다. 레빈 선생님은 디기탈리스가 신체 전체에 걸쳐 고루 분포되므로 이뇨제의 작용으로 옮겨지는 체액에는 그에 상응하는 양만큼의 디기탈리스가 포함되어 있다고 가정하고, 이뇨 작용은 신체에 분포된 디기탈리스를 재분포시킴으로써 디기탈리스를 추가로 투여하는 것과 같은 효과를 초래한다고 보았다. 레빈 선생님은 심부전 환자의 부종이 빠질 때 심장박동 이상이 정상화되는 경우가 있는 것을, 디기탈리스가 재분포되어 생겨나는 증거로 간주했다. 간단히 말하면, 이뇨제를 투여할 때 발생하는 디기탈리스 중독의 원인은 더 많은 디기탈리스가 심장근육에 영향을 주기 때문이라고 보았다. 즉, 재再디기탈리스화 이론이었다.

그러나 이 이론은 W 씨의 사례와는 부합하지 않았다. 그녀는 우아바인을 투여받기 전에 이뇨제를 투여받지 않았으며 이전에 디기탈리스 종류를 복용한 적도 없었다. 그녀의 사례를 설명하기 위해서는 디기탈리스 과민 반응에 대한 다른 이론이 필요했으므로 레빈 선생님의 이론을 정밀 재검토하기로 했다. 선생님의 이론에 따르면 디기탈리스 중독은 상당한 양의 이뇨제를 사용하는 환자에게만 나타나야 했으며, 소변량이 적으면 이러한 재디기탈리스화 현상이 나타날 수 없었다. 그러나 내가 경험한 사례에서는 이렇게 뚜렷한 관련성을 관찰할 수 없었다. 이뇨제를 사용해도 소변량이 적은 환자들이 심한 중독 증상을 보인 경우가 있는 반면 4킬로그램 넘게 체중이 감소될 정도로 다량의 소변을 배설한 환자가 과량의 디기탈리스를 투여받을 때 아무런 부작용이 나타나지 않는 경우도 있었다.

레빈 선생님의 이론을 검증하기 위해서, 이뇨제를 사용한 후 디기탈리스 중독 증상이 나타난 환자들에게 디기탈리스를 조금 더 투여해보았는데, 그때의 투여량은 레빈 선생님이 이뇨제로 인해서 배설되는 체액 속에 포함되어 있을 것으로 예측하는 용량이었다. 그러나 이렇게 디기탈리스 추가 용량을 한 번 투여했을 때 디기탈리스 중독 증상을 보인 환자는 한 명도 없었다. 그 환자들은 중독과 관련된 어떤 증상도 보이지 않았을뿐더러 디기탈리스 과다로 나타날 수 있는 부정맥도 전혀 발생하지 않았다. 내게는 이제 레빈 선생님의 이론이 파기되었다. 그러나 체내에서 빠져나감으로써 디기탈리스에 대한 민감도를 증폭시키는 X 요소를 찾지 못했다.

이뇨제로 인해 체내의 어떤 요소가 체외로 빠져나간다면 그것이 과연 무엇일까? W 씨의 사례가 마치 〈맥베스〉에 나오는 뱅쿼 유령처럼, 해답을 찾는 힌트를 주었다. 그녀의 갑작스러운 사망과 관련하여 나를 괴롭히던 의문은 한 가지로 요약될 수 있었다. 체내 칼륨 농도의 저하가 디기탈리스에 대한 심장의 민감도에 영향을 줄까? 이에 대한 의학 문헌을 찾아보니 존 샘슨John Sampson이라는 샌프란시스코의 심장학자가 1930년대 초반, 디기탈리스의 과량 투여로 인해 발생하는 심실성 빈맥이나 기외수축을 칼륨으로써 없앨 수 있다는 사실을 발견한 기록이 있었다. 그러나 그와는 반대인 칼륨 농도의 저하와 디기탈리스의 관계라는, 내가 찾는 본질적 문제에 대해서는 언급이 없었다.

만약 칼륨이 X 요소라면, 이뇨제를 투여받은 후 디기탈리스 중독 증상이 나타난 환자에게만 혈중 칼륨 농도의 감소가 보이고 이 증상이 없는 환자에게는 농도의 감소가 없어야 했는데, 다행히도 이것은 사실로 증명되었다. 하지만 내가 설정한 개념은 엄격한 과학적 기준에 따라 증명되지는 않았다. 이를 증명하려면 W 씨에게 생겼던 일을 실험적으로 다시 발생시켜야 했는데, 특히 이뇨제로 인해서 체내 칼륨이 소실되어 저칼륨혈증 상태가 되면 심장이 디기탈리스에 민감하게 반응한다는 것을 실험적으로 증명해야 했다. 나의 가설이 옳다면 이뇨제를 투여받은 다음 나타나는 디기탈리스에 대한 민감성은 이뇨제에 의해 혈중 칼륨 농도가 낮아지는 정도에 비례해서 높아져야 했다.

실험은 이론처럼 쉽지 않았다. 디기탈리스를 투여받은 적이 없는 환자가 이뇨제에 의해서 칼륨이 소실될 때 디기탈리스의 독성 작용에 더 민감해진다는 것을 어떻게 증명할 수 있는가? 그것은 풀리지 않을 수수께끼와 같았다. 그러나 W 씨에 대한 기억이 또 한 번 해답을 주었다. W 씨에게 투여했던 것과 같이, 작용 시간이 짧은 디기탈리스 약제를 경미한 독성을 나타낼 수 있을 정도의 용량만 투여하면 가능하지 않을까? 나의 관점이 옳다면 이뇨제를 투여받아 칼륨이 소실된 환자들은 디기탈리스를 더 적은 용량만 투여해도 독성을 나타낼 것이다. 이제 실험의 윤곽이 잡혔다. 환자에게 이뇨제를 투여하기 전과 후에 속효성의 디기탈리스 약제를 투여한다. 그러자면 우아바인보다 더 안전하고 작용 시간이 빠르고 심장 기능 전체에 영향을 주는 약이 필요했다.

이를 위해 사용 가능한 여러 가지 속효성 디기탈리스 약제들을 찾았지만 적당한 것이 없었다. 그러던 중 몬테피오레에서 일하는 심장병 의사인 찰스 엔셀버그Charles Enselberg 박사가 새로운 합성 디기탈리스 약제인 아세틸 스트로판티딘이라는 약을 실험하는 중임을 알았다. 이 약제는 우아바인과 비슷하지만 투여한 지 몇 분 이내에 최대 약효를 나타내며 두 시간 이내에 체외로 완전히 배설되는 특징을 가지고 있었다. 체외로 신속히 배설되므로 과량으로 투여하더라도 심각한 독성을 염려할 필요가 없었다. 내가 찾고 있던 바로 그러한 약제였다. 그리고 당시에는 환자에 대한 약의 투여 가능을 결정하는 인체사용위원회가 존재하지 않았다. 그러므로 공식적인 승인 절차가 필요 없었으며 단지 과장으로부터 실험 허가를 받으면 되었다. 물론 실험은 적극적인 지지 속에서 허가되었다.

날이 갈수록 실험에 대한 열정이 더 높아갔으며 실험 속도를 빨리했다. 전에 디기탈리스를 투여받은 적이 없는 심부전 환자 열 명의 지원을 받아서 아세틸 스트로판티딘이 독성을 나타내기 시작하는 만큼의 용량만을 정맥주사했다. 그리고 두 시간 후 약물이 체외로 완전히 배설되어 혈중에 전혀 남아 있지 않을 때 수은 성분의 이뇨제를 투여했으며 칼륨 배출을 검사하기 위하여 그로부터 24시간 동안 환자들의 소변을 전량 수집했다. 다음 날 다시 아세틸 스트로판티딘에 대한 환자들의 반응을 검사했다. 일부 환자는 이번에는 훨씬 적은 용량만으로도 독성을 나타냈지만 다른 환자들은 첫 번째와 정확히 같은 용량에서 독성을 보였다. 결과 분석에서 편견을 배제하기 위하여 심장병 연구 의사로 있던 레이 웨스턴Ray Weston 박사에게 우리가 얻은 자료를 분석해달라고 요청했다. 그가 내게 분석 결과를 가져왔을 때 나는 흥분을 감출 수 없었다. 독성을 나타내는 용량에 차이가 없었던 환자들은 체내 칼륨의 배출이 없었고 혈중 칼륨 농도도 변하지 않았지만, 두 번째 투여 시 더욱 민감하게 반응하며 적은 용량에도 독성을 보였던 환자는 소변으로 다량의 칼륨이 배출된 것으로 나타났다. 혈중 칼륨 농도가 저하되어 있는 것도 그와 부합하는 소견이었다.

나는 재정적·기술적 지원을 거의 받지 못하여 연구에 따르는 모든 잡일까지 해야 했으며, 레지던트로서 환자 진료도 해야 했기에 연구에만 전념할 수도 없었다. 당시 내가 하던 열네 시간의 일이 몇 시간 늘어나는 것은 전혀 문제가 아니었다. 연구에 따르는 흥분과 중요성은 나에게 상상 못할 힘을 솟아나게 했다. 수없이 밤을 새며 녹초가 되도록 일한 보람이 있었다. 처음으로 연구 결과를 문헌에 실었다. 겨우 4페이지에 불과했지만 논문은 커다란 주목을 받았다. 《미국 의사협회지Journal of the American Medical Association》에도 실렸으며 영국 최고의 의학 잡지인 《랜싯Lancet》에도 게재되었다. 그 두 잡지 모두 내 연구를 기념비적으로 평가했다.

디기탈리스 중독은 심부전 환자의 가장 흔한 사망 원인이었고, 내가 이뇨제에 의해 칼륨 손실이 발생하여 심장이 디기탈리스 약제들이 가지는 독성에 더욱 민감해진다는 사실을 발견하게 되자, 여러 의문점들이 생겨났으며 의문들은 조속히 해결되어야 했다. 연구를 계속하기 위해서는 연구를 주도하는 병원과 심장병을 전공하는 전임 의사의 확보가 중요했다. 피터 벤트 브리검 병원은 디기탈리스와 칼륨의 연관을 규명하기 위한 다양한 연구를 진행하기에 가장 적절한 병원이었다.

당시 이 병원에서는 존 메릴John Merrill 박사가 갓 도입된 인공신장을 이용하여 수백 명의 환자들에게 매년 혈액투석을 실시하는 연구를 진행하고 있었으며 그중 많은 환자가 심부전 상태이거나 디기탈리스를 복용하고 있었다. 혈액투석은 체내 대사산물을 배설하는 작용 외에도 칼륨을 체외로 씻어내는 작용도 했으므로 혈액투석을 받는 사람들 중 디기탈리스를 복용하고 있는 환자들을 대상으로 하면 체내에서 칼륨이 빠질 때 어떤 영향이 나타나는지를 빠른 시간에 연구할 수 있었다.

그리고 내가 그 병원에 끌렸던 또 다른 이유는 레빈 선생님과 같이 연구할 기회를 만들 수 있다는 점이었다. 하지만 내가 레빈 선생님 팀에서 전임의 자리를 얻을 가능성은 별로 없었다. 선생님은 1년에 전임의를 한 명만 뽑았으며 그것도 하버드 의과대학 출신에다 피터 벤트 브리검 병원 의사들의 면접에 통과한 사람이 우선이었다. 그러나 지원한다고 해서 손해 볼 일은 없었기에 지원을 했는데 예상 외로 내가 뽑혔다.

나는 좀 복잡한 전략을 구상했다. 당시 의사들 사이에 떠도는 소문을 들으니 선생님은 지극히 순수하며 자부심이 강하고, 이론의 오류를 허용하지 않는다고 했다. 그래서 선생님의 업적에 한번 부딪쳐보기로 했다. 내가 레빈 선생님에게 별로 특별할 것 없는 추천서를 보여드리자 예상대로 선생님은 내게 왜 자기 밑에서 전임의를 하려고 하는지 물었다. 나는 선생님이 지금까지 주장해왔던 중요한 기본 개념들이 틀렸음을 입증해 보려고 한다고 대답했다. 그러자 선생님은 잠시 나를 응시하고는, 무엇이 틀렸다고 생각하는지 물었다. 나는 곧바로, 지금까지 널리 받아들여져 왔던 이뇨제와 디기탈리스의 병합 투여 이론이 틀렸다고 설명했다. 그러자 선생님은 자신을 진정시키지 못했다.

"자네는 우리가 이 문제에 대해 쓴 논문을 읽지 않은 게 틀림없군. 우리가 그 논문에서 부종으로 늘어난 체액에는 디기탈리스가 많이 포함되어 있음을 입증한 것을 모르나?"[21]

내가 발견했던 칼륨의 중요한 역할에 관하여 사전에 치밀한 설명을 준비해두었으므로 선생님의 질문에 즉시 대답하고는 피터 벤트 브리검 병원이야말로 내 연구를 계속하기에 가장 이상적인 장소라고 덧붙였다. 내가 생각했던 각본대로 되리라 기대하고 행동했다. 레빈 선생님과 같은 위대한 과학자는 자신의 주장에 오류가 있음을 발견하는 사람을 자랑스럽게 생각하리라 여긴 것이다. 하지만 선생님은 내가 나갈 때까지 여전히 분노를 감추지 못했으며 나는 이제 받아들여질 가능성이 없어 보였다. 그러나 레빈 선생님은 역시 확고한 원리를 지지하는 사람이었다. 자존심에 상처를 입은 게 분명했을 텐데도 선생님은 나를 받아들였고 나의 디기탈리스 연구가 1년 이상 걸리지 않아야 된다고 했다.

그러나 2년째가 되자, 레빈 선생님은 약제에 대한 연구에 전념할 수 있도록 해주었다. 연구 결과 우리는 디기탈리스와 칼륨의 관계를 명확하게 규명했다. 그로써 의사들은 디기탈리스 중독과 심장부정맥에서의 칼륨 손실이 차지하는 중요성을 직시하게 되었다. 디기탈리스를 사용하는 환자에게 이뇨제를 투여할 때는 칼륨을 보충 투여하기 시작했고 칼륨을 보존하는 이뇨제들도 임상에 도입되었다. 우리의 연구 결과는 여러 의학 문헌들에 실렸고 책으로 만들어져 베스트셀러가 되기도 했다.

이제 갓 30대로 접어든 나는 당시의 가장 중요한 심장약과 관련하여 세계적 권위자로 인정받게 되었다. 1950년대에는 주로 '디기탈리스의 올바른 사용과 부작용'을 주제로 많은 강의를 했다. 한번은 미시건주 어느 소도시의 의학 모임에 초대되었는데, 모임의 의장이 나를 초빙 강사로 소개하면서 흥분된 목소리로 이렇게 말한 적도 있다.

"라운 박사가 여기 와서 강의하시게 된 것은 우리 병원으로서는 커다란 영광입니다. 박사님은 디기탈리스 중독에 대한 세계 최고의 권위자이십니다."

그때 갑자기 내 눈앞에 생의 마지막 고통에 몸부림치던 W 씨가 떠올랐고 뼛속까지 파고드는 죄의식을 느꼈다.

디기탈리스와 칼륨의 관계에 대한 연구를 출발점으로 삼아 나는 의사 생활 내내 모든 약물이 독성을 가질 수 있다는 사실을 유념하여 연구했으며, 실제로 대부분의 약물들에서 일정한 부작용이 관찰되었다.

중세의 연금술사이자 의사인 파라셀수스는 이렇게 말했다.

"모든 물질(약물)은 독성이 있으며 여기에는 어떤 예외도 없다. 얼마만한 용량을 사용하느냐에 따라 독이 될 수도 있고 약이 될 수도 있다."

셰익스피어는 위대한 문호답게 이를 시적으로 표현했다. 〈로미오와 줄리엣〉에서 로런스 수사는 줄리엣이 죽은 것처럼 보이도록 잠들게 하는 약을 찾는다. 그리고 약효를 가진 꽃을 찾아내고는 이렇게 노래한다.

선도 잘못되면 악이 된다네.
그리고 고귀한 행동이 악을 초래할 수도 있으니,
작은 꽃잎에서 나온 이것이

부디 독이 되지 말고 약이 되기를.

디기탈리스에 대한 나의 연구는 더 많은 발전의 촉매가 되었다. 디기탈리스가 다양한 부정맥을 야기할 수 있다는 사실을 인식하게 되면서 의료계가 심장부정맥에 큰 관심을 기울이게 되었으며, 의사들은 디기탈리스로 인해 심방성 부정맥들도 초래될 수 있다는 사실을 처음으로 알게 되었다. 또 나의 연구는 약효가 긴 디기탈리스 약제들인 디기탈리스 잎, 디기톡신, 기탈리진 등의 사용을 폐지시켰다. 디기톡신의 사용에 대한 나의 경고가 보편적으로 받아들여졌고, 디기탈리스 약제의 안전한 사용법을 통해 수많은 사람들의 생명을 구할 수 있었다.

W 씨의 죽음은 수많은 사람들의 생명을 구하는 계기가 되었지만, 아직도 결과가 선하다고 해서 잘못된 방법이 정당화될 수는 없다고 생각한다. 나는 의사 생활 초기에 경험한 W 씨의 비극을 계기로 의사로서 부딪히는 수많은 문제들을 더욱 도덕적인 관점에서 바라보려고 노력해 왔다. 또, 의료계에서 그리고 넓게는 전 세계적으로, 단지 목표가 선하다는 이유로 사악한 행동이 용인되는 사례가 너무도 자주 일어나는 사실에 민감하게 반응하게 되었다. 수단이 나쁘면 결과가 좋을 수 없다. 생명의 연장은 누구도 반박할 수 없이 선한 목표이다. 그러나 생명 연장이라는 목표에 접근해나가는 과정에서 의료인들은 커다란 비극을 경험하는 경우가 종종 있으며, 불행히도 아직까지 선한 의도에서 한 일이라면 불합리한 행동까지 정당화시키는 경우가 있다. 하지만 나는 목적과 수단이 분리될 때 우리의 도덕성도 무너진다고 확신한다.

때로는 의학적 전통에
과감히 도전해야 한다

　레빈 선생님은 심장병 환자를 무조건 병상에 안정시키는 것이 해가 될 수도 있음을 처음으로 강조한 의사였다. 그는 심부전 환자를 치료해 온 많은 경험을 바탕으로 이 문제를 인식했으며, 특히 병상에서 절대안정을 취한 환자가 보인 심각한 부작용을 직접 경험한 뒤로는 이를 확신하게 되었다.

　1930년대 말 레빈 선생님은 심한 심부전 상태에 있는 환자를 진료해 달라는 요청을 받았는데, 자문을 의뢰한 측에서는 선생님이 무슨 특별한 조치를 취해줄 것으로 기대했다. 그러나 레빈 선생님이 가서 보니 의사들은 그들이 알고 있는 모든 방법들을 다 동원한 상태였으며, 환자는 폐에 체액이 차서 매우 힘들어하고 있었다. 레빈 선생님은 환자가 편안한 의자에 똑바로 앉는다면, 폐에 고여서 산소 교환을 막고 있던 체액이 중력에 따라 폐의 아랫부분으로 쏠릴 것이므로 호흡곤란과 사지 부종

　　　　　　　　● 잃어버린 치유의 본질에 대하여 ————

이 덜해질 것이라 생각하고는 환자를 의자에 앉혀놓은 채 관리하라고 처방했다. 레빈 선생님의 처방대로 하자 환자의 증상은 놀랄 만큼 회복되었다.

그 외에도 많은 경험을 통해 레빈 선생님은 병상에서 장기간 안정시키는 것이 가져오는 부정적 결과에 대해 확신을 갖게 되었으며 심부전 환자의 경우에는 이 점이 특히 중요하다는 사실을 알게 되었다. 레빈 선생님은 침대에 오래 눕혀놓아 안정시키는 것이, 폐렴이 생기기 쉬운 무기폐, 폐색전증, 폐울혈, 전립선비대증, 배뇨 곤란, 뼈 약화, 변비 같은 합병증을 초래할 수 있다고 했다. 선생님은 급성 심장발작 환자들에게는 병상에서의 안정이 특히 나쁜 결과를 초래할 수 있다고 생각했지만, 당시에는 이러한 환자들에게 거의 항상 장기간의 절대안정을 처방하고 있었다.

1950년대 초에는 관상동맥혈전증이나 급성 심근경색 혹은 단순 심장발작 등 여러 가지 병명으로 진단되던 환자들에게 4주일에서 6주일간의 엄격한 병상 위 절대안정을 처방하고 의자에 앉지 못하도록 했으며, 병상에서 돌아누울 때도 반드시 도움을 받도록 했다. 입원 후 처음 일주일 동안은 음식도 간호사들이 먹여주었으며 배변이나 배뇨도 간이변기를 이용하여 병상에서 해결해야 했다. 거의 대부분의 환자들이 변비에 걸렸으므로, 간이변기에서 균형을 잡으면서 욕구를 해결하는 일이 환자들에게는 큰 불안이었으며 고통스러운 일이었다. 엄격한 병상 위 절대안정을 주장하는 의학적 근거는, 골절이나 폐결핵에서처럼 이환된 신체는 안정할 필요가 있다는 논리이다. 그러나 골절된 뼈는 석고붕대로 고정하여 안정시키면 접합되고, 흉곽에 공기가 차서 짜부라진 폐는 안정시키면 팽창될 수 있지만, 심장은 안정을 취한다고 쉽게 회복되지 않는다. 심장이 손상된 경우 안정이 필요하다는 설명이 약간이라도 타당성을 갖는 것은 심장의 부담을 줄여주기 때문이다. 누워 있는 동안 심장에 부담이 줄어든다는 증후는 맥박과 혈압이 떨어지는 것인데, 이렇게 되면 산소 소모가 줄어들므로 심장의 부담도 적어진다. 그러므로 전통적으로 병상에서 안정하면 심장이 휴식할 수 있다고 생각되었다.

그러나 실제는 어떠한가? 놀랍게도 심장발작과 관련된 다른 모든 측면들은 집중적으로 연구되어왔지만 이 문제를 연구한 학자는 전무했다. 이것은 때때로 상식을 벗어나는 의학적 전통의 한 사례였다.

당시 병원에는 관상동맥 질환 치료 병동이 없었으므로 심장발작 환자는 내과 병동의 비어 있는 병상에 입원했다. 그러나 그곳에는 심장박동을 감시할 장치가 마련되어 있지 않았고, 그때까지만 해도 부정맥이 얼마나 위험한지 잘 알려져 있지 않았다. 피터 벤트 브리검 병원만 해도 심전도기가 두 대밖에 없었고, 그중 한 대를 커다란 카트에 실어 심장 병동에서 검사받을 수 없는 환자들을 방문하여 검사했다. 심장발작 환자에게 사용할 수 있는 심장약도 디기탈리스 글리코사이드나 헤파린, 와파린과 같은 항응고제, 퀴니딘, 프로카인아미드와 같은 항부정맥 약물, 모르핀이나 여러 진정제 등 몇 가지에 불과했다. 환자는 매우 힘들고 불안해하기 때문에 깊게 안정시켰고 이것은 합병증의 발생이나 사망률을 높이는 결과를 낳았다. 심장발작의 가장 무서운 합병증은 쇼크나 폐부종 그리고 치명적인 폐색전증 등이었다.

심장발작 환자는 간호진들에게도 큰 부담이었는데, 간호사들은 환자들에게 하루 세 끼를 먹여주어야 하고, 무거운 환자를 들어서 조심스럽게 간이변기에 앉히고, 희망을 잃고 우울감에 빠진 환자들 속에서 평정을 유지해야 했다. 또 많은 심장발작 환자들이 산소 공급을 필요로 했으므로 상체 주위로 산소 텐트를 설치해놓아야 하는 점도 간호사들의 어려움을 가중시켰다. 텐트 내의 적당한 산소 농도 유지를 위해서는 침대 시트로 단단히 감싸서 산소가 새지 않도록 해야 했다. 환자는 마치 이불에 싸인 채 움직이지 못하는 아기와 같았다. 환자를 둘러싼 뿌연 플라스틱 텐트는 안개가 낀 것 같아서 환자의 모습은 보이지 않고 산소가 공급되는 소리만이 들릴 뿐이었다. 당시에 피터 벤트 브리검 병원에 입원한 심장발작 환자의 35퍼센트 정도는 사망했다.

레빈 선생님은 아침 회진 중에 환자가 편안한 의자에 앉아서 치료받을 수 있다면 훨씬 결과가 좋을 것이라는 말을 자주 했다. 내가 레빈 선생님에게 이 문제를 연구해볼 생각이 없는지 물어보자, 선생님은 그런 연구를 하기에는 자신이 너무 바쁘고 나이가 들었다고 대답했다. 어리석을 수도 있지만, 내가 연구해보겠다고 하자 선생님은 흔쾌히 내 제안을 받아들였다. 그러한 연구가 무척 귀찮은 일이란 것을 알았지만, 나는 할 수 있을 것이라 생각했다. 그 일이 지금까지 지켜오던 전통을 깨뜨린다며 커다란 반발을 일으키리란 생각까지는 하지 못했다. 연구 초기 얼마 동안에는 레빈 선생님을 연구에 참여시키지 않았는데, 당시 선생님은 심장병 환자를 병상에 안정시키는 데에 따른 위험성에 대해 글을 쓰면서 나에게 공저자가 되어달라고 했다. 그러나 나는 이를 정중히 사양했는데, 아직 연구 결과가 한 가지도 없었기에 내가 연구에 일정한 역할을 한 것처럼 꾸며지는 것이 윤리적이지 못하다고 생각했기 때문이다. 선생님은 크게 상처를 받았겠지만 우리가 함께 일한 15년 동안 선생님은 다시는 공저자가 되어달라는 요구를 하지 않았다. 우리의 관계는 시작부터 단단했다.

이 연구를 하기 위해 우리는 연구 목적에 맞게 특수 설계된 크고 안락한 의자를 만들었으며, 심장발작으로 진단된 환자가 병원에 도착하는 즉시 병원 의료진들에게 그 의자를 처방하라고 설득했다. 우리의 목표는 그러한 환자들이 입원 첫날은 병상 밖에서 지내도록 하는 것이었다. 그러나 나의 주장과 설득은 거의 먹혀들지 않았다. 학술적 근거를 대보라는 말에는 반박할 근거 문헌이 없어 난감했다. 대부분의 의사들이 그러한 조치를 비윤리적이고 잘못된 모험으로 간주했다. 내가 강력하게 주장하면 나를 어리석은 의사로 취급하며 환자를 상대로 실험을 한다고 비난했다. 내과 병동에 가면 발뒤꿈치로 바닥을 치면서 "하이 히틀러!"라고 나치식 경례를 하는 사람까지 있었다.

병원 의사들의 반대를 꺾기 위해서 레빈 선생님을 임상으로 불러냈다. 그는 마치 시민 불복종 현장에 도착한 계엄사령관처럼 법과 질서를 지킬 것을 요구했다. 당시 교육 병원은 봉건시대의 영주제도로 조직된 것 같았다. 원로 의사들의 개인 진료는 독립되어 있어 그들의 치료 방법은 불가침이었고, 임상 과장들조차 그들의 진료 행위에 개입할 수 없었다. 병원의 의사들은 그들에게 군대식으로 복종하는 분위기였다. 그들이 주장하는 이론은 보이지 않게 병원을 지배했지만, 젊고 야심찬 의사들에게는 이러한 원칙이 진보를 가로막는 것으로 보였다. 선생님은 심장발작 환자를 병상에 눕혀두지 말라고 지시했고 이는 거부할 수 없는 명령이었다. 그러나 몇몇 인턴이나 레지던트들은 내게 노골적인 분노를 표시했다.

중환자를 의자에 앉혀놓는 일은 레빈 선생님의 지시가 갖는 강력한 권위가 뒷받침되었음에도 기존의 질서를 파괴하는 일로 보였다. 레빈 선생님의 등 뒤에서 분노에 찬 인턴들이 주먹을 내지르며 "두고 봅시다. 레빈 선생님" 하고 중얼거리는 모습을 여러 차례 목격했다. 선생님이 도와주었지만 환자를 의자에 앉게 하는 일은 지지부진했다. 병원에는 하루 평균 한 명의 심장발작 환자가 입원했지만, 우리는 일주일에 한 명만 의자에 앉힐 수 있어도 다행으로 생각할 정도였다.

그러나 그렇게 한 환자의 회복이 훨씬 빨랐으므로 우리의 연구는 힘을 얻기 시작했다. 모든 환자들에게 의자에 앉도록 처방했으며, 더 이상 선생님의 권위에 의지하지 않아도 되었다. 5개월 동안 81명의 환자를 그렇게 치료할 수 있었다. 그들은 입원할 때부터 매일 한 시간씩 의자에 앉았으며 입원 첫 주의 마지막에는 하루 종일 의자에 앉았다.

엄격히 병상에 안정시킨 상태에서 치료하는 다른 의사들의 환자에 비해 우리 방식대로 치료받은 환자의 경과가 훨씬 좋았다. 레빈 선생님은 이를 물리적 요인으로 설명했다. 병상에서 절대안정을 취해야 한다는 논리와 같은 맥락에서 의자에 앉힐 때의 이점을 설명하면서, 정반대의 이론을 도출했던 것이다. 선생님의 주장은 앉은 자세가 심장의 부담을 줄여준다는 것으로 요약된다. 앉으면 중력에 의해 혈액이 신체의 낮은 부분으로 쏠리므로, 심장이 펌프질해야 하는 혈액의 양이 줄어들게 되어 심장의 부담이 감소된다고 선생님은 설명했다. 그러나 이러한 설명만으로는 의미가 없었다. 즉, 환자가 하루 24시간 중 겨우 30분에서 60분 정도만 앉아 있는데도 어떻게 그렇게 좋은 결과를 가져왔을까? 특히 맥박이나 혈압은 앉은 자세에서 증가하는 것으로 나타났다.

심장발작 후 엄격하게 병상에서 절대안정을 취한 환자와 의자에 앉아서 지낸 환자를 비교해서 관찰해본 나의 소견은 이와는 좀 달랐다. 즉, 신체적 요인보다는 심리적 요인이 중요한 역할을 한다고 나는 생각했다. 심각한 질환을 앓은 후에는 심리적 쇼크가 오게 된다. 심장발작이 생긴 환자는 자신이 불구가 되거나 죽을 수 있다는 두려움에 사로잡힌다. 이런 상태에서 의사로부터 절대안정이 필요하니 병상에서 꼼짝 말고 누워 있으라는 지시를 받으면 불안은 더욱 증폭된다. 환자가 스스로 할 수 있는 일은 오직 하늘에 기도하는 일이 전부였다. 자신이 얼마나 회복되고 있는지를 알 수 없어 불안감은 더 심해진다. 환자의 불안감과 초조함을 다스리기 위해 진정제나 수면제를 다량 투여하며, 심하게 지속되는 통증 때문에 마약류의 투약도 필요하다. 이러한 모든 요인들이 더해져서 심한 부작용을 만들어내고 부작용은 생명을 위협할 때도 많다.

이렇게 불안감에 사로잡힌 채 부자연스럽고 불편한 병상에 하루 종일 누워 있으면 신체가 약해지고 회복을 위한 정신력도 저하될 수밖에 없다. 그렇게 병상에 가만히 누운 채 3주일이 지나면 거의 대부분의 환자는 우울증에 빠지며 많은 경우 살고자 하는 의욕까지 잃어버린다. 그와는 반대로, 의자에 앉아 지내는 환자들은 자신이 심한 병에 걸려 희망이 없다고 생각하지 않는다. 무엇보다도 우리의 문화에서는 병상에서 죽어가는 것이 보통이기 때문에 병상 밖에 앉아 있는 환자는 자신은 그렇지 않다고 편안하게 생각한다. 환자를 병상 밖에서 치료하여 좋은 결과가 생기면서, 치료 과정에는 여러 다른 변화도 생겼다. 즉, 환자에게 치료 방법에 대해 잘 알려주고 치유 과정에 환자가 적극 참여할 수 있게 되었다. 의사가 환자에게 하는 백 마디 말보다 환자의 이러한 적극적 참여가 불안감을 해소시키는 데 더 중요한 역할을 한다고 나는 생각한다.

그 뒤로 이 방법은 다른 여러 긍정적인 효과를 가져왔다. 환자들은 입원 후 며칠 지나지 않아 병색이 사라졌으며, 적은 양의 모르핀으로도 통증이 해결되었다. 환자들은, 상태는 심각했을지언정 겉모습만큼은 생기에 차서 정상 생활로 돌아가기를 학수고대했다. 환자들은 의사들에게 이제 걷고 싶다거나 일찍 퇴원하고 싶다고 조르기도 했다.

놀랄 만한 다른 효과들도 있었다. 병상 위 절대안정 상태에서 치료받던 중 사망한 환자 가운데 약 30퍼센트의 사망 원인은 폐색전증이었다. 치명적인 이 합병증은 하지의 혈전정맥염에서 비롯되는 것인데, 의자에 앉아서 관리되던 81명의 환자에게는 전혀 발생하지 않았다. 돌이켜보면 이러한 결과는 놀랄 만한 일이 아니었다. 불안감은 혈액의 응고 경향을 높이고, 전혀 움직이지 않고 있으면 혈류 흐름을 지체시킨다. 누워 있는 자세는 폐의 환기 작용도 저하시켜서 말초 혈액에서 정맥을 거쳐 심장으로 혈류가 원활하게 들어가지 못한다. 이러한 여러 요인이 합쳐져서 하지에 정맥염이 생기고 여기에서 만들어진 응혈이 폐로 전이되어 폐색전증이라는 무서운 합병증을 일으키게 된다.

환자를 의자에 앉혀서 관리하면 이러한 요인이 크게 감소한다. 합병증 중의 하나인 수견증후군手肩症候群도 거의 발생하지 않는다. 이 증후군은 좌측 어깨의 관절염으로 통증이 심하고 어깨를 움직일 수 없게 되고 좌측 손이 크게 붓는 증상을 말한다. 손이 이렇게 변하는 현상을 설명하는 여러 이론들이 있었지만, 손상된 심장근육에서 반사작용이 생겨 자율신경을 거쳐 작은 혈관들을 축소시킴으로써 손으로 가는 혈류를 감소시키고 결국은 교감신경의 손상을 가져온다는 이론이 가장 보편적으로 받아들여졌다. 움직이지 않으면 발생 위험이 높아진다. 엄격한 병상에서의 안정이 보편적 방법이던 때에는 이 증후군이 발생한 환자를 최소한 50명 이상 보았지만 의자에 앉혀서 관리하기 시작한 이후로는 한 번도 접한 적이 없다.

심장발작은 중대한 합병증을 초래할 수 있지만, 심장발작 직후부터 환자를 의자에 앉혀서 관리한 경우에는 어떤 합병증도 발생하지 않았다. 우리는 이에 대해 다음과 같이 보고한 적이 있다.

"급성 관상동맥발작 환자를 이렇게 관리함으로써 얻을 수 있는 가장 큰 효과는 환자가 편안함을 느끼고 자신감을 가지는 것이다. 이러한 효과는 특히 관상동맥의 폐색을 두 번 이상 경험한 환자들에게서 뚜렷이 볼 수 있었다. 그들은 이번이 지난번 발병 때보다 훨씬 견디기 쉽다고 말한다."[22]

1951년 1월, 레빈 선생님은 처음으로 나에게 우리의 연구 결과를 미국 내과의사협회에서 발표할 수 있도록 초안을 잡아보라고 했다. 협회는 매년 5월 애틀랜타에서 학술대회를 열었는데, 내가 레빈 선생님에게 발표 논문을 준비하는 데 얼마만큼의 시간 여유가 있는지 물어보자 선생님은 대회는 지난 화요일에 벌써 시작됐고 다음 월요일까지는 완성해야 한다고 대답했다. 최소한 4주일의 여유는 있을 것으로 생각했기에 나는 레빈 선생님의 말을 듣고 할 말을 잃었다. 당시까지만 해도 내가 글을 쓴 경험은 디기탈리스와 칼륨에 대한 4페이지 분량의 보고서를 쓰기 위해 두 달을 씨름했던 것이 유일했다.

나는 잠도 자지 않고 하루 종일 준비했다. 타이피스트에게 맡기지 않고 손으로 직접 쓰고 지우기를 반복하며 15페이지 분량의 초안을 겨우 끝냈다. 월요일 아침 레빈 선생님에게 초안을 넘겨주고 나서 선생님의 비판을 기다렸다. 분명히 많은 부분에 수정이 가해지리라 생각했다. 그러나 그 이후 며칠 동안 선생님은 그에 대해 한 마디도 하지 않았다. 나는 점점 더 불안해졌다. 초안이 너무 한심스러워 레빈 선생님이 나에게 상처를 주지 않으려고 아무 말 않는 것이라 생각했다. 마침내 더 이상 참을 수 없게 된 나는 선생님을 찾아가서 그 초안을 어떻게 생각하는지 물어보았다. 선생님은 잘 정리되었다며 그대로 이미 보냈다고 지극히 사무적으로 대답했다. 나는 특히 레빈 선생님이 논문의 토의 부분을 거의 고치지 않았다는 데 매우 놀랐는데, 선생님은 환자를 의자에 앉혀서 관리하는 방법이 좋은 결과를 가져온 원인을 혈액순환 계통에서 찾았던 반면, 나는 가장 중요한 요인을 심리적 요인이라 강조했기 때문이다. 어찌됐건 그 논문을 발표하게 되었다.

선생님은 애틀랜타에 도착하자마자 당시 미국에서 최고로 권위 있는 내과 의사들이던 자신의 동료들을 불러서는 자신이 10분간의 발표를 마치면 박수를 쳐달라고 했다. 실제로 레빈 선생님이 발표를 마치자마자 그들은 앞으로 달려가며 레빈 선생님의 보고가 심장발작 환자의 관리에 새 장을 연 매우 우수하고도 역사적인 내용이라고 추켜세우는 말을 쏟아놓았다. 아무도 이 의도적인 연출 속에서 반대 의견을 말하기 위해 일어나지 못했다. 내 옆에 앉았던 한 사람은 내가 초안을 만든 줄도 모르고 이렇게 푸념했다.

"이 새 방법은 언젠가 안락의자 치료가 아니라 전기의자 치료로 기록될 겁니다."

나중에야 나는 우리의 연구가 얼마나 부실했는지 깨달았다. 연구는 대조군도 없이 사례만을 나열했으며, 확실한 결론을 도출하기에는 표본의 수도 너무 적었다. 그렇지만 그 연구는 심장발작 환자의 관리 방법에 지대한 영향을 주었다. 우리의 연구가 있기 전까지는 심장발작을 일으킨 환자는 병원에 몇 달간 혹은 그 이상씩 입원해 있어야 했다. 그러나 우리의 연구가 발표되고 나서 불과 몇 년 만에 입원 기간이 반으로 줄어들었다. 환자들이 할 수 있는 활동의 범위도 넓어졌으며 환자 스스로 관리하는 것이 표준으로 자리 잡았다. 혐오스럽고도 위험한 간이변기는 사라졌으며, 좀 더 일찍 걷게 되었고, 병원 사망률도 3분의 1 수준으로 감소되었다. 미국에서 매년 100만 명 정도가 심장발작을 일으킨다는 점을 감안하면 이러한 간단한 전략으로 매년 10만 명 이상의 생명을 건지게 되었다. 재활도 빨라지고 직장으로 복귀하는 시간도 단축되었다. 완전히 회복되기까지 걸리던 시간도 과거의 세 달에서 한 달로 줄어들었다.

나는 아직도 아무 도움도 안 되는 치료법을 고집하며 올바른 방향을 거부하는 의사들의 태도에 실망하곤 한다. 심장발작 환자를 왜 병상에 뉘어서 이미 상태가 심각한 환자를 더 힘들게 만들고 치명적일 수도 있는 합병증이 생기게 할까? 이것은 작은 실수가 아니라 커다란 판단 착오이다. 병상에서 취하는 장기간의 안정으로 상태가 악화되는 것을 왜 일찍 감지하지 못했을까? 환자 관리에서 이런 측면에 대한 연구는 왜 없었으며, 병상에서의 안정이 가져오는 임상적 근거나 치료 기간에 대한 연구는 왜 전혀 없었을까? 우리의 연구 결과가 발표되기까지는 병상에서의 안정에 대한 체계적인 연구가 학계에 보고된 적이 없었다. 잘못된 치료 방법이 있어도 언급을 하지 않는 것은 이데올로기나 경제적 동기와 관련이 있다.

잃어버린 치유의 본질에 대하여 ———

의학적 독단주의는 과거부터 현재까지 계속 있어왔으며 배경에는 복잡한 요인이 얽혀 있지만, 그중에서 가장 중요한 요인은 의사들이 항상 마주하는 불확실성이다. 모든 환자 각자가 의사들에게는 새롭다. 의사가 환자의 예후를 정확하게 예측할 수는 없으며, 한 환자에게 잘 들었던 치료법도 다른 환자에게는 효과가 없거나 아니면 오히려 해가 될 수 있고, 경우에 따라서는 치명적인 결과를 가져올 수도 있다. 경험이 많은 의사일수록 환자의 예후에 대해 단정 짓지 않고, 단지 많은 경우 이러하다는 식의 통계가 있을 뿐이다. 하지만 어떤 환자는 그런 경우에 포함되지 않을 수도 있다. 그러나 통증이나 감염, 출혈, 치명적 부정맥 등이 있는 환자를 접하게 되면 확실한 이론이 만들어질 때까지 기다릴 수 없다. 그리고 신의 은총만 기대할 수도 없다. 역설적이지만, 사람들이 지금 당장 어떤 행동을 취해야만 할 경우는 행동의 이론적 근거가 확실하지 않더라도 합리화시키게 된다. 심장발작 환자를 병상에서 안정시키는 이유도 여기에서 찾을 수 있다.

환자에게 치료 방법을 선택하게 만드는 것도 이와 관련된 요인이다. 의사는 환자를 쉽게 다루기 위해서 최악의 시나리오를 만들어낸다. 의사가 환자에게 예후가 아주 나쁘거나 치료 방법이 매우 힘들다고 하면 환자는 자신의 상태를 그렇게 이해하며 최신 과학기술이 동원된다고 생각하고 의사의 권위를 받아들인다. 심각한 진단을 내리면 환자나 가족들은 조용해진다. 이와 반대로 병이 크게 위험하지 않다고 하면 의사에게 많은 질문이 쏟아진다. 그중 많은 질문들에 대답할 수 없을 때 그는 지식이 얕은 의사로 비칠 수 있다. 현재와 같이 환자를 의사 결정 과정에 동참하게 하는 경향도 의학적 독단주의를 넘어서지 못하지만, 치료에서 나타나는 독단주의는 이제 더 이상 허물 수 없는 벽이 아니다.

병상에서의 안정을 주장했던 다른 이유들을 생각해보면, 의사가 심장 발작 환자를 위해 할 수 있는 것이 거의 없었다는 슬픈 사실과도 관련이 있다. 좋은 해결책이 없으면 나쁜 해결책을 쓸 수밖에 없는 경우가 종종 있다. 치료 방법은 단지 증상을 호전시키는 데 중점을 둔 완화 치료에 불과해서, 통증에는 모르핀, 심부전에는 이뇨제와 디기탈리스, 심장박동이 나쁠 때는 항부정맥 약 등을 투여하는 것이 전부였다. 혈전으로 관상동맥이 막히는 것에 따른 손상을 줄일 수 있는 방법도 없었다. 혈관을 막은 응혈을 녹이는 혁명적인 치료법은 1990년대 초반 혈전용해제가 사용된 후부터 가능해졌다.

심장의 부담을 줄여준다는 처음의 논리는 이제 효용성이 없어졌다. 심장이 수축하기 위해 에너지를 적게 소모하면 심장근육의 손상이 줄어든다는 일반적인 생각은 개념적으로 틀리지 않지만, 병상에 누워야만 심장이 쉴 수 있다는 논리는 타당하지 않다. 우리도 피곤할 때는 침대에 누우며, 잠을 자면 피로가 회복되지 않는가, 또는 팔이 부러지면 석고붕대로 고정하여 보호하지 않는가라고 주장할 수도 있다. 그러나 모든 질병에 이러한 논리가 적용되지는 않으며 특히 심장발작 환자의 경우에는 전혀 증명된 바가 없다.

병상에서 안정을 장기간 취하면 심각한 부작용이 생길 수 있다는 점이 인지되지 않은 또 다른 원인으로는 과학적 의술만을 강조하며 심리적 요소를 간과한 점도 있다. 즉, 의사들은 환자의 심리적 혹은 행동과학적 측면을 너무 무시해왔다. 의사들은 환자들의 심리 상태가 불안정하면 심장이나 위장관을 포함한 모든 신체 기능에 장애를 초래할 수 있

잃어버린 치유의 본질에 대하여 ────

다는 사실을 거의 인식하지 못했으며 현재도 의사들의 이러한 무지는 계속되고 있다. 해부학이나 생리학, 생화학 등은 숭배에 가깝게 다루어지지만 정신심리학은 가장자리로 밀려나서 찬밥 신세가 되어 있다. 엄격한 병상에서의 안정이 가져오는 부작용은 심리적 면에서 가장 크지만 이 점은 잘못 인식되거나 거의 무시되고 있다.

마지막으로 한 가지 요소는 경제적 측면이다. 환자가 오래 입원할수록 의사의 수입은 증가한다. 그때부터는 불로소득이라 할 수 있다. 초기의 위험한 시기를 넘기면 환자의 상태는 안정되고 많은 처치가 필요하지 않다. 치유되면서 심장근육이 생성되기 때문이다. 의사로서는 별로 해주는 것 없이 짧은 시간의 병실 회진만으로 상당한 수입을 올리는 것이다.

병상에서 절대안정을 취하라는 지시를 받은 환자는 사실상 겨울잠을 자는 것과 같다. 의사가 일일 회진을 오면 짜증부터 나고, 불안감만 더해질 뿐이다. 따라서 병상에서는 그저 가만히 안정을 취하는 게 만병통치약인 것만 같다고 느껴진다. 의자에서 치료를 받고 곧 좋아지는 환자들은 장기간 입원할 대상이 아니지만, 병원은 당연히, 병상을 최대한 채우는 데 관심을 갖는다.

나는 내 연구 분야 모두에서 강의 요청을 받는데, 이상하게도 급성 심장발작 외래 치료와 관련해서는 요청이 없다. 이 분야에서 우리는 많은 연구 성과를 거두었으며 관상동맥 혈전증 치료 방법을 크게 변화시켰지만 의학 문헌에는 거의 인용되지 않고 있다. 그러나 우리의 치료법으로 많은 생명을 구했으며 이것은 의학의 중대한 발전이라 할 수 있다.

의사들이 수입 감소나 주도권 상실에 관심을 두지 않는다고 주장하는 사람도 있을 것이다. 물론 경제적 동기가 전부라고 말할 수는 없다. 내가 과거 소련을 방문했을 때 이를 확인한 적이 있다. 소련 의사와 병원들은 심장발작 환자를 장기간 입원시키는 데 아무런 경제적 동기가 없었다. 사회주의 의료 체계에서는 의사들에게 정해진 월급을 제공하기 때문이다.

따라서 나는 우리 연구가 보고된 후 20년 이상이 지난 다음, 소련에서 심장발작 환자들이 한 달 이상 입원하지 못하게 제한하는 것을 보고 놀랐다. 이와 관련해 내가 질문을 던졌을 때 돌아온 대답은 과학적인 것이 아니라 이데올로기적인 것이었다. 말하자면, 자본주의사회는 노동계급의 착취에 토대를 두고, 환자들을 빨리 자신들의 직장으로 복귀시킬 필요가 있다는 것이었다. 여기서 건강문제는 고려하지 않았다. 반대로 사회주의사회에서는 사람들의 복리가 최우선이며 완전히 치유될 때까지 환자들을 입원시켜둔다. 외래 치료가 자본주의에 종사하는 비도덕적 도구(!)가 된다는 것을 나는 미처 인식하지 못했던 것이다.

이러한 경험에서 얻은 가장 큰 교훈은, 그 근거가 건전하지 않은 의료 행위가 많다는 것이다. 인간의 다른 활동들과 마찬가지로 의료 행위 역시 유행이나 관습, 권위자의 지시 등에 따라 행해지고 유지된다. 그리고 오랫동안 내려온 신념 체계가 이러한 행위를 보호해준다. 행위의 근거가 부실해도 마찬가지이며, 이것은 발전을 가로막는 장애물이다. 많은 사람들이 특정 의료 행위를 받아들이면 그 행위의 타당성에 대한 증거가 되어버린다. 다른 어떤 장점도 없을 때도 그렇다. 19세기의 위대한 생리학자 클로드 베르나르*는 이렇게 말했다.

---

* **클로드 베르나르Claude Bernard(1813~1878)**
  프랑스의 생리학자. 현대 실험의학의 아버지로 불린다.

*잃어버린 치유의 본질에 대하여 ──────

"혁신을 이루는 사람은 누구나 보는 것을 보지만 아무도 생각하지 않는 것을 생각한다."

일단 새로운 패러다임이 등장하면 매우 빠르게 수용되며 이제는 밀려난 치료 방법을 주장하는 사람들은 거의 없게 된다. 쇼펜하우어*는 이를 간결하게 표현했는데, 그는 모든 진실은 3단계를 거친다고 주장했다. 첫째, 그것은 조롱당하고 둘째로, 격렬하게 반박당하며 마지막으로, 자명한 것으로 받아들여진다.

---

* **아르투어 쇼펜하우어Arthur Schopenhauer(1788~1860)**
독일의 철학자. 관념론의 입장을 취했고 염세주의 철학자로 불린다.《의지와 표상으로서의 세계》를 썼다.

직류 제세동기를 발명하다:
심장 수술 분야에서 일어난 커다란 발전

1950년대 후반까지만 해도 심장박동이 빨라진 빈맥을 치료할 방법이 없었다. 빈맥은 심실과 심방 모두에서 발생할 수 있는 것으로 심장에서 비정상적인 전기신호 발생원이 생겨나 정상적인 페이스메이커*가 작동할 수 없게 되는 현상이다. 정상적인 페이스메이커인 동결절sinus node은 우심방에 있는 쉼표 모양의 짧막하게 생긴 부위이다. 이 부위에서는 분당 70회 정도의 전기신호를 매우 규칙적으로 발생시키며 이 신호에 의해 사람의 심장이 평생 동안 25억 회 정도 박동하게 된다. 그리고 동결절은 필요한 혈류량에 따라 심장박동 수도 엄격히 조절한다. 힘든 운동을 하는 동안은 박동이 분당 160회 이상까지 빨라질 수 있으며 깊은 수면 중에는 30회 이하로 느려지게도 한다. 심장박동을 이렇게 세밀히 조

---

* 페이스메이커pacemaker
  전기 자극으로 심장박동을 유지하는 기관.

　　　　　　* 잃어버린 치유의 본질에 대하여 ──────

절하기 위해 동결절에는 많은 신경이 분포하며 뇌로부터 심장으로 정보가 전달될 때의 정류장 역할을 한다.

그러나 빈맥 상태가 되면, 신체에 필요한 혈류량에 따라 심장박동 수를 생리적으로 조절할 수 없게 된다. 심장박동은 마치 가속기를 힘차게 밟은 자동차처럼 빨라지고 신경계에 의한 조절 기능은 말을 듣지 않는다. 심장박동은 심한 운동을 할 때보다 훨씬 빨라지고, 빨라진 상태로 고정된다. 심실 부위에 비정상적 페이스메이커가 존재하면 심실빈맥이 발생하여 생명이 위험해질 수도 있다. 심실성 빈맥이 발생하면 분당 150~280회 정도의, 정상보다 훨씬 빠른 박동이 지속되므로 위험하기도 하지만, 동결절이 아닌 부위에서 전기신호가 발생하여 정상적인 신호·전달 체계를 거치지 않고 혼란스럽게 심장근육으로 신호가 전달됨으로써 심장근육의 수축 형태에 균형이 없어지는 것도 위험 요인이다. 심장근육의 수축 형태가 흐트러지면 혈류를 효과적으로 펌프질하지 못하게 된다. 더 큰 문제는 심실성 빈맥이 이미 심한 관상동맥 질환 등의 심장병 환자들에게 주로 발생한다는 점으로 이러한 환자들은 심실성 빈맥에 더 취약하다. 과거에는 이러한 환자들은 입원하기 전에 대부분 사망했다. 사실, 돌연 심장사가 발생하기 직전 심실성 빈맥이 있는 경우가 많았다.

심장의 윗부분인 심방에서 발생하는 빈맥은 비교적 덜 위험하다. 여러 형태의 빈맥들 중 가장 흔한 심방세동은 미국인들 중 거의 100만 명에게서 나타난다. 부정맥의 하나인 이것이 발생하면 심방에서 전기신호가 매우 빠르게 발생하는데, 대개 분당 350회 이상의 신호가 발생한다. 심실에서는 이러한 속도에 맞춰 혈류를 펌프질할 수 없는데, 다행스럽게도 신호가 전부 심실까지 도달하지는 못한다. 즉, 신호전달 경로인 방실속房室束이라는 좁은 조직을 지나가는 동안 심실까지 도달하는 신호가 3분의 2가량 줄어든다. 그 결과 심장박동은 여전히 빠르고 불규칙하긴 하지만 수개월 혹은 수년간 큰 문제가 나타나지 않을 수도 있으며, 디기탈리스와 같은 약제로 심장박동을 느리게 할 수 있으면 심장 기능에 아무 손상 없이 혹은 아무런 증상이 없이 평생을 살아가기도 한다.

그러나 다른 형태의 심방부정맥인 심방조동의 경우는 이와 다르다. 내가 의사 생활을 시작하던 시기만 해도 이러한 형태의 부정맥에는 방법이 없었으며 사용할 수 있는 약도 개발되어 있지 않았다. 심방조동이 있으면 심방에서 정상의 두 배나 빨리 전기신호를 내보내고 심장박동수도 120~160회까지 빨라지지만, 금방 생명이 위험한 상태가 되는 것은 아니며 얼마간은 큰 문제 없이 지낼 수 있다. 그러나 이 상태가 몇 주일 이상 가면 심부전 상태로 발전한다. 그리고 폐에 울혈이 오기 시작하면 상태는 급격히 나빠진다.

이러한 여러 가지 심장박동의 이상은 당시의 심장병 의사들에게 커다란 과제였으며, 치료를 할 수 없는 경우도 많았다. 1950년대 말에는 박동이상을 정상화시키기 위해 세 가지 약제가 사용되었다. 키니딘, 프로케이나마이드(프로네스틸) 그리고 항경련제로도 사용되는 딜란틴이 그것이다. 키니딘은 가장 먼저 사용되기 시작한 약으로, 심실세동에 특히 효과가 있지만 경구로만 투약 가능하여 근육주사나 정맥주사로 투여할 수 없고 심실성 빈맥에는 효과가 없다. 그리고 키니딘에는 심한 설사나 고열, 위험한 혈소판 감소증 등의 부작용이 흔히 나타난다. 심실성 빈맥의 경우에는 프로네스틸이 표준 처방이며 이 세 가지 약제 중 가장 효과가 크다. 그러나 정맥으로 주사할 때는 혈압 저하를 방지하기 위하여 주사 속도를 늦추어야 하는데, 이미 부정맥으로 인해 심장이 많은 손상을 입은 상태이기 때문에 이 점이 가장 큰 문제이다. 세 번째 약인 딜란틴은 빈맥의 원인이 관상동맥 질환일 경우에는 거의 효과가 없다는 단점이 있는데 관상동맥 질환은 이러한 부정맥의 가장 흔한 원인이다.

나는 초기에 이러한 항부정맥 약제의 부작용을 많이 경험했다. 많은 환자들이 심실성 빈맥을 가지고 있으면서도 증상이 거의 없거나 어떤 경우에는 자신의 심장박동에 이상이 있다는 사실 자체도 모르고 있었다. 맥박이 분당 200회에 가깝게 빨라졌어도 혈압이 잘 유지되었다. 그러나 항부정맥 약제를 투여하고 나면 상태가 급격히 나빠지기 시작해서 환자의 모습에서 죽음의 그림자가 짙게 나타났다. 그때부터 상태는 악화일로로 치닫는데, 혈압은 어찌할 수 없을 정도로 하락하고 순환기계가 허탈되었으며 회복되는 경우가 드물었다. 그러나 약제가 심장박동을 정상화시켜줄 경우에는 심장의 펌프 기능이 회복되었다.

다음은 C 씨에게서 경험한 항부정맥 약제 치료의 사례이다. 환자는 약간 작은 키에 항상 생기 있는 표정이었으며 하늘색 눈과 갈색 머리를 하고 있었고 54세의 나이에 이미 두 번이나 심장발작을 경험했음에도 여전히 밝았다. 그는 일주일에 한 번꼴로 심실성 빈맥이 나타났다. 하지만 그는 빈맥이 발생해도 별 걱정을 하지 않았으며 숨을 가쁘게 쉬면서도 호흡곤란 등 다른 증상은 없다고 했다. 그가 말하는 유일한 증상은 심계항진이었는데, 그는 이 증상을 심장이 날뛴다고 표현했다. 빈맥은 깊은 밤에 잠잘 때 주로 발생해서, 나는 호출을 받고 병원으로 부리나케

달려가서 미안해하는 그의 얼굴을 마주해야 할 때가 많았다.

우리는 많은 양의 프로네스틸을 정맥주사하면 정상적인 박동으로 돌아온다는 것을 알고 있었지만, 주사하고 나서 회복될 때까지는 매우 긴장해야 했다. 주사를 놓으면 그의 혈압은 급속히 떨어지기 시작한다. 그리고 약제에 의한 부작용과 좋은 작용 사이의 경주가 벌어진다. 부작용은 심장의 펌프 기능에 손상이 오는 것으로, 폐에 울혈이 생겨서 입술은 산소 부족 때문에 푸르게 변하고 호흡이 빠르고 힘들어진다. 의사들 사이에는 긴장감이 넘치고, 우리는 초조하게 결과를 기다린다. 과연 부정맥이 항복할 것인가, 아니면 심장이 먼저 항복할 것인가? 긴장된 시간이 지나면 심장은 정상박동을 되찾고 생체 증후도 급속히 회복되어 그는 본래의 활기찬 모습으로 돌아온다. 그러고는 우리들과 악수하며 다시는 내 잠을 깨우지 않겠노라고 약속한다.

그러나 굳은 맹세와 함께 한 악수는 일주일이 못 가며, 거의 일주일에 한 번씩 빈맥이 재발했다. 빈맥을 발생시키는 특별한 정서적 혹은 신체적 유발 요인을 찾지는 못했지만 그것은 거의 항상 밤에 발생했다. 나는 일주일에 하루씩 밤을 새야 했지만 이것을 내가 의사 생활을 하면서 짓는 죗값을 치르는 것이라 생각했다. 열 번째로 밤에 불려갔을 때는 극도로 피곤한 상태였는데 무슨 일이 벌어질지 예상할 수 없었다.

1959년 11월 3일 화요일 새벽 2시 30분, 나는 피터 벤트 브리검 병원의 응급실 간호사로부터 걸려온 전화에 잠에서 깼다. 간호사는 지극히 사무적인 말투로 "선생님 친구 분인 C 씨가 선생님을 뵈러 여기 와 계십니다"라고 말했다. 응급실에 도착했을 때 그는 아직은 평온한 표정이었다. 맥박은 분당 170회 정도였는데 이 정도면 몇 시간은 아무 문제 없

　　　　　• 잃어버린 치유의 본질에 대하여 ─────

이 견딜 수 있었다. 이미 여러 차례 이런 상황을 잘 극복해왔기 때문에 환자가 곧 정상으로 돌아올 수 있을 것으로 생각했다. 그러나 이번에는 달랐다. 보통 때 잘 듣던 프로네스틸 용량으로는 빈맥이 호전되지 않았으며 상태는 더 악화되었다. 맥박은 느려지지 않고 오히려 분당 212회까지 빨라졌으며 혈압은 수축기 혈압이 80까지 떨어져 잘 측정되지도 않았다. 그 정도의 혈압에서는 심장이나 뇌로 가는 혈류만이 어느 정도 유지될 뿐이며 다른 장기로는 혈류가 거의 공급되지 못한다. 폐에 울혈까지 생겨 심부전 상태가 뚜렷이 보였다. 다음 날 우리는 딜란틴을 써보았지만 효과가 없었다. 화요일까지 그는 삶보다는 죽음 쪽에 더 가까이 다가간 듯 보였지만, 그의 눈에서는 지금까지 해왔던 것처럼 내가 절대로 자신을 죽게 내버려두지 않을 것이란 믿음이 내비쳤다. 그러나 나는 그의 심장박동을 정상으로 회복시키지 못하고 그저 속수무책으로 바라볼 수밖에 없었으며 차츰 공포에 사로잡히기 시작했다.

화요일이 지나가자 우리 의사들은 이제 허탈감에 빠졌으며 모든 희망의 끈을 놓기 시작했다. 그러나 C 씨는 여전히 낙관적인 얼굴로 오히려 우리를 달래려 했다.

"저는 박사님께서 지난 번에 하셨던 것처럼 이번에도 잘하실 것으로 믿습니다."

이런 말은 우리를 더 고통스럽게 할 뿐이었다.

금요일 아침 C 씨의 호흡은 가빠졌으며, 피부는 차갑고 창백해졌고 입술이 푸르게 변했다. 그리고 자신의 뇌가 산소 부족으로 허덕인다는 듯이 끊임없이 머리를 흔들어댔다. 폐는 울혈로 인해 체액으로 가득 찼고 이뇨제로도 이것을 배출시킬 수 없었다. 이제 우리는 혈압 측정도 중단했으며 그 역시 우리를 안심시키려 하지도 않았다. 그는 한 마디 말을 하기 위해서도 한참을 애쓰고 깊은 숨을 쉬어야 했다. 처음으로 그의 눈에서는 실망의 표정이 나타났다.

'당신이 졌군요.'

그가 이렇게 말하고 있는 것 같았다.

머리를 쥐어짜며 가능한 방법을 수없이 찾아보다가 처음부터 다시 생각하기로 했다. 그때 폴 졸Paul Zoll 박사가 떠올랐다. 그는 베스 이스라엘 병원에서 일할 때, 돌연사를 초래하는 부정맥인 심실세동이 발생한 환자의 가슴에 교류전류 충격파를 가하여 회복시키는 혁명적 방법을 도입한 의사였다. 그가 고안한 장치는 교류전류를 내보내는 판이 있어 이것을 환자의 가슴에 대고 심장에 전기 충격을 가하여 정상박동을 회복시키는 것으로, 심장마비를 경험한 적이 있는 환자들에게는 구원의 소식이었다. 사실 환자들은 이 장치가 심장박동을 회복시켜주지 못하면 죽은 사람이었으며 시술에는 부작용이 없었다. 죽은 사람이나 다름없는 이에게 더 이상 손해가 날 일은 없었다. 하지만 내 환자는 아직까지 살아 있고 의식도 완전한 사람이었다.

장치를 본 적이 없었기에 그것을 어떻게 만들어 사용해야 할지 짐작도 할 수 없었으며 사용과 관련하여 몇 가지 의문들을 풀어야 했다. 충격파가 환자에게 고통을 줄까? 마취를 시키고 시술해야 할까? 심실세동으로부터 회복시키는 데 적절한 정해진 전압이 있을까? 첫 번째 충격파가 실패하면 몇 번까지 더 시도해야 할까? 가해진 전기 충격이 심장이나 신경계에 손상을 주지는 않을까? 피부에 화상을 일으키면? 환자의 옆에 서 있는 다른 사람에게는 탈이 없을까? 환자에게 공급되고 있는 산소에 폭발성이 있지 않을까? 수많은 의문들로 머리가 터질 것 같았다. 내가 근무하는 병원에는 그 장치를 사용해본 의사가 아무도 없어 이러한 문제를 다른 사람과 함께 논의할 수도 없었다.

졸 박사와 직접 논의해보고자 했다. 그러나 그는 먼 곳에 가 있었고 연결이 되지 않았다. 졸 박사의 동료 한 사람과 이야기했지만 그는 그 장치를 심실성 빈맥 환자에게는 사용해본 적이 없다고 말했다. 졸 박사가 고안한 직류 제세동형 장치는 심장마비가 생기고 의식이 없는 환자들에게만 사용해왔던 것이다. 동료 의사의 조언은 내게 아무런 도움이 되지 못했고 기계의 사용 가능성은 점점 멀어져갔다. 그러나 환자 옆에서 간병하고 있던 부인을 보니 하늘에 의지해보자는 생각이 들었다. 먼저 환자의 부인에게 우리가 한 번도 시도해본 적이 없는 방법을 사용하려고 하는데, 이것 때문에 남편이 사망할 수도 있다고 설명해주었다. 환자 옆에서 오랫동안 함께 고통받아온 부인은 우리가 이미 벼랑 끝에 도달했고 남편이 곧 사망하게 된다는 사실을 잘 알고 있었다. 부인은 우리에게 어서 시도해보라며 용기를 주었다.

다음 과제는 거의 사망한 환자 상태로 마취시켜줄 마취과 의사를 구하는 일이었다. 이러한 문제로 실랑이하다 귀중한 시간을 낭비하고 적절한 시기를 놓치게 될까 봐 피터 벤트 브리검 병원의 마취과 과장인 로이 밴덤Roy Vandam 박사에게 직접 부탁했다. 사실, 그가 어쩌면 비극으로 끝날지도 모르는 우리의 모험에 기꺼이 동참해주리라고는 기대하지 않았다. 치료 방법의 어려움에 대해 설명하고 거의 자포자기하는 목소리로 혹시 신참 레지던트라도 보내줄 수 있을지 부탁했는데, 그는 의외로 이런 일은 신참들이 맡기에는 적당하지 않다며 자신이 지금 바로 도와주러 오겠다고 말하는 것이었다. 정말로 그는 즉시 마취제인 산화질소가 든 통을 들고 달려왔고 영원히 잊히지 않을 도움을 주었다.

그러나 C 씨를 마취시키려 하는데 내과 과장이 시술을 중지시키려 들었다. 환자는 혼수상태였으며 생존의 가능성은 점점 멀어져가고 있는 중이었다. 그 내과 과장은 내게 질문을 쏟아부었다. 교류 제세동기defibrillator를 사용해본 적이 있나? 심실성 빈맥 환자에게도 그 장치를 사용해봤나? 이 병원이나 보스턴에서, 아니면 전 세계 어디에서라도 이런 시술을 받은 환자가 있었나? 모든 질문에 대한 내 대답은 "아니요"였다. 마지막으로 그는 만약 환자가 사망하면 병원이 법적인 문제를 안게 되고 대규모 의료 과오 소송이 제기될 수도 있다는 사실을 내가 알고 있는지 물어왔다. 내가 전혀 꺾이지 않자 그는 그 시술을 하려면 병원의 심사위원회를 통과해야 한다고 주장했다. 그러나 나는 거부했다. 시술에 따르는 모든 책임을 혼자 감수하고 병원 측에서 시술을 반대했음을 기록으로 남겨서 병원에 책임을 지우지 않겠다고 약속했다.

이렇게 병원 측의 반대를 잠재우고 C 씨를 마취시켰다. 널찍한 전극판을 환자 가슴의 좌우측에 대고는 밴덤 박사의 신호가 떨어지자마자 모든 사람을 병상에서 물러나게 한 후 전기 충격을 가했다. 그 후 몇 분 동안 심전도기의 파형이 얽혀서 나타났고, 그 상태에서 우리는 빈맥이 사라졌는지 판단하기 어려웠다. 그러나 환자의 가슴에 청진기를 대자 내 귀에는 느리지만 강하고 규칙적인 박동 음이 경쾌하게 들렸다. 그 소리는 젊었을 때 들은 베토벤의 〈5번 교향곡〉보다 더 감동적이고 또 '운명적'으로 울렸다.

C 씨는 바로 깨어났고 마치 긴 잠을 자고 일어난 것처럼 입가에 천사

와도 같은 미소를 지어 보였다. 이제 더 이상 산소 공급이나 혈압을 유지시키기 위한 약도 필요없었다. 기적이 일어났다. 그의 상태는 급속히 회복되어 당일로 걸어 다닐 수 있게 되었다. 이제 그에게 고향인 플로리다로 돌아가서 휴일을 즐겨도 된다고 말하면서, 악몽 같았던 모험 여행은 더 이상 없을 것이라고 축하해주었다.

그로부터 정확히 3주일이 지난 금요일 오전, C 씨의 부인이 내게 전화를 해서는 남편에게 다시 심실성 빈맥이 발생하여 마이애미의 한 병원에 입원했다고 전해왔다. 부인에게 대형 병원에는 분명히 교류 제세동기가 있을 것이니 내가 그 병원의 의사에게 말하겠노라고 안심시켜주었다. 그 병원의 심장병 담당 의사에게 전화를 걸어 환자의 최근 병력을 자세히 설명하고 반드시 그 장치를 이용해서 박동을 회복시켜주지 않으면 사망할 것이라고 끈질기게 설득했다. 그러나 의사는 나의 어떤 설명도 받아들이지 않고 내가 제시한 방법을 전반적으로 거부했다. 나는 화를 낼 수밖에 없었다. 교류 제세동기를 심실성 빈맥 환자에게 사용할 수 있다는 보고가 의학 문헌에 실린 적이 없다는 것이 그가 주장하는 반대의 논리였다. 우리의 경험이 아직 발표되기 전이라 그는 그 방법을 인정하지 않았고, 의료 과오 소송을 당할 걱정에 사로잡혀 시술을 하지 않으려 하니 설득할 방법이 없었다.

그에게 물었다.

"그를 살릴 수 있는 가능한 방법이 있는데도 사망하도록 버려둘 것입니까?"

"저도 걱정입니다. 하지만 의학 문헌 어디에도 언급되지 않은 최신 시술을 시행할 수는 없습니다."

어쩔 수 없이 부인에게 남편을 보스턴으로 비행기에 실어오라고 할 수밖에 없었다. 한 시간 후, 마이애미 공항에서 다급한 목소리로 전화가 왔다. 그렇게 위험한 환자를 실어 나를 비행기가 없다는 것이었다. 시간은 오후 2시였고 주말 업무 마감 시간이 다가오고 있었다. 나는 마치 정신 나간 사람처럼 움직였다. 죽어가는 사람을 병원의 만류를 뿌리치고 병원 밖으로 데리고 가 혼잡한 공항에 눕혀두라고 한 셈이었다. 이제 어찌해야 할지 난감했다. 그는 즉시 보스턴행 비행기를 타야 했다. 오후 4시까지 환자를 어디로 돌려보내야 할지 몰라 안절부절못하다가 하버드 보건대학원의 항공의학 교수인 로스 맥팔레인Ross McFarlane 박사를 찾아가기로 결정했다. 전화를 하기보다는 비서를 거치지 않고 직접 부딪치기로 했다. 그를 찾아가니 그는 어떤 두 사람과 회의 중이었는데, 그들을 무시하고 급한 상황을 재빨리 설명했다. 맥팔레인 박사는 나의 이 무례한 침입에도 전혀 불쾌한 기색 없이 "잘하신 겁니다. 이렇게 하는 것이 최선이죠"라고 말하며 웃기까지 했다. 마침 자리에 있던 방문객들은 연방항공국의 요직에 있는 관리였다. 그들은 즉시 마이애미에서 보스턴까지 운행하는 주요 항공사의 사장들에게 전화를 걸었다. 마침내 이스턴 항공사의 사장과 연결이 되었고 그는 저녁 7시에 마이애미를 떠나 10시 30분에 보스턴에 도착하는 비행기를 탈 수 있도록 주선해주었다.

일의 진전에 고무되어 있던 중 밤 10시경 전화가 울려 받아보니 국제전화로 거는 듯한 목소리가 들려왔다. 처음에는 무슨 말을 하는지 잘 이해할 수 없었지만 한참을 들어보니, 이스턴 항공사 비행기의 기장은 로건 공항이 안개에 싸여 비행기가 착륙할 수 없어 뉴욕의 이들와일드 공항으로 선회한다고 말하면서, 비행기 안의 위독한 환자를 어떻게 해야 할지를 묻고 있었다. 나는 기장에게 그를 앰뷸런스에 태워 보스턴으로 보내라고 말했다. 새벽 1시경, 신경이 곤두선 부인이 전화를 했다. 부인이 정신을 차려보니 앰뷸런스가 자신들을 맨해튼으로 실어왔다는 것이다. 그 앰뷸런스는 지방정부 소속이었기에 뉴욕시 관할 구역을 벗어날 수 없었으므로 사설 앰뷸런스에 옮겨 싣는 데 또 한 시간이 소요되었다. 환자는 그러고 나서 보스턴까지 안개가 자욱한 밤길을 느린 속도로 달려와 다음 날 아침 8시에야 겨우 병원에 도착할 수 있었다.

우리는 만반의 준비를 하고 있었지만, 환자는 반혼수상태에 빠져 살아날 가망이 적어 보였다. 가슴에 전기 충격을 가했지만 박동은 정상화되지 않고 오히려 심실세동 상태로 악화되었으며 재차 충격을 주어도 소용없었다. 어쩔 수 없이 소독되지도 않은 상태로 환자의 가슴을 열어보니, 가슴속은 피범벅이 된 채 엉망이었다. 이렇게 가슴을 연 상태로 직접 전기 충격을 가했다. 그때 가한 전기에너지량은 다른 때보다 훨씬 높았지만 결국 심장은 정상박동으로 회복되었다. 그러나 C 씨는 이번에는 바로 회복되지 않고 심부전과 심한 감염으로 매우 고생했으며 6주일도 더 지나 부쩍 늙어버리고 심하게 앓고 난 환자의 모습으로 퇴원했다. 그는 그 후로 얼마 살지 못하고 사망했으며 내가 거두었던 승리도 비극으로 막을 내렸다.

그런데 전기 충격이 다른 부정맥들보다 훨씬 위험한 심실세동을 초래한 원인은 무엇이었을까? 여러 문헌들을 살펴보았지만 해답을 얻을 수는 없었다. 교류전류를 심장에 가했을 때의 부작용에 관해서는 어디에도 언급되어 있지 않았다. 졸 박사가 도입한 방법은 전 세계적으로 널리 시행되고 있었지만 그 방법을 시술했을 때 발생될 수 있는 위험에 관해서는 누구도 연구하지 않은 것이다.

교류전류에 의한 중대한 부작용의 가능성을 인식한 나는 심장 수술이 진행되고 있는 수술실들을 관찰하기 시작했다. 이런 수술실에서는 심장에 세동을 일으키고 직접적으로 교류 충격을 가하여 다시 정상박동으로 회복시키는 시술이 자주 시행되고 있었다. 가끔 한 번의 충격으로는 회복되지 않아서 여러 번 충격을 가해야 할 때가 있었는데 그럴 때면 수술실은 손상된 심장근육에서 나오는, 마치 햄버거 가게에서와 같은 냄새가 진동했다. 말할 필요도 없이, 세동으로 정지된 심장을 전기적 충격으로 소생시키지 못하면 심장 수술은 곧 사망으로 이어졌으므로 심장 수술의 사망률이 매우 높았다.

교류 제세동기의 부작용에 대해서 아무도 관심을 기울이지 않았던 이유는 심장마비를 사망과 마찬가지로 생각했기 때문이었다. 환자가 회복되지 않으면 제세동기로 인한 것일 수도 있다는 생각은 전혀 하지 않고 여러 다른 사망 원인 중에서 찾았다. 어떤 심장외과 의사는 내게, 만약 교류 제세동기가 심장근육에 손상을 줄 수 있다고 해도 그것은 환자를 살리기 위해 치러야 하는 작은 대가일 뿐이라고까지 말했다. 그러나 살아 있는 환자의 부정맥을 치료해야 하므로 절대로 부작용이 있어서는 안 되었다. 그래서 심장마비가 왔을 때 그렇게 하듯이 가슴 위로 교류전류를 가하는 시술의 안전성을 점검할 일련의 실험들을 구상했다. 그러나 실험 비용이 없었고 그에 관한 연구비 신청도 기각되었는데, 이유는 내 전공이 전기공학이 아니라는 것뿐만 아니라 내가 다른 흔한 부정맥들도 전기로 치료할 수 있다고 말하는 것을 이상하게 받아들였기 때문이었다. 그러나 나의 그 실험 계획은 하버드 보건대학원 영양학교실 주임교수였던 프레드릭 스테어 박사의 지원으로 빛을 보게 되었는데, 그는 내가 그 대학원에 가지고 있던 연구 실험실을 관장하고 있던 분이었다. 그는 내게 실험을 계속하라며 실험 비용이 얼마가 들든 걱정 말고 자신이 다 조달해주겠다며 격려해주었다.

여러 차례의 동물실험 결과, 교류전류는 심장에 해를 줄 수 있다는 사실을 밝힐 수 있었다. 교류전류는 책에 나와 있는 모든 종류의 심장박동 이상을 초래했으며, 심장근육에 손상을 주어 근육 내의 칼륨을 밖으로 배출시키고 화상도 발생시켰다. 어떤 경우에는 심장의 기능에 영구적인 이상이 초래되기도 했다.

생리학적인 여러 이론들에 입각하여 교류 대신에 직류를 실험해보기로 했다. 실험을 위해서는 전기공학을 잘 아는 기술자가 필요했는데, 다행스럽게도 젊고 유능한 전기기술자인 바루흐 베르코비츠Baruch Berkowitz를 우연히 만나게 되었다. 그는 우리가 찾고자 하는 문제를 완전히 이해하고는 커다란 도움을 주었다. 거의 1년간의 동물실험 결과, 우리가 실험한 여러 직류 파형들 중 하나가 기존의 교류에는 반응하지 않던 대부분의 난치성 심실세동에 효과적으로 작용하여 정상박동을 회복시켜주는 것을 관찰하게 되었다. 한계를 측정하기 위해 우리는 심장을 냉각시키고 혈액을 산성화하고 산소를 정상보다 적게 공급하여, 회복이 거의 불가능한 상태로 만들어놓고 실험했다. 그러나 이런 상태에서도 직류는 여전히 정상박동으로 회복시켜주었다. 교류가 심장에 손상을 줄 수 있었던 반면에 직류는 심장에 어떠한 손상도 발생시키지 않았다. 가슴을 절개하지 않은 상태에서 높은 에너지의 직류전기 충격을 200회나 가한 후에도 심장 손상은 일어나지 않았다. 말하자면 우리는 누구나 사용할 수 있는 제세동기를 개발한 것이었다. 나는 심장의 빈맥성 부정맥을 치료할 수 있는 방법을 찾아냈으며 마침내 새롭고 향상된 제세동기를 개발했다.

이제, 심실세동은 사망으로 직결되지 않게 되었다. 직류 제세동기에 의해 돌연사의 위험에 처한 환자를 소생시킬 수 있는 새로운 장이 열렸을 뿐만 아니라 심장 수술 분야에도 지평이 확대되었다. 관상동맥우회술은 다른 곳에서 떼어낸 정맥이나 동맥 일부를 이용하여 막힌 관상동맥을 대체하는 수술인데, 이때 심장박동이 멎은 상태가 되어야 한다. 심실세동을 인위적으로 일으켜 심장박동을 정지시키며, 박동이 멎은 동안은 기계 장치로써 신체 외부로 혈류를 순환시키며 혈류에 산소를 공급하여 중요 장기를 보호하게 된다. 이렇게 정지된 심장을 직류 제세동기에 의하여 다시 정상으로 회복시키는 안전한 길이 처음으로 열린 것이다. 만약 이 장치가 없었더라면 지난 30년 동안 심장 수술 분야에서 이룩된 커다란 발전은 일어나지 못했을 것이다.

이러한 새로운 방법의 중요성을 가장 먼저 인식한 심장외과 의사는 클리블랜드 클리닉의 심장외과 과장이었던 돈 에플러Don Effler 박사였다. 직류 제세동기가 개발된 직후인 1962년 플로리다 탬퍼에서 열린 심장학회에서 그를 만났는데, 그와 나는 학회의 초빙 강사 자격으로 참가하고 있었다. 학회의 마지막 날 수영장에 함께 앉아 휴식을 취하고 있던 중 그에게 내가 개발한 제세동기에 대해 설명했다. 그는 그때 약간의 관심만을 나타냈을 뿐이고 그 후로 나도 그때의 대화를 잊고 있었다. 그러나 그로부터 여러 달이 지난 후 에플러는 하버드 보건대학원 건물 지하에 있는 나의 자그마한 연구실에 불쑥 나타났다. 그는 내가 개발한 새로운 장비에 대해서 알고자 하는 목적만을 가지고 비행기를 타고 먼 길을 왔던 것이며, 그가 이끄는 수술 팀은 세계 최초로 직류 제세동기를 이용하여 심장 수술을 시행하게 되었다. 클리블랜드 클리닉에서 에플러의 지도하에 있던 아르헨티나의 심장외과 의사인 레네 파볼로로Rene Favaloro 박사가 그로부터 몇 년 후 관상동맥우회술을 최초로 성공시킬 수 있었던 것도 우연이 아니었다. 20년 이상이 지난 후 에플러는 직류 제세동기를 회상하며 이렇게 결론 내리는 긴 편지를 내게 보내왔다.

> 제 비서가 어떻게 해서 이 귀중한 보물을 얻게 되었는지를 물어와서 선생님께 편지를 드립니다. 나는 이 보물에 대해 설명해주고는 탬퍼로 갔던 여행 이야기를 들려주었습니다. 탬퍼에서 내가 했던 강연과 수영장에서 느긋하게 차가운 음료수를 마시며 걷던 일 그리고 태양 별 아래에서 일광욕을 즐기던 이야기를 했습니다. 그리고 어떻게 해서 내가 제세동기에 대한 새로운 지식을 얻어서 지금처럼 수술에서 사망률이나 합병증의 발생을 크게 낮출 수 있었는지를 말했습니다. 나는 기대도 않던 보물을 찾은 주인공이 되었습니다. 실로 꿈만 같은 이야기였습니다.

교류전류 방식의 장비를 만드는 제작 업자들의 반발도 있었지만 직류 제세동기는 기존의 교류 방식을 완전히 대체해나갔고 수년이 지나지 않아 직류전류 방식만이 유일하게 사용되게 되었다. 그러나 몇 가지 의문은 여전히 남아 있었다. 제세동기를 심실세동이 아닌 다른 부정맥에 사용하면 왜 안 될까? 다른 부정맥들에도 사용하기 위해서는 사용 가능한 특정 파형의 직류전류가 심장에 절대로 손상을 주지 않아야 했다. 수많은 동물실험을 거쳐서 우리는 이 문제에 대한 해답도 얻게 되었다. 사실, 소위 말하는 안전한 직류전류 파형이 심실세동을 발생시킬 수도 있었다. 이런 일이 발생할 확률은 100번 시도할 때 한 번 생길 수 있을 정도로 희박하며 전혀 예측할 수도 없었다. 심장마비의 경우와 같이 이미 심실세동이 발생한 환자의 심장에는 이러한 부작용이 아무 영향도 미치지 못하지만, 크게 위험하지 않은 부정맥을 이 장비로 치료하다가 그러한 일이 발생하는 것은 용납될 수 없는 일이었다.

우리는 이러한 부작용의 발생 원인을 곧바로 알아냈다. 매 심장주기마다 심실세동의 발생 위험이 큰, 짧은 취약 시기가 있었는데, 그 시기는 손상된 심장뿐만 아니라 정상 심장에도 존재했다. 시기는 심실세동 취약기로 볼 수 있으며 심장주기의 초기에 심전도상에 T파로 나타나는 순간이었다. 이 시기는 심장이 전기 자극을 받아 수축되는 수축기에서 다음 신호를 기다리는 휴식기로 바뀌는 순간이다. 매우 짧은 순간이어서 0.02~0.04초 정도에 불과하지만 이 시기에 전기신호가 발생하면 치명적인 부정맥을 일으킬 수 있다. 우리는 수많은 동물실험을 통해서 이러한 사실을 알아냈지만, 사실 생리학자들은 50년 전부터 이러한 사실을 알고 있었다.

일단 심실세동의 원인을 알고 나자 직류 제세동기를 더욱 안전하게 사용할 수 있게 되었다. 간단한 전자 타이머를 이용하여 심장주기 중 취약기를 피하여 직류 충격파를 가할 수 있었다. 나는 이렇게 시간에 맞춰 직류전류를 가할 수 있는 심박정상화 장비를 고안했으며 이것은 심장학에서 일대 혁명이었다. 심장박동이 빨라지는 모든 부정맥을 처음으로 쉽게 치료하게 되었다. 심방세동, 심방조동, 심실성빈맥 등 여러 부정맥에 사용이 가능해졌다. 심율동 조절로 인해, 심장발작이 있는 환자들에게 발생 가능한 여러 가지 부정맥을 치료할 수 있는 관상동맥 질환 치료 병동의 분리 개설에 중요한 계기가 생겼다. 그러나 이 장비가 심장병 치료에 기여한 역할보다도 더 큰 일은 불규칙한 심장박동으로 고생하던 사람들이 거의 기적적으로 매끈한 심장박동을 되찾게 된 것이었다. 그러한 사람들은 이 장비를 이용하여 불과 몇 시간도 지나지 않아 언제 심장이 그렇게 자신을 힘들게 했느냐는 듯이 활동하게 되었다.

인간사에서는 한 가지 문제가 해결되면 언제나 또 다른 과제가 다가온다. 과거에는 심장병 의사라도 심실성빈맥 환자를 자주 접하지는 않았던 반면, 이제는 매우 흔히 만나게 된다. 과거에는 심실성빈맥이 두 번 혹은 세 번 발생하면 거의 살아남지 못했지만 이제는 수백 번씩 발생하고도 거뜬히 살아간다. 부정맥 치료 분야에서 새로운 장이 시작되었고 이러한 환자의 진단과 치료에 새로운 혁신적 기술들이 개발되고 있다. 그리고 과거에는 사망했을 수많은 생명들을 구할 수 있었다. 이러한 새로운 방법들이 상상할 수도 없을 만큼 빠른 속도로 전 세계적으로 퍼져나가고, 어디에서나 표준적인 치료 방법으로 정착되어가는 데 놀라움을 감출 수 없다.

의학 기술의
명과 암

직류전류 제세동기는 급성 심장마비를 일으킨 환자도 회복될 수 있으며 생존할 수 있다는 확실한 증거가 되었다. 이 장치는 많은 사람들의 생명을 살릴 수 있었지만, 응급소생 팀이 심장마비 환자에게 도착했을 때 이미 심폐소생술이 소용없는 환자들도 많았다. 일단 심장허탈이 발생하면 환자에게 열린 생명의 문은 아주 짧은 시간 동안만 기다렸다가, 곧 닫혀버린다. 5분이 지나면 뇌 조직에 손상이 오고, 심장이 정상으로 돌아올 가능성은 적어진다.

용어 문제로 바벨탑* 이 되는 것을 피하기 위해, 의사들은 엄격한 과

---

* **바벨탑**
  구약성서에 나오는 이야기로 세계 각지에서 모인 사람들이 하늘에 오르는
  탑을 쌓던 중 각 민족별로 사용하는 언어가 달라져 탑이 무너져 내렸다는
  이야기.

학적 구분 없이 여러 가지 용어를 혼용한다는 것을 알아둘 필요가 있다. 예를 들면, 심장허탈이란 의식이 혼미해지며 혈압이 잡히지 않거나 심장박동이 멈추는 것을 말하고, 심장마비는 심장박동이 정지하여 즉시 소생시키지 않으면 사망하는 상태를 말하며, 심장발작은 심근경색이나 관상동맥혈전증 등과 같은 말로서 이 역시 사망을 초래할 수 있다.

30년 전에는 돌연 심장사가 심한 심장발작에 의해 초래되는 것으로 알려졌는데, 혈전이나 혈괴가 관상동맥을 갑자기 막을 때, 즉 급성 관상동맥혈전증에 의해 심장발작이 초래된다고 생각했다. 혈전이 혈관을 막아 심장근육으로 가는 혈류가 차단되면 심장근육에 산소나 필수 영양소가 운반되지 못함으로써 근육이 죽어 반흔*으로 변한다. 막히지 않은 관상동맥이 있던 나머지 심장근육은 영향을 받지 않지만, 남아 있는 심장근육만으로 펌프질해서 몸 전체로 혈류를 순환시켜야 하므로 부담이 늘어난다.

관상동맥이 막히면 심장의 전기 전달 체계에도 손상을 일으켜, 근육의 손상보다 더 큰 문제를 가져올 수 있다. 심장의 전기신호가 죽은 조직을 우회해 전달되는 과정에서 신호들이 뒤엉켜 어지럽게 될 수 있는 것이다. 어떤 환자들에게는 심장 전체를 휘감는 전기적 폭풍이 되어 큰 문제를 초래하기도 한다. 이렇게 해서 흐트러진 심장박동(심실세동Ventricular Fibrillation, VF)은 심장마비의 전조이다. 그래서 심실세동으로 인한 후유증을 줄이기 위해서는, 환자에게 심장발작의 초기 징조가 있으면 즉시 직류 제세동기를 갖춘 특수 감시 병동이 있는 병원에 입원시켜

---

* 반흔 瘢痕
조직이 죽어 생기는 딱딱한 흉터.

서 심실세동이 발생했을 때 소생술을 시행하여 환자의 생존 가능성을 높일 수 있다고 생각했다.

1960년대 초, 나는 이 같은 시설을 갖춘 관상동맥 질환 치료 병동을 피터 벤트 브리검 병원에 설치하기 위해 애쓰면서, 이러한 시설을 마련하는 것은 내가 처음일 거라고 생각했다. 하지만 캔자스 대학교 의학부의 내과 과장인 그레이 디몬드 박사가 방문했을 때 내 생각이 틀렸음을 알게 되었다. 디몬드 박사는 캔자스의 베다니에 있는 일반의인 휴스 데이Hughes Day 박사가 이미 먼저 관상동맥 질환 치료 병동을 설치한 바 있다고 말했다. 그의 말을 듣고 나는 관상동맥 질환 치료 병동을 설치하는 일에 더욱더 매달렸다.

내가 가장 비중을 둔 부분은 심실세동이 발생한 환자를 어떻게 보호할까 하는 것이었다. 심실세동이 생기면 전기신호는 폭발적으로 발생하지만, 심장은 활동이 멎어 죽어간다. 심실이 세동할 때의 심장의 모습을 보면 마치 벌레가 꿈틀거리는 형태인데, 심장 내부의 전기신호가 이리저리 엉키며 서로 부딪쳐 상쇄되어 사라지거나 엉뚱한 부위에서 순서가 바뀌기 때문에 일어나는 현상이다. 이러한 혼란이 몇 분 이내에 해소되지 않으면 심장의 정상적 수축은 멈추게 되고, 심장이 세동 상태에 빠졌다고 말한다. 세동이 발생한 환자는 전기 충격으로 세동을 풀어주지 못하면 몇 분 내로 사망한다.

앞에서 설명한 바와 같이, 심장이 수축하기 위해서는 전기신호가 있어야 하며 이 신호는 정상적으로 동결절의 페이스메이커에서 시작된다. 여기에서 발생한 전기신호는 심장근육 내에 존재하는 경로를 통해 심장 전체로 전달되어, 심첨부에서부터 판막이 있는 기저부를 향하여 차례로 수축을 일으켜 혈액을 펌프질한다. 주기적으로 발생되는 전기신호는 이렇게 일관된 형식의 수축을 일으켜서 혈액이 판막을 지나 대동맥으로 가고 다시 전신으로 공급되도록 한다. 전기신호의 혼란으로 심실세동이 발생하면 심장의 기계적 활동에 문제가 생기고 혈액을 펌프질하지 못하게 된다.

일단 심실세동이 발생하면 시간은 초를 다툰다. 그러므로 이런 환자를 즉시 조치하기 위해서는 직류전류 제세동기가 환자 가까이에 있어야 한다. 관상동맥 질환 치료 병동에는 이러한 제세동기만 있는 것이 아니라 치명적 부정맥이 발생하는 순간을 포착할 수 있는 전기 장비도 갖추어져 있다.

피터 벤트 브리검 병원이 가장 먼저 혁명적이라 할 수 있는 직류 제세동기와 심박정상화 시설을 갖추었지만 관상동맥 질환 치료 병동의 건립에까지 관여할 수는 없었기에, 당시 내과 과장이던 조지 손George Thorn 박사를 설득하고자 했다. 그는 이런 생각에 동의하면서도 병원 이사회가 동의하지 않을 것이라고 판단했다. 병원 측에서 몇 년 이내에 새 건물을 지을 계획이라 다른 곳에 투자할 자금이 없다고 했기 때문이다. 당시 이미 마이애미, 필라델피아, 뉴욕 등 세 곳에서 관상동맥 질환 치료 병동을 건립했기 때문에 나는 점점 초조해졌다.

1963년, 관상동맥 질환 치료 병동의 필요성에 대해 내 스승인 레빈 선생님과 논의했으며, 선생님은 흔쾌히 동의하며 강력한 후원자가 되어 자신의 연구 기금 전부를 이 계획에 투자해주었다. 그리고 직류전류 제세동기를 처음 생산해냈던 미국 광학 회사가 관상동맥 질환 치료 병동에 필요한 모든 전자 장비를 기부해주었기에, 병원도 이에 고무되어 마침내 네 개 병상을 갖춘 관상동맥 질환 치료 병동을 만들어주었다. 이것은 뉴잉글랜드에서는 최초이고 세계에서 네 번째였다.

피터 벤트 브리검 병원보다 먼저 설치된 초기의 관상동맥 질환 치료 병동들은 기본적으로 심폐소생술을 위주로 한 것이었으며, 돌연사를 초래할 수도 있는 치명적 부정맥인 심실세동의 발생을 가능한 한 일찍 감지하여 조치하려는 목적으로 환자의 상태를 감시했다. 가장 중요한 기구는 심장발작 환자에게 부착한 채 병상 옆에 설치해놓은 모니터로, 이것은 환자의 심장박동을 24시간 감시하며 어떤 변화가 나타나면 경보음을 울려주는 역할을 했다. 숙련된 간호사들이 발생 가능한 상황에 대한 대처 요령을 숙지하고 감시하며 항상 대비하고 있었다. 그곳의 분위기는 오랜 가뭄 속에 말라버린 숲속의 불꽃을 지키고 있는 소방서와 같았다.

그러나 막상 경보가 울릴 때는 아직도 미숙한 의사가 책임을 맡았다. 경보가 울려 쏜살같이 달려가면 대부분이 심전도 기계의 잘못으로 울린 소리였고, 정말로 심장마비가 생겼을 때는 죽어가는 환자 주위에 간호사나 인턴, 전임의, 의과대학생, 의료기사, 조수들만 있었다. 그리고 흥분에 가득 찬 고성들이 귀가 따갑게 들렸다. 의사들은 간호사들과는 달리 어떤 행동 계획을 가지고 있지 않으면서도 자신들의 권위를 내세웠다. 온통 뒤죽박죽이었다. 경험이 없는 의사가 소리쳤다. 중탄산소다 추가! 정맥주사가 막혔어. 채널을 돌려봐, 맥박이 잡혀? 모두 물러나요. 선이 떨어져 있잖아. 제기랄, 제세동기 전원이 왜 빠져 있는 거야?

재미있는 일화가 있다. 한 환자가 약간의 심장발작으로 관상동맥 질환 치료 병동에 도착했다. 환자는 놀라고 겁에 질려 무슨 일이 벌어지고 있는지 알고 싶은 마음이 간절했지만, 모두가 생명을 구하는 일에 매달려서 말해줄 여유가 없었다. 주위에는 온통 놀라운 기계 장치들이고, 들리는 소리는 심장박동 소리를 증폭해서 들려주는 기계음들뿐이다. 그가 볼 수 있는 것은 모니터 화면에 지나가는 곡선들뿐이었으며 그는 그것이 자신의 심장박동을 나타내는 것이리라 생각했다. 저녁이 되자 그는 이제 더 이상 자신이 살아날지, 아니면 죽을지, 혹은 회복될지, 악화될지 알아보기를 거의 포기했다. 청소부가 걸레를 들고 바닥을 닦으며 지나갔다. 환자는 이 사람에게 물었다.

"이봐요. 어떻게 되고 있는지 말씀해주실 수 있나요?"

"저는 몰라요. 하지만 한 가지, 저 삐삐 하는 소리 들리죠? 저 소리가 들리면 괜찮은 거고, 멈추면 큰일 나는 거예요. 그러면 가운 입은 사람 열 명쯤이 뛰어 들어올 거고, 당신 심장은 멎은 것입니다."

1965년 1월, 피터 벤트 브리검 병원에 관상동맥 질환 치료 병동이 설치되었을 때, 나는 환자가 심장마비를 일으켜도 다른 관상동맥 질환 치료 병동에서처럼 서커스장 같은 분위기를 만들지 못하게 했다. 그러나 심장마비가 발생했던 환자에게 급성 심근경색이 생길 때 소생시킨다는 목적은 다른 관상동맥 질환 치료 병동과 마찬가지였다. 나는 심실부정맥의 발생을 보여줄 수 있는 오실로스코프 모니터를 적소에 배치하여 즉시 감지 및 조치를 취할 수 있게 했으며, 환자의 위험도에 따라 병상을 결정했다. 간호사들은 과거와 같이 위험한 부정맥 신호를 놓치지 않기 위해 병상 주위를 배회하는 대신, 간호사실에 비치된 대형 텔레비전에 나타나는 심전도 소견을 지켜보고 있도록 했다.

피터 벤트 브리검 병원의 관상동맥 질환 치료 병동은 여러 면에서 혁명적이라 할 수 있었다. 즉, 만들 때부터 환자의 심리적 스트레스 요인을 줄이기 위해 노력했는데, 예를 들면 의료진이 들어올 때 갑자기 불이 켜짐으로써 환자가 놀라는 일이 없도록 조광기를 달았다. 그리고 모두들 조용히 하도록 강조하여, 환자가 라디오를 듣고자 하면 이어폰을 사용하도록 했으며, 시끄럽고 거친 경향이 있는 외과 의사들의 출입을 제한하기 위해 출입문에다 '외과 의사는 허락받고 출입하세요'라는 문구를 걸어두었다. 병동은 간호사실이 바로 바라보이는 곳에 위치하여 환자가 간호사를 볼 수 있고 간호사들도 환자를 관찰할 수 있지만, 환자의 프라이버시를 최대한 보장해주도록 설계했다. 의사들에게는 환자의 정서 상태나 불안감을 느낄 수 있으려면 조용하고 안정된 상태가 유지되어야 한다고 끊임없이 강조했다. 조용한 상태가 유지되어야만 환자의 신음 소리나 절망의 몸부림을 알아차릴 수 있다.

간호사들은 신참 때부터 훈련을 받아왔기에 당시에는 거의 전임 의사 수준의 역할을 맡고 있었으며, 의사들처럼 청진기를 휴대했다. 그들은 의사들과 같이 아침 회진에 참가하여 환자의 상태를 이야기하고 환자의 고통과 관련해서 의사들이 놓치기 쉬운 가치 있는 정보를 제공했다. 과도한 업무에 시달리는 인턴이나 레지던트들은 급한 문제들만 해결하고 다니느라 환자의 말에 귀 기울일 여유가 없었다. 그래서 우리는 간호사들을 위한 교육 시간을 마련하여 일주일에 한 시간씩 가르쳤다. 이는 간호사들을 적극 참여시키는 새로운 형태였기에 모두 흥분했으며 사기가 높아졌다.

환자에게 심장마비가 생기면 간호사들은 의사를 기다리지 말고 즉시 제세동술을 시작하도록 지시했다. 간호사들은 심폐소생술 훈련을 철저하게 받아서 의사들보다 기술이 더 뛰어났다. 사실 의사들은 심폐소생술 훈련을 받긴 했어도 실제로 해볼 시간이 없었다. 심장마비가 온 환자에게 훈련된 간호사들이 심폐소생술을 시행하는 모습은 감탄을 자아냈다. 연약해 보이는 한 간호사가 새로 도착한 환자를 봐달라고 부탁해온 적이 있었다. 병동이 꽉 차 있었기 때문에 환자는 치료실에 임시로 입원해 있었다. 간호사는 지극히 사무적인 말투로 환자가 소방서에 근무하며, 48세이고, 몇 분 전에 심장마비가 왔다고 말했다. 그러나 내가 병실에 들어가 보니 환자는 불안한 기색도 없이 조금 전에 생겼던 아주 위험한 일을 잘 알고 있었다. 그는 내게 "내가 잠시 죽었다 깨어났어요"라고 말했다.

간호사의 말을 간추려보면 이렇다. 간호사가 환자의 심전도를 촬영하고 있는데 심실세동이 발생했다. 그래서 간호사는 다음과 같은 조치를 취했다. 먼저, 심전도에 나타난 이상 소견이 기계의 연결선이 끊어져 생긴 것은 아닌지 확인하고, 맥박을 짚어본 후, 제세동기의 전원을 켜고, 충분한 에너지가 기계에 공급될 때까지 10초간 기다리고, 전압을 맞추고, 전극판에 젤을 바르고, 가슴에 전극을 위치시킨 다음 충격파를 가했다. 그녀가 이 모든 과정을 완료하는 데는 불과 27초밖에 걸리지 않았다! 그녀는 심전도기를 계속 작동시키며 이러한 조치를 취했기에 시간을 정확히 알 수 있었다. 환자는 1분 후에 깨어났고, 그녀는 환자에게 부정맥이 약간 생겨서 의식을 잃은 것이고 재발하지 않을 것이라 안심시켜주었다. 그녀는 자신이 한 조치가 별로 내세울 게 없는 당연한 일인 양 말했다. 얼마나 철저한 직업 정신인가!

그렇지만 환자의 소생술에만 중점을 두는 조치에 만족할 수 없었다.

사건이 발생한 다음 아무리 훌륭한 조치를 취했더라도 심실세동을 예방하는 조치가 먼저여야 하며 더 중요하다. 예방에 사용된 1온스는 치료에 쓰인 1파운드의 가치가 있다는 옛말이 있다. 심실세동 자체는 거의 대부분 가역적이고 그것으로 환자가 크게 나빠지지 않아서 의사들도 이를 별로 문제되지 않는 부정맥으로 여기는 경향이 있다. 하지만 사실이 그럴까? 드물기는 하지만 소생술로 회복되지 않는 심실세동 환자들을 관찰하기 시작했다. 심장박동이 정상으로 돌아오지 않으면, 심실세동 기간 동안 심장은 혈액순환이 중단되기 때문에 마치 산소와 영양분의 공급 없이 수백 미터를 전력 질주하는 사람처럼 완전히 탈진되며, 이미 혈관이 막혀 손상을 받은 상태의 심장에 심실세동이 발생하면 기존의 손상이 더 악화된다. 그러므로 심장마비가 왔을 때 치료하는 것보다는 발생을 피하기 위한 노력에 중점을 두어야 한다. 하지만 말은 쉽다! 심장발작이 일어난 모든 사람들에게서 심실세동 발생을 다 막을 수는 없을지도 모른다. 심실세동이 발생할 것이라고 어떻게 예상할 수 있을까? 아직 심실세동의 전구 증상*으로 볼 만한 것은 없다. 안전하며 효과적인 항부정맥 약물이 없는 상태에서, 예방이 필요한 환자들을 찾아내는 것만으로는 불충분했다. 당시 사용 가능했던 약물은 작용이 느렸으며, 심장의 펌프 기능에도 이상을 초래했고, 이것 말고도 많은 부작용이 생겼다. 넘어야 할 어려운 과제가 우리를 가로막고 있었다.

기적처럼 보이는 약제가 있었더라도, 약제가 모든 환자들에게서 심실

---

* 전구前驅 증상
  전염병의 잠복기나 뇌출혈 또는 간질병 따위가 일어나기 직전에 나타나는 증세.

• 잃어버린 치유의 본질에 대하여 ─────

세동을 막아준다고 보증할 수 없었다. 사례를 자주 접할 수 없기 때문에 약제의 적절한 치료 효과를 나타내는 용량을 결정할 수 없을 것이다. 이 문제에는 간단하게 접근했는데, 환자에게 심장발작이 발생할 때 심장박동이 매우 불규칙해진다는 사실을 기반으로 했다. 환자에게 나타난 심장 불규칙 박동의 형태나 빈도 등으로부터 전기적으로electrically 불안정한 상태를 파악하여 심실세동의 발생 위험을 예측할 수 있으리라 생각했다. 기외수축의 발생 빈도를 감소시키거나, 더 좋게는, 완전히 발생이 없어지면 치명적 심실세동이 예방될 것이라고 생각했다. 심장의 이러한 조그마한 불규칙 박동은 약제의 적절한 치료 농도를 결정하기 위한 치료 지표가 될 수 있었다. 사실 우리는 심장의 기외수축이 사라지도록 약물을 투여하고 그래서 기외수축이 사라지면 심실세동의 발생을 예방한다고 단정했다.

심실 기외수축에 대한 것과 같은 치료 목표를 정하자, 이를 위해 이상적인 약제가 있어야 했다. 이러한 항부정맥 약물은 기존에 손상된 심장을 더 악화시켜서는 안 된다는 조건을 갖추어야 했다. 즉시 항부정맥 효과가 나타나야 하므로 정맥주사가 가능해야 했다. 항부정맥 작용을 즉시 나타내면서도 심장의 펌프 기능에 장애를 가져오거나 혈압에 이상을 초래해서도 안 되었다. 그리고 간이나 신장으로 적절히 배설되어, 부작용이 나타나더라도 즉시 없어져야 했다. 이러한 약제는 아직 없었고, 제약 회사가 이 같은 이상적인 약물을 개발하려는 원대한 계획에 착수할 것 같은 분위기도 아니었으며, 설령 개발되더라도 임상에 응용하려면 10년 이상이 걸릴 판이었다. 결국 우리가 할 수 있는 일은 기존에 존재하는 약제들 중에서 이제까지 항부정맥 효과가 발견되지 않았던 약물을 찾아내는 일이었다.

이 문제와 몇 달간 씨름하던 중, 갑자기 전에 보았던 광경 하나가 떠올랐다. 1950년대에 흉부외과 의사인 해리슨 블랙 Harrison Black 박사가 전폐절제술을 하는 모습을 참관한 적이 있었는데, 그는 수술하면서 이상하게도 심장 주위로 맑은 액체를 쏟아부었다.

"박사님, 심낭막에다 쏟아붓고 계신 게 무엇이죠?"

"아, 이건 자일로카인입니다."

그것은 국소마취제인 리도카인의 상품명이었다.

"왜 그렇게 하시는데요?"

"폐 수술을 하는 동안 심장의 불규칙 박동을 막아주거든요."

그가 설명했다.

내가 자일로카인에 대해 알고 있는 것이라고는 치과 의사들이 국소를 마취할 때 내 잇몸에 그 약을 주사했다는 사실뿐이었다. 블랙 박사 외에는 자일로카인의 항부정맥 작용에 대해 말하는 사람을 한 명도 만나본 적이 없었다. 의학 잡지에도 이와 관련한 언급이 없었지만, 외과 의사들은 흔히 자기만의 비법을 만든다는 사실을 떠올렸다. 이제 내가 새로운 항부정맥 약물의 실마리를 붙잡고 있는지도 모른다고 생각하고, 자일로카인을 자세히 연구해보기로 결정했다.

우리의 임상 병동과 동물실험실이 밀접한 협조 관계를 유지하고 있었던 것이 매우 큰 도움이 되었다. 임상에서 풀리지 않던 문제들은 동물실험실에서 비슷한 모델을 만들어 실험하여 해답을 얻었고, 이를 다시 임상에 적절히 적용할 수 있었다. 문제는 아주 단순한 것이었는데, 리도카인을 정맥주사함으로써 심장발작이 생긴 환자에게 흔히 발생하는 심실 기외수축을 차단할 수 있는지의 여부였다.

우리는 이에 대한 해답을 얻기 위해 연구를 시작했다. 개의 심장에서 좌측 전하행관상동맥을 폐쇄시켜서 24~36시간 사이에 다양한 심실 부정맥들을 발생시켰는데, 이러한 부정맥은 다른 약물들로는 치료가 불가능한 것들이었다. 그러나 우리가 리도카인을 정맥주사하자마자 모든 심실 기외수축이 억제되었다! 부정맥들이 쏟아져 나오는 통로를 막아버리는 밸브와 같았다. 너무 신속히 그리고 완전히 부정맥들이 사라져서 오히려 내가 당황할 정도였다. 도저히 믿어지지 않았다. 내 입에서는 "이럴 수가!"라는 감탄이 흘러나왔다. 리도카인을 중단한 지 15~20분이 지나자 부정맥이 다시 발생하여 우리의 실험 결과를 확실히 확인해주었다. 리도카인은 혈압을 떨어뜨리지도 않았으며, 심실의 펌프 기능에 장애를 가져오지도 않았다. 우리는 이 실험을 수십 번 반복했고 그때마다 결과는 동일했다. 하늘을 날 것 같은 흥분을 느꼈다.

가끔 서두르기도 했다. 미국 식품의약국에서 리도카인에 대해 임상 사용 승인을 얻자면 1년 이상 걸릴 것이기에, 일주일도 지나지 않아 리도카인을 임상에 사용했다. 병원의 의사들에게 지침을 보내서, 환자가 관상동맥 질환 치료 병동에 실려왔을 때 심장의 기외수축이 있으면 리도카인을 주사하라고 지시했다. 개를 대상으로 한 실험을 통해, 환자들에게 사용할 리도카인의 용량 추정치를 체중에 따라 계산했다. 이것은 무모하게 보일 수도 있었는데, 리도카인이 개와 사람에게서 동일한 방법으로 대사되고 배설된다고 볼 근거가 없었기 때문이다. 그러나 다행히도 개를 대상으로 한 실험에서 계산된 용량은 환자에게도 그대로 적용되었고, 현재까지 임상에서 쓰이는 리도카인의 사용 용량 지침은 그때와 거의 같다.

그 후 몇 주간은 매우 의미 있는 시간이었다. 우리는 리도카인을 주사하는 것만으로도 심장박동 이상을 정상화시킬 수 있었고, 정맥으로 리도카인을 주입하는 속도를 늦춤으로써 기외수축을 다시 발생시킬 수도 있었다. 임상 사용을 통해 우리는 리도카인이 아무리 상태가 심각한 환자나 심한 심부전 환자에게라도 안전한 약이라는 확신을 가질 수 있었다. 리도카인의 용량이 과다 주입되어 합병증이 생기더라도 약의 주입을 중단시키면 몇 분 내로 사라졌다.

리도카인의 본격적인 사용과 더불어 관상동맥 치료의 목표도 심장마비가 발생한 환자의 소생으로부터, 발생 자체를 예방하는 것으로 크게 변화되었다. 관상동맥 질환 치료 병동의 처음 1년 동안, 입원할 때 기외수축을 보이는 환자에게 모두 리도카인을 사용했는데, 심장발작이 있는 130명의 환자 중에서 심실세동이 발생한 환자는 한 명도 없었다. 이러한 획기적인 결과는 관상동맥 질환 치료 병동과 같은 값비싼 병동의 필요성에 의문을 불러일으켰다. 당시 관상동맥 질환 치료 병동은 미국 전역에 우후죽순처럼 생겨나서 수십억 달러를 소비하고 있었다. 그러나 관상동맥 질환 치료 병동이 이룩한 성과에 너무 고무된 나머지 경제적 영향에 대한 고려나, 비용 효과를 분석할 생각은 하지 못했다.

리도카인은 모든 관상동맥 질환 치료 병동과 집중 감시 병동, 수술실을 휩쓸었으며, 리도카인의 판매고는 하늘로 치솟았다. 치과 의사가 사용하던 국소마취제가 생명을 구하는 약이 되었다. 리도카인의 사용이 가져온 불행한 결과라면 관상동맥 질환 치료 병동에서 간호사의 역할을 축소시킨 것을 들 수 있다. 간호사들은 심폐소생술의 주역이었지만,

리도카인이 정맥을 통해 주입되면서부터 간호사들의 기술은 별 소용이 없게 되었다. 심폐소생술로 떠들썩하던 때가 마치 옛이야기라는 듯 관상동맥 질환 치료 병동은 최소한 표면적으로는 조용해졌다.

간호사들의 사기는 저하되었을 수도 있지만, 나는 아무런 일도 발생하지 않는다는 사실 자체가 극적이고 흥미 있다고 생각한다. 사람들은 마치 아무 일 없었다는 듯 회복되고, 심장에도 그리고 마음에도 상처가 남지 않았다. 얼마나 멋진 일인가! 나는 이제 더 이상 간호사들을 다시 흥분시킬 수 없었다. 하지만 간호사들도 이 말에는 반박할 수 없었다. 간호사들은 사기가 저하되거나 다른 직업을 찾기도 했다. 심전도 모니터에 심장의 기외수축이 나타나면 즉시 자동으로 조치가 취해진다. 기술수준은 환상적으로 되었다. 그러나 고통받는 인간이라는 차원은 무시되었다.

돌이켜 생각해보면, 당시에는 생각하지 못했던 부분이지만, 우리는 의학의 새 시대가 등장하는 경계선에 서 있었으며, 이후 환자 개인에 대한 치료보다는 그저 첨단 기술을 응용한다는 사실에만 열광하는 시대가 시작되었음이 분명하다. 심장발작을 경험한 환자들 중에 전과는 완전히 다른 상황을 겪는 사람들이 나타났다. 어떤 환자는 이렇게 말할 수도 있을 것이다.

"심장발작 덕분에 아주 좋은 경험을 했습니다. 일주일 동안 완전히 푹 쉬었거든요. 아마 앞으로 5년간은 휴식이 필요하지 않을 것입니다."

관상동맥 질환 치료 병동의 발전은 여러 가지 긍정적인 영향을 가져왔다. 관상동맥 질환 치료 병동은 의학의 다른 분야에서도 집중 감시 병동을 설치하게 하는 계기가 되었으며, 집중 감시 병동에서 간호사의 역할을 중심 위치로 끌어올렸다. 심혈관계의 여러 기능을 지속적으로 감시함으로써 중증 환자의 치료가 향상되었으며, 급성 심근경색 환자의 사망률은 50퍼센트나 감소되었다. 이는 또한 심장발작을 여러 측면에서 연구하는 계기가 되었는데, 심장발작은 응혈이 관상동맥을 갑자기 막아버려서 생긴다는 사실을 확인하게 됨으로써, 매우 의미 있는 발전이 이루어졌다. 즉, 혈관을 막은 응혈을 녹이기 위해 혈전용해제 치료가 시작되었다. 관상동맥 질환 치료 병동으로부터 시작된 이러한 연구가 없었더라면 이와 같은 많은 진보는 없었을 것이다. 관상동맥을 막은 응혈을 녹이는 치료법은 심장발작으로 인한 사망을 더욱 감소시켜 사망률이 6퍼센트 수준으로 떨어졌는데, 불과 30년 전만 해도 심장발작 환자 세 명 중 한 명이 사망했던 것에 비교하면 놀라운 발전이었다. 관상동맥 질환 치료 병동의 발전이 없었더라면 사망률이 이렇게 떨어지지 못했으리라 생각한다.

물론 어떤 일에나 명암이 있게 마련이며 모든 발전에는 그에 따르는 대가가 있다. 의술은 탈인간화의 길을 걸어왔고, 기술이 우선시되었으며 환자는 뒷전으로 밀려났다. 나는 이러한 비인간화를 가장 한탄하는 사람 중의 한 명이지만, 내 연구가 이러한 경향을 촉진시켰다는 사실은 커다란 아이러니라 할 수 있다.

돌연사는
어떻게 발생하는가?

90초마다 한 명이 심장 질환으로 갑자기 사망한다. 미국 전체에서 매년 40만 명이 이렇게 사망하는데, 이것은 암으로 인한 사망자 수와 거의 같은 수치이다. 심장 질환의 가장 심각한 결과인 돌연사는 밤에 숨어드는 도둑처럼 소리 없이 찾아온다. 돌연 심장사에 희생된 사람들의 약 25퍼센트에서는 돌연사 자체가 심장병에 걸렸다는 첫 번째 증후이자 마지막 증후로 나타난다. 관상동맥 질환이 있는 환자의 약 60퍼센트가 거의 이렇게 사망한다.

돌연 심장사는 선진국에서 이렇게 가장 큰 사망 원인을 차지하고 있지만, 1970년대 초반까지도 의사들이 이를 거의 무시해왔다는 사실은 이해하기 어려운 일이다. 죽음은 의술의 최후 목표이자 넘을 수 없는 장벽이다. 그런데 돌연 심장사라는 엄청난 사망 원인은 어떻게 이렇게 소홀히 취급될 수 있었을까? 훨씬 덜 중요한 다른 사망 원인들이 자세하게 연구되어온 것을 생각해보면 이상한 일이다. 이러한 역설이 나타나게 된 데는 의학적인 중요 관심사가 만들어지고 대중화되어가는 방식에 원인이 있다고 생각한다.

임상에 종사하는 의사들의 관심사는 주로 의과대학 교수들의 영향을 받으며 의과대학 교수들은 자신이 근무하는 대학병원에서 본 질환들에 주로 관심을 가진다. 특정 질환의 환자들이 병원에 입원하지 않으면 교수들은 그 질환을 등한시한다. 돌연 심장사 환자들은 대학병원에 도착하기 전에 사망하는 경우가 많았으며, 그렇지 않더라도 병원의 외래 진료부에 있는 응급실에 먼저 도착한다. 그러고는 입원할 겨를도 없이 '도착 시 사망'을 선고받고 영안실로 직행했다. 이렇게 급하게 스쳐 지나갈 뿐이므로 교수들의 관심을 끌지 못하고 연구 대상도 되지 못하여 교수들의 논문이나 강의, 대화, 심포지엄 등의 주제가 되지 않았다. 병원 밖에서 일어나는 사망 역시 교수들의 관심 밖이었다. 의과대학에서 이렇게 돌연 심장사를 간과해버림으로써 임상에 종사하는 의사들도 돌연 심장사를 심하고 회복 불가능한 심장발작으로 인한 결과로 생각했다. 돌연 심장사는 원인을 알 수도 없고 예측할 수도 없는 신의 영역이었으며 의사들이 어찌해볼 수 있는 부분이 없었다.

그러나 1960년대 초부터 여러 가지 요인에 의해 이러한 패러다임들이 변화하기 시작했다. 한 가지 요인은 직류전류 제세동기의 등장인데, 이를 이용하여 심실세동이 일어난 환자를 회복시켜 일상생활로 복귀시킬 수 있게 되자 돌연 심장사가 심한 심장발작의 결과라는 기존의 이론이 틀렸음이 밝혀졌으며, 돌연 심장사는 심장의 전류 체계에 가역적인 이상이 생겨 심실세동이 일어난 결과임이 알려졌다.

다른 한 가지 요인은 존스홉킨스 의과대학에서 시작되었다. 병원의 외과 진료부에서 자원봉사하던 은퇴한 공학 교수인 윌리엄 쿠웬호벤William Kouwenhoven이 환자의 흉골 부위를 규칙적으로 눌러줌으로써 심장의 펌프 기능을 대신해줄 수 있다는 이색적인 제안을 했다. 그는 심장마비가 발생한 환자에게 이러한 간단한 방법을 시행하면 뇌나 심장 등 신체의 중요한 기관으로 가는 혈류량을 상당 시간 동안 유지시킬 수 있음을 실제로 보여주었다. 실로 혁명적인 발견이었다.

심장이 정지하면 10분 이내에 뇌 손상이 생기므로 환자가 아무리 빨리 병원에 가더라도 거의 대부분 도착 시 사망 상태였다. 그러나 이 방법의 등장으로 환자가 병원에 옮겨져 세동제거술 치료를 받을 수 있는 시간적 여유가 생기게 되었다.

레너드 코브Leonard Cobb 박사 팀은 이와 관련하여 시애틀과 워싱턴 등에서 지역사회 프로젝트를 시행했다. 이 프로젝트는 가슴을 외부에서 압박하는 방법을 주민들에게 보급하여, 심장마비가 발생한 사람의 옆에 있던 사람이 이 방법을 즉시 실시함으로써 효과적인 소생술이 가능하도록 하는 것이었다. 환자의 가슴을 압박하고 입에서 입으로 공기를 불어넣어 주면서 신체 중요 장기에 혈류를 유지시켜주면 그 사이 환자를 가장 가까운 병원으로 옮겨 세동제거술 치료로 소생시킬 수 있었다. 프로젝트의 성과는 괄목할 만했다. 과거에는 거의 대부분 사망했을, 치명적 심장마비가 발생한 환자의 30퍼센트가 거의 회복되어 병원 문을 나섰다. 시애틀에서는 거의 대부분의 주민들이 이러한 훈련을 받아 많은 성과를 올릴 수 있었지만, 다른 도시에서는 이와 같은 프로젝트를 시행할 수 없었다. 그리고 심장마비가 발생하자마자 소생술을 시행했어도

70퍼센트의 환자는 살아나지 못했다. 그러므로 돌연 심장사에 의한 높은 사망을 감소시키기 위해서는 발생 위험 요소를 찾아야 했으며 심장마비를 예방할 수 있는 실제적인 방법을 개발해야 했다. 리도카인으로는 해결할 수 없었는데 그것은 정맥주사만이 가능했기 때문이다.

많은 연구가 시행되었지만 돌연사의 전구 증상을 알아내지 못했다. 심장마비가 발생한 환자의 대부분이 관상동맥 질환을 가지고 있었으므로, 보통의 관상동맥 질환의 위험 요인만으로는 불충분했다. 심전도에서도 특별한 소견이 없었다. 환자들도 의사에게 곧 발생할 심장마비의 단서가 될 만한 아무런 증상도 말하지 않았다. 물론 돌연 심장사를 우연이나 예측 불가능한 여러 요인이 복합적으로 작용한 것이라 볼 수도 있었다. 그러나 나는 그렇게 생각하지 않았다. 나의 낙관주의는 이데올로기적인 선입견에 의한 것이 아니라 관상동맥 질환 치료 병동에서 초기에 경험한 임상적 관찰이 모여서 형성된 것이었다. 심장발작으로 병원에 입원한 환자들을 관찰한 결과 심실 기외수축의 발생 빈도가 높은 환자일수록 치명적인 부정맥이 더 잘 발생했다. 심실 기외수축이 많이 발생하면 심실세동의 발생 가능성이 높다고 말할 수 있었다. 이 말이 돌연 심장사에도 적용될 수 있을까? 이 두 상황 사이에는 분명한 차이가 있다. 심장마비는 관상동맥이 갑자기 막혀서 발생하는 심장발작과는 다르다. 그러므로 관상동맥 질환 치료 병동에 입원했던 심장발작 환자의 경우를 그대로 적용할 수는 없었다.

부정맥의 하나인 심실세동이 돌연 심장사를 일으키므로, 돌연사 환자에게 전에 심실성 부정맥이 발생했는지를 알아보기로 했다. 그러한 부정맥이 돌연 심장사의 위험을 예측하는 데 도움이 되기 위해서는 부정맥들이 일정한 형태를 지녀야 하며 쉽게 인지할 수 있고 또 심장마비가 발생하기까지의 시간 간격이 충분해야 했다.

별로 문제되지 않는 심실 기외수축이 돌연사 발생의 표식이 될 수 있을까? 기외수축이 있을 때는 심장이 가끔씩 멈췄다 뛰는 느낌이나 심장이 두근거리는 느낌이 드는데 이런 증상은 너무 흔하게 나타나므로 의미가 없을 수도 있었다. 로마 시대 의사인 갈레노스가 이를 최초로 설명한 이후 이러한 증상은 해가 없다고 생각되어왔다. 실연당한 사람도 이런 증상을 말하며, 시인들도 슬픈 감정을 노래할 때 이러한 표현을 쓰고, 건강염려증 환자도 이런 증상을 크게 확대해서 말한다. 기외수축의 발생 빈도는 나이에 따라 증가한다. 70세가 되면 대부분의 사람들에게서 가끔씩 맥박이 멈췄다 뛰지만 이로 인한 증상은 거의 없다. 대부분의 사람들이 살아가면서 기외수축을 자주 경험하지만 이로 인해 고통받지는 않는다. 이와 관련해서는 토머스 헨리 헉슬리[*]의 말이 떠오른다.

"아름다운 가설이 추한 현실에 의해 뒤집히는 것은 과학 탐구의 비극이다."[23]

기외수축이 돌연사와 관계있다는 내 가정은 단지 터무니없는 공상에 지나지 않을까?

독일의 생리학자인 빌럼 에인트호번Willem Einthoven이 개발한 심전도기가 20세기의 시작과 함께 널리 사용되기 시작하면서, 의사들은 기외수축들이 여러 면에서 다른 특성들을 가진다는 사실을 알게 되었다. 예를

---

[*] **토머스 헨리 헉슬리Thomas Henry Huxley(1825~1895)**
영국의 자연과학자. '생명속생설'과 '자연발생설'에 대한 연설에서 생명의 기원에 대한 현대적 다윈 과학의 기본적인 개념을 명확히 선언했다.

들면, 발생 부위가 좌심실 혹은 우심실로 서로 다르며, 발생 시점도 심장의 수축기 초기 혹은 말기로 다르고, 그 수도 단독이나 쌍 혹은 여러 개가 함께 나타나는 형태도 있으며, 일회성일 수도 있지만 심장의 주기에 맞춰 지속적으로 나타나는 형태도 있다.

나는 세동제거술이나 율동 조절기를 이용하여 실험하면서 관상동맥이 막힌 동물의 경우에도 전기 자극을 가하여 세동을 발생시키기가 어렵다는 것을 알았다. 세동을 일으키기 위해서는 심장에서 발생하는 전기적 힘보다는 훨씬 큰 전기적 힘이 필요했다. 하지만 단 한 개의 기외수축을 발생시키는 데도 5만 배 이상의 전기 충격이 필요했다. 그리고 이런 전기 충격도 심장주기 중 심전도상에 T파가 정점에 이르는 아주 짧은 시간에 가할 때에라야 가능했다. 이 순간은 2만 분의 1초라는 아주 짧은 시간으로, 앞에서 설명했듯이 심장의 전기적 주기 중 가장 취약한 순간이다. 전기신호에 따라 이루어지는 심장 수축의 주기 중에서 심실세동이 일어날 수 있는 시기는 아주 짧은 순간뿐으로, 이 시기가 삶과 죽음을 경계 짓는다.

이로부터 우리는 세동의 발생이 심장주기 중의 취약한 시기 및 전류의 세기와 관계있다는 결론을 내렸다. 즉, 기외수축이 심장주기의 초기에, 취약한 시기에 발생할 때 세동이 나타날 수 있다고 생각했다. 초기에 발생하는 그러한 기외수축은 쉽게 찾아낼 수 있지만 심실세동을 일으킬 만큼의 전류 강도가 어떻게 발생하는지는 의문이었다.

살아오면서 흔히 경험했듯이, 이번에도 잊고 있던 임상 경험이 머리에 떠올랐다. 관상동맥 질환 치료 병동에 심장발작으로 입원해서 하루 종일 심전도검사를 받던 환자 중, 심실세동으로 심장마비가 오기 전 두

● 잃어버린 치유의 본질에 대하여 ———

세 차례 이상의 기외수축이 연속으로 발생되던 환자가 있었던 것이다. 이 기억은 결정적인 단서를 제공했다. 기외수축이 집중해서 발생하면 심장주기 중 취약 시기에 심실세동 발생의 임계치를 낮추지 않을까? 연속해서 발생하는 기외수축으로 인해 취약 시기에 심실세동이 쉽게 발생할 수 있으리라는 가정이었다. 그러면 기외수축이 연속으로 몇 번이나 발생해야 심장에서 발생하는 생리적 전기에너지로도 심실세동이 발생하게 될까?

이 문제에 대한 답을 얻기 위해 다시 동물실험을 실시했다. 개의 심장에 전기 자극을 가하여 취약 시기에 기외수축을 두 번 연속 발생시키니, 두 번째로 심실세동을 발생시키는 데는 첫 번째보다 훨씬 작은 전기에너지만 가해도 되었다. 같은 방식으로 취약 시기에 세 번의 기외수축을 연속해서 발생시키면 심실세동을 발생시키는 데 필요한 에너지가 훨씬 줄어들었으며, 네 번의 기외수축을 발생시키면 심실세동 발생에 필요한 에너지는 더 줄어들었다. 이것은 심실세동 발생을 이해하는 데 획기적인 사실로서, 이 현상을 통해 어떻게 해서 평소에는 무해한 심장박동이 치명적인 부정맥을 발생시키는지를 설명할 수 있었다. 그 비밀은 기외수축의 연속 발생 속에 들어 있었으며 기외수축이 단독으로 한 번만 발생하면 심실세동 발생의 임계치에 매우 작은 영향만을 주지만 그것이 축적되면 치명적인 부정맥, 즉 심실세동을 발생시킬 만큼 임계치를 낮추게 된다는 것이었다. 돌연 심장사가 발생하기 전에 심실 기외수축이 집단적으로 한 차례 혹은 여러 차례 나타나는 현상은 이것으로 설명할 수 있었다.

이러한 관찰에서 출발하여 우리는 기외수축을 심실세동의 유발 가능성에 따라 분류해보고자 했다. 1960년대 후반 전임의 훈련 과정에 있던 마셜 울프Marshall Wolf 박사와 나는 심실세동을 체계적으로 분석하여 심실 조기수축ventricular premature beats으로 분류했다. 이 범주가 임상적 의미를 가지기 위해서는 반복적인 기외수축(복합 심실 조기수축)이 나타나는 환자들에게 돌연 심장사의 발생 빈도가 높다는 것이 입증되어야 했다. 그런데 조사 대상이 되는 관상동맥 환자의 수가 충분하지 못했고 거대한 임상 연구 프로젝트를 수행할 자원도 부족했다. 그러나 뉴욕의 한 의료보험 회사에서 일하는 절친한 친구인 윌리엄 루버만William Rubermann 박사의 협조를 얻으면 이 연구를 수행할 수 있을 것 같았다. 그는 최근 심장발작이 발생한 2,000여 명을 관리하고 있었으므로 이들을 대상으로 하면 거의 무한정의 추적 조사가 가능했다.

여러 차례의 실험을 거쳐 루버만과 그의 동료들은 복합 심실 조기수축에 잠재된 위험성을 확인시켜주었다. 취약 시기 초기에 연속적인 기외수축을 경험한 관상동맥 환자는 심실 조기수축이 없는 환자보다 돌연사의 가능성이 다섯 배나 높았다. 이러한 관찰 결과가 있음에도 당시에는 돌연사의 위험도를 좀 더 상세하게 밝힐 수 있는 방대한 연구가 없었다. 미국의 심장병 의사들이 이처럼 중대한 문제를 자신들이 직접 접하는 문제가 아니라는 이유로 거의 무시해버렸기 때문이다. 또한 자신들이 그러한 환자들을 접하지 않으면 환자들을 위해 할 수 있는 일도 없었다.

더 방대한 연구를 수행할 수 없어 애를 태우고 있던 차에 밴 클라이번Van Cliburn이라는 피아니스트가 내게 영감을 주었다. 그는 무명으로 지내다 모스크바의 차이코프스키 피아노 경연대회에서 우승함으로써 미국에도 이름이 알려진 사람이었다. 나는 그를 보면서, 내가 탐구하고 있지만 미국에서는 무시되고 있는 돌연사 문제에 소련을 이용하자는 생각을 하게 되었다. 만약 소련에서 이 문제를 국가적 관심사로 다루도록 설득할 수 있다면 미국인들의 관심도 불러일으킬 수 있지 않을까? 당시는 냉전 시대였고 미국과 소련은 모든 분야에서 경쟁하고 있었다. 소련이 최초의 우주선 스푸트니크*를 발사하자 미국인들이 얼마나 자존심을 상했는지를 생각했다. 1966년 소련의 젊고 뛰어난 심장병 의사인 예브게니 차조프** 박사를 설득하여 모스크바의 의사들을 대상으로 돌연사를 강의할 기회를 얻어냈다. 그러나 약 800명의 의사들을 대상으로한 강의는 완전히 실패했다. 참석자들은 아무도 관심을 나타내지 않았으며, 한결같이 '돌연 심장사는 미국인들의 문제이고 자본주의의 서로먹고 먹히는 구조에서 오는 스트레스로 인해 생긴 병'이라고 말했다. 그러나 이것은 전혀 터무니없는 지적이었는데, 돌연사를 초래할 수 있는 가장 큰 원인인 관상동맥 질환은 소련에서도 미국과 거의 비슷한 수준으로 높았기 때문이다. 소련에서 관상동맥 질환이 많은 이유를 찾기는 어렵지 않다. 고혈압, 비만, 흡연, 인구 밀집, 동물성 지방의 과다 섭취 등이 매우 흔한 것 외에도 억압된 사회에서 오는 스트레스를 술로 푸는 사람이 많은 것도 중요한 원인이었다. 모스크바에서는 실망을 안고 돌

---

* **스푸트니크Sputnik**
  소련이 발사한 세계 최초의 인공위성.
** **예브게니 차조프Evgeni Chazov (1929~)**
  이 책의 저자인 버나드 라운 박사와 함께 '국제 의사회'를 조직, 핵전쟁의 위협으로부터 지구를 구하기 위해 노력했다. 소련의 당서기인 브레즈네프의 개인 의사를 지냈으며 1985년 저자와 함께 이 조직의 대표로 노벨평화상을 수상했다.

아올 수밖에 없었다.

그로부터 4년 후, 미국 심장학회의 연례 회의에서 한 강연을 요약해서 소련의 심장병 의사 1만 2,000명을 상대로 강연해달라는 요청을 받았다. 그 후 여러 분야에서 돌연사에 관련된 문제들을 다루기 시작했는데, 역학적 연구, 혁신적 약물이나 세동제거술 기구의 개발, 심전도 등 다양한 영역에서 돌연사와 관련된 연구가 있었다. 소련에서는 돌연 심장사가 사망의 주요 원인이라는 인식을 가지게 되었고 이 문제를 함께 연구하기 위해서 나를 초대했다.

그 후 수년에 걸쳐 국내외에서 광대한 역학조사가 있었고 심실 조기 수축 이론이 입증되었다. 그러나 임상을 연구하는 의사로서 돌연사의 위험 요인을 밝혀내는 것으로 만족할 수는 없었다. 위험 요인을 찾아내는 목적은 사람들을 돌연사로부터 예방하는 데 있었다. 많은 종류의 항부정맥 약제가 있었지만 이러한 경우에는 종류와 용법이 명확하게 정해져 있지 않았다. 우리 연구 팀에서 박사 후 과정을 밟고 있던 블라드미르 벨레비트Vladmir Velebit 박사는 모든 항부정맥 약물이 특정 환자들에게는 오히려 부정맥을 발생시킬 수 있다는 놀라운 발견을 했다. 즉, 돌연사를 막기 위해 사용하는 약이 오히려 돌연사와 관련된 부정맥을 초래할 수 있다는 것이다. 우리는 심장의 어떤 요인으로 인해 특정 약물에 이렇게 심각한 부작용이 발생하는지를 찾아보았지만 밝혀낼 수 없었다. 특정 약물에 대한 환자의 반응을 예측하기는 불가능했다. 그래서 우리는 약물에 대한 반응을 살펴보기 위해 다량의 특정 항부정맥 약물을 경구로 투여하기 전 환자를 자동화 트레드밀*에서 달리게 하며 심전도검사를 시행하는 새로운 방법을 시도했다.

1982년 내 동료인 토머스 그레보이스Thomas Graboys 박사는 이 실험을 통해 중요한 발견을 했다. 즉, 악성 부정맥을 경험한 관상동맥 질환 환자는 부정맥의 재발 위험이 매우 높았다. 그레보이스는 계속 재발하거나 심장주기의 초기에 발생하는 심실 조기수축을 없애면 돌연사의 가능성을 크게 줄여준다고 설명했다. 심실 조기수축의 발생을 막기 위해서는 환자의 개별적 특성에 맞는 약제를 선택하거나 여러 약제를 조합해야 했다. 우리는 환자의 개별적 특성에 맞춰 처방을 다르게 하지 않으면 이러한 항부정맥 약제가 오히려 해가 될 수 있다는 사실을 인식하고 매우 주의 깊게 약제를 선택했다. 우리가 효과적으로 치료할 수 있었던 환자들 중에서 돌연사가 일어난 비율은 불과 2.3퍼센트로, 심실 조기수축이 계속 발생했던 환자 중의 돌연사 발생률 43.6퍼센트에 비교하면 놀랄 만한 성과였다.

물론, 환자들이 가지고 있던 부정맥 발생의 위험 요인이 저절로 없어졌거나 항부정맥 약을 투여하지 않았어도 돌연사가 발생하지 않았을 것이라 생각할 수도 있었다. 그러나 그레보이스는 이 문제에 대해, 약제가 치명적인 부정맥의 발생을 막아주는 것이 사실이라면 약을 중단하면 다시 원상태로 돌아갈 것이라고 가정했고, 이를 증명하기 위해 특정 약제에 부작용이 나타난 환자들 중에서 그들이 약물 투여를 중단하기를 원하고 약물을 중단해도 큰 위험이 없는 경우를 대상으로 실험을 계획했다. 평균 31개월 동안 약물에 잘 반응했던 24명의 환자들이 실제로 실험의 대상이 되었는데, 약물을 중단했을 때 위험한 부정맥이 나타

* **트레드밀treadmill**
  러닝머신.

나지 않은 환자는 그중 한 명에 불과했다. 이 실험은 우리가 주장해왔던 두 가지 개념을 확인시켜주었다. 첫째, 악성 심실성 부정맥 환자들은 개별적 특성에 맞게 처방된 항부정맥 치료로 돌연사의 예방이 가능하다. 둘째, 항부정맥 약제를 이용하여 심실 조기수축의 연속적 발생이 억제되면 돌연사가 장기적으로 예방될 수 있음을 보여준다.

돌연사와 관련하여 여러 발전이 있었지만 사망에서 돌연사가 차지하는 비중은 여전히 줄지 않아 마음이 조급해졌다. 크게 볼 때 이렇게 돌연사가 많은 이유는 이 문제를 해결할 수 있는 사회적 자원이 부족하기 때문이라고 할 수 있었다. 우리 국민의 안전이 위협받을 때 우리는 놀라운 지혜와 능력을 발휘했고 맨해튼 계획에 막대한 자원을 투입한 적이 있었다. 지난 10여 년 동안 수백만 명의 미국인들이 이러한 예방 가능한 심장의 전기적electrical 문제로 사망했지만, 아무도 이에 관심을 기울이지 않았다. 미국 정부는 후천성 면역결핍증 연구를 위해서는 매년 환자 한 명당 20만 달러를 투자하지만, 돌연 심장사 연구를 위해서는 희생자 한 명당 불과 25달러를 투자할 뿐이었다. 이렇게 투자가 기형적으로 이루어진 이유는 당시까지는 돌연 심장사가 정치적 영향력이 큰 사람들에게 많이 발생하지 않았기 때문이라 생각된다.

해결 가능한 문제 때문에 목숨을 잃은 사람들을 생각하면 나는 마음이 아프다. 사용할 수 있는 많은 종류의 약제들이 있지만 확실한 효과와 안전성을 보장하는 약제는 아직 없다. 항부정맥 약물이 작용하는 신체 기관에 대한 연구와 더불어 부정맥을 시발시키는 부위에 대한 연구 등 항부정맥 약물에 대한 집중적인 연구가 필요하다. 체내 삽입식 제세동기와 심율동 조절기의 개발은 커다란 진보라 할 수 있다. 심장박동의 지

잃어버린 치유의 본질에 대하여

속적인 파수꾼 역할을 하는 이러한 전기장치는 부정맥이 발생하는 즉시 심장으로 직접 전기 자극을 내보낸다. 그러나 이 값비싼 장치가 돌연사라는 커다란 사망 원인의 문제를 해결하는 가장 적절한 방법이라고는 생각하지 않는다. 치명적인 부정맥이 발생하면 이를 없애주는 것보다는 심실세동의 발생 자체를 막는 것이 더 중요하며 이러한 부정맥을 초래할 수 있는 심리적 스트레스를 방지해야 한다. 여러 다른 치료법들도 도입되고 있는데, 예를 들면 비정상 심장박동의 전기적 신호를 시발시키는 지점이나, 신호를 전달하는 경로를 복사파 등의 에너지를 이용하여 태워버리는 방법도 있다. 돌연사의 예방은 이제 눈앞으로 다가왔지만 최종 목표에 도달하기까지는 아직도 값비싼 대가를 치러야 한다. 지금도 가장 고귀한 사회적 자산이라 할 수 있는 인간의 생명을 돌연사로 인해 잃고 있다.

1970년대 중반, 내가 이 문제 해결에 자신감을 얻고 나서부터 환자들에게 그 전까지는 말하기를 두려워해왔던 문제인 돌연사의 가능성을 공개적으로 말할 수 있게 되었다. 환자에게 위험 요인에 대해서는 거의 말하지 않고 "돌연사할 가능성은 없습니다"라고 말하고 이유를 설명한다. 앞에서 언급했듯이 관상동맥 환자라면 대부분이 가지는 두려움을 덜어 편안하게 해준다. 그래서 내 비서는 내가 환자들에게 마리화나를 주느냐고 묻기까지 했다. 그들은 더 좋게 느끼는 것만이 아니라 실제로 좋아진다. 스트레스가 줄어들면 심장의 부담까지 없어진다는 사실은 이미 임상 경험과 자료를 통해 밝혀져 있다.

50년에 가까운 나의 임상 연구를 통해 성취한 가장 중요한 성과는 돌연사를, 과학적으로 탐구해야 할 의학 연구의 과제로 올려놓은 일이라

할 수 있다. 무기력감은 이제 사라졌다. 돌연사는 더 이상 심장병 환자와 의사 간에 입 밖에 내기를 서로 꺼려야 할 문제가 아니다. 위험 요인이 잘 알려져 있고 돌연사에 대한 많은 정보가 축적되어, 누가 가장 위험한 상태에 있는지를 더욱 정확히 가려낼 수 있다. 심장병 환자에게 돌연사는 더 이상 커다란 두려움의 대상이 되지 않는다.

반세기에 걸친 내 연구가 과학과 의료 모두의 뿌리를 이어나갔기를 바란다. 과학적 의료와 첨단 기술은 효과적인 의술을 위해서 서로 분리할 수 없는 중요한 것이라 생각한다. 임상을 하는 의사이자 학자로서의 관점에서 볼 때, 과학이 결여된 치유는 의학이 아니라 가장된 친절에 불과하며, 치유를 결여한 과학도 의술에서 치유의 요소를 빠뜨림으로써 의사라는 직업이 갖는 잠재력을 무시한다고 생각한다. 이 두 요소는 의술의 예술에는 필수적이다.

돌연사 문제로 소련의 심장병 의사들과 관계를 맺게 되어 생긴 한 가지 일이 있었다. 살아가다 보면 예상하지 않았던 일이 생겨서 전혀 생각지도 않았던 방향으로 흘러가는 경우가 있다. 소련 의사들과의 연계는 미국에서 돌연사에 대한 관심을 불러일으키기보다는 예브게니 차조프와의 연대를 더 지속시켰으며 이후에도 계속된 우리 둘의 관계는 '핵전쟁 방지를 위한 국제 의사회'를 조직하게 되었다. 이 조직은 핵전쟁의 위협에 반대하는 세계 여론을 조직화하기 위하여 만들어졌으며, 1985년 차조프와 나는 이 조직을 대표하여 노벨평화상을 수상했다.

4부

노년, 그리고 죽음에 대하여

죽음을 앞둔 위독한 환자나
노인들이 겪는 심리적 고통은
죽음 자체보다는 죽어가는 과정과 관련된 것이었다.
의사들은 죽음을 더 인간적이게 하고 말기 환자들이
죽어가는 과정에서 잃어버리는
품위를 되찾아줄 수 있어야 한다.

노년에 이른 환자를 대할 땐
지식보다 지혜가 더 필요하다

새뮤얼 존슨Samuel Johnson은 "삶을 연장시키는 것은 고통을 연장시키는 것에 불과하다"라고 말했다. 사실 늙어가는 것은 신체와 정신이 급속히 혹은 천천히 퇴락해가는 일의 연속이다. 존슨 시대의 의사들은, 늙어가면서 나타나는 고통을 경감시키거나 삶의 질을 높일 수 있는 방법을 거의 알지 못했다. 과학기술이 눈부시게 발전했다는 오늘날에도 불로장생은 이룰 수 없는 꿈이다. 많은 사람들이 늙음을 하나의 고통으로 치부한다. 윈스턴 처칠Winston Churchill은 늙음을 가리켜 "삶에서 가장 불필요한 부분"이라고까지 표현했다. 그러나 의사로서 나는, 늙어감을 좀 더 긍정적인 시각에서 바라본다.

의사 생활 초기에 나는 노인들이 단지 생명을 연장시키려고 하지 않고 자신의 정체성을 지켜나가기 위해 노력하는 모습들을 많이 보았다. 〈베니스의 상인〉에 나오는 샤일록*의 말은 노인들의 현실을 오늘날에도 거의 그대로 보여주는 말이다.

"나는 노인입니다. 그러나 그렇다고 해서 젊은 사람과 비교할 때, 내게 눈이 없습니까? 아니면 손이, 내장이, 다른 신체가, 감각이, 감정이, 열정이 없습니까? 똑같은 음식을 먹고, 같은 무기에 같은 모습으로 다치고, 같은 병에 걸리고, 같은 방법으로 치료되고, 여름에는 덥게, 겨울에는 춥게 느끼지 않습니까? 우리를 한번 찔러보세요, 피가 안 나옵니까? 간질여보세요, 웃습니다. 우리에게 독약을 먹이면 안 죽을까요?"

수련의 시절, 보스턴에 있는 거의 모든 외래 환자 클리닉을 전전하고도 만족하지 못하는 노인 환자를 만난 적이 있다. 95세였던 그가 보스턴 시내를 이리저리 다니는 일은 여간 힘들지 않았을 것이다. 그는 왜 이곳저곳을 기웃거려야 했을까? 그는 매우 늙어 보였지만, 자신이 가지고 있는 건강 문제를 명확하게 말로 표현할 수 있었다. 동행했던 사람은 동생쯤 되어 보였지만, 사실은 70세 된 그의 아들이었다.

온통 주름투성이인 노인의 얼굴에는 분노가 그대로 나타나 있었다. 그는 무엇을 먹어도 오랫동안 위경련이 일어난다고 했다. 음식을 한 입만 먹어도 복부에 통증이 계속되었다. 그래서 그는 굶을 수밖에 없었고 결국 주름진 피부에 덮인 약해진 뼈만 남은 모습이 되었다. 진단명은 내장에 혈액을 공급하는 동맥이 좁아져서 나타나는 복부 앙기나Angina였다. 소화가 되기 위해서는 충분한 혈액이 필요한데, 그의 동맥은 필요한 만큼의 혈액을 공급하지 못했다. 혈액을 충분히 공급받지 못한 내장은 경련을 일으켰고 이로 인해 복부 불편감이 심해진 것이다. 지금까지 그

* **샤일록**
  〈베니스의 상인〉에 나오는 유대인 고리대금업자.

• 잃어버린 치유의 본질에 대하여

가 찾아간 의사들 중 아무도 이 증상을 치료하거나 가라앉히지 못했다고 했다.

의사와 이런 상담을 하는 아버지의 모습을 수없이 보아왔을 그의 아들은 지루한 듯 아버지의 말을 중간에 끊고 들어왔다.

"아버님, 아버님 연세를 생각하세요. 이제 아흔다섯입니다."

나는 아들의 무례한 말에 화가 나서 내뱉었다.

"아니, 나이와 통증이 무슨 상관이죠? 저는 도와드리고 싶습니다."

이렇게 퉁명스럽게 대응했지만 한편으로는 불안했다. 사실 어떻게 도와야 할지 생각이 나지 않았다.

그러나 순간 노인의 얼굴에 환한 미소가 번졌다.

"이제야 나를 위해줄 의사를 찾았구려. 이제 다른 의사들은 찾아가지 않아도 되겠소."

그는 내 진료실에 꾸준히 모습을 보였다. 한 번에 조금씩, 자주 먹고 조금씩 삼키고, 음식을 먹은 후에는 한 시간 이상 쉬게 하니 증상이 훨씬 호전되었다. 그러나 그를 더욱 편안하게 해준 것은 자신의 말에 귀 기울여주는 누군가를 발견하게 된 사실이었다. 사실 나는 그를 위해 해준 것이 별로 없었는데도 그는 이제 똑바로 서서 걸으며 더 이상 우울해하지 않았다.

그로부터 몇 달 후, 그와 비슷한 나이의 다른 환자 한 명을 만났다. 뉴햄프셔의 농부인 J 씨는 95세의 나이에 걸맞은 모습이었다. J 씨는 온몸을 웅크린 채 하루 종일 잠만 잤다. 심장전도 기능의 장애로 인해 심장 박동 수는 분당 30회로 고정되어 있었지만, 그의 심장에 심박 조율기를 삽입하지 않기로 결정했다. 그는 특별히 무엇이 문제라는 말도 하지 않왔고, 지금대로 계속 잠만 자는 것이 좋다며 심장박동 수를 빠르게 하기를 원하지 않았다. "문제라 생각하지 않으면 고칠 수도 없다"는 속담이 생각났다. 가끔 손녀로 생각되는 젊은 여자가 J 씨의 병상 옆에 있을 때도 있었다. 35세쯤 되어 보이는 그녀는 매우 열심히 그를 보살폈다. 그녀는 자신의 아들과 함께 올 때도 있었는데, 아이는 여덟 살 정도였고 너무 엄격하게 자랐는지 늘 표정이 우울했다. 지금 나이에 심장에 심박 조율기를 이식하는 것이 왜 무의미한 일인지를 설명하기 위해 그를 깨워서 다시 잠들지 않게 애를 쓰고 있는 중에, 손녀가 병실로 들어왔고 그는 다시 코를 골기 시작했다. 나는 손으로 옆구리를 찌르며 "일어나세요, 손녀딸과 증손자가 왔습니다"라고 말했다.

그는 즉시 일어나더니 어느 때보다도 생생한 얼굴로 말했다.

"저 애는 증손자가 아니고 내 아들 빌리라오."

그리고 매우 활달하게 덧붙였다.

"선생님, 이 사람은 제 아내 메리라고 합니다."

나는 당황스러운 그 상황에 대처하기 위해 재빨리 머리를 굴렸다.

"J 씨, 당신은 새로운 심박 조율기를 이식받는 것이 좋겠습니다. 수술은 힘들지 않으며 오늘 오후 늦게 할 수 있습니다."

심박 조율기를 이식받은 다음 그의 심장박동 수는 거의 두 배로 빨라졌으며, 무기력증도 없어졌다. 이제 그는 매우 생기 있는 노인으로 변했다.

이 두 사람의 경험은 내가 노인들을 대하는 데 커다란 도움이 되었다. 무엇보다, 죽음은 한꺼번에 닥치지 않으며, 자아를 분리시키고 오감五感을 약화시켜 노인을 외부 세계로부터 격리시킨다. 특히 청각의 경우, 도시에 사는 대부분의 사람들이 늙어감에 따라 청력 손실을 경험한다. 도시의 시끄러운 소음이 가져온 결과이다. 그러나 의사들은 노인 환자들이 자신의 청력 손실을 부끄러워하거나 인정하지 않으려 한다는 사실을 잘 인식하지 못한다. 한 노령의 여성 환자에게 약물 복용법을 힘들게 설명한 후의 일이다. 나는 거의 10분 동안 설명하고 그녀가 알아들었다는 듯 고개를 끄덕거리는 것을 보고는 내가 한 말을 다시 반복해보라고 했다. 그녀가 말했다.

"선생님이 하신 말에 흥미가 있습니다만, 보청기를 착용하고 다시 들어봐야 되겠어요. 아직까지는 한 마디도 못 알아듣겠으니 말예요."

로널드 블리스 하코트Ronald Blyth Harcourt는 "아직 젊은 정신과 늙은 육체 사이에 존재하는 커다란 모순들"이라는 표현을 썼다. 사람들은 자신이 늙어가는 것을 깨닫지 못하고 있다가 어느 날 갑자기 늙어버린 자신의 모습에 당황하고, 노령의 상황을 미리 준비하지 못했음을 후회한다.

내 환자들 중에는 노인의 범주에 속하는 환자들이 많으며, 그중 60퍼센트 이상은 이미 은퇴한 사람들이다. 사람들은 더 오래 그리고 건강하게 살게 되었다. 히포크라테스는 56세 이상을 노인으로 정의했다. 그러나 현재에는 60대에도 왕성한 생활력을 보이는 사람들이 많다.

많은 사람들은 나이 들면 내버려지고 소외된다는 두려움을 가지고 있다. 그러나 노후를 잘 준비해온 사람들은 젊었을 때의 열정을 그대로 유지하며, 젊은이들이 갖지 못한 인생에 대한 통찰을 가지고 살아간다. 나는 90대에도 왕성한 창조력과 꿈을 지니고 살아가는 사람들을 많이 보았다. 90세의 한 여성은 미술 교수로 퇴임한 지 오래되었지만 내게 "옛날보다 꿈이 더 왕성해진답니다"라고 말하기도 했다.

노인을 치유하는 데는 상상력과 함께 그의 삶에 적극 개입하려는 의지가 필요하다. 무엇보다도, 약물에 의지하지 말고 삶의 여러 가지 내용들을 재구성하는 일이 중요하다. 특히 노인들이 우울해하지 않도록 신경 써야 한다. 의사가 적극적인 관심을 표현하면 환자는 외로운 마음에 위로를 받을 뿐 아니라 실제로 느끼는 통증이 줄어들기도 한다. 환자에게 자신의 삶이 계속될 것이라는 희망을 가지게 하면, 살아가면서 겪는 여러 어려움을 견뎌낼 힘이 생긴다. 살아가는 목표를 정하고, 여러 기념일들을 챙기고, 손자들의 졸업식이나 결혼식, 세례식 등에 참가하는 등의 활동도 생활의 활력소가 된다. 의사는 깊은 바닷속의 산호초들 사이에서 진주를 찾는 스쿠버다이버처럼 노인 환자들의 이렇게 사소하게 보이는 일들을 찾아주어야 한다.

의사는 노인 환자의 정서에 특히 신경을 써야 하는데, 예를 들어 다음 진료 약속을 정할 때는 너무 길게 잡아 환자가 그때까지 기다릴 수 있을까 하는 절망을 느끼게 하거나, 너무 가깝게 잡아 환자들이 자신의 예후가 좋지 않다는 느낌이 들지 않게 해야 한다. 나는 환자들이 내게 농담을 건넬 수 있는 분위기를 만든다. 의사는 환자가 자신의 빈곤을 부끄럽게 생각하지 않도록 해야 하며, 환자가 말하는 악의 없는 거짓말 속에 진실이 담겨 있을 수도 있음을 감안하여 그 말이 거짓임을 알지라도 환자가 죄의식을 느끼지 않도록 행동해야 한다. 노인 환자가 말하는 생활 속의 문제에 적극 관심을 표명하고, 자신도 그에게 공감하고 있다는 모습을 보여주어야 하며, 약물을 처방할 때도 일률적으로 하지 않고 환자 각자의 상황에 맞게 변형해야 한다.

D 박사는 오래전에 은퇴한 의사로 고혈압 환자였는데, 알츠하이머병

　　　　　　　• 잃어버린 치유의 본질에 대하여 ──────

으로 고생하는 아내를 돌보는 것이 살아가는 데 가장 중요한 일이었다. 그의 아내는 88세로 두 사람은 65년 동안 서로 사랑하며 지내왔다. 그러나 아내는 더 이상 아이들도 알아보지 못했으며, 그는 아내의 간호사이자 파출부 역할을 했다. 그는 매우 인자한 성격이었지만 가냘픈 몸으로 지팡이를 짚고 위태롭게 걷는 모습을 보면 시장은 어떻게 가며 청소나 빨래는 어떻게 하는지 궁금했다. 하지만 그는 언제나 밝게 웃는 모습을 보여주었고, 반년에 한 번씩 병원을 찾아올 때마다 모든 의료진들의 환영을 받았다. 그는 우리 병원을 방문하여 큰 자신감을 얻어갔고 우리는 최선을 다해 그에게 용기를 북돋아주었다. 그는 오랫동안 체중이 감소되어왔는데, 의사였던 그는 자신의 체중 감소가 혹시 암으로 인해 나타나는 증상이 아닌가 하여 걱정하고 있었다. 한번은 내가 그를 진찰하고 있는데, 그의 신경은 온통 체중 측정에 가 있었다.

"체중이 줄었습니까?"

그가 커다란 관심을 보이며 물었다.

"60킬로그램입니다. 지난번에 쟀을 때와 같습니다."

나는 거짓말을 했다.

사실은 59킬로그램이었다. 그의 얼굴이 밝아졌다.

"아주 좋은 소식입니다. 매우 기쁩니다."

그의 푸른 눈은 밝게 빛났고, 미소가 피어올랐다. 그 다음번 방문 시 잰 체중은 변화가 없었다. 그때 진실을 말해주었더라면 그는 6개월을 고통스럽게 보냈을 것이다. 이럴 때 진실과 거짓을 나누는 일은 의미가 없다. 의사는 환자를 사랑하는 마음에서 그리고 선의에서, 진실을 전부 말해주지 않거나 거짓말을 해야 할 경우가 생긴다.

나는 노인 환자들을 만나면서 의사가 신중하게 말하는 것이 얼마나 중요한지를 배웠다. 그들은 자신이 나이 먹었다는 이야기를 듣기 싫어하며, 늙으면 신체가 망가질 수밖에 없다는 말에 충격을 받는다. 90회 생일을 얼마 남겨놓지 않은 노인 환자가 있었다. 그녀는 눈이 흐려져서 안과 의사를 찾아갔는데, 그 안과 의사는 안저경*으로 진찰하고 나서 이렇게 말했다.

"할머니 망막이 엉망이네요!"

그리고 그녀에게 나이를 묻고는 90세라고 하자 "그 연세에는 이것이 정상입니다"라고 말했다. 그녀는 그 말에 자신이 얼마나 비참했는지 모른다며 내게 하소연했다.

내가 만난 노인 환자들 중 많은 사람들이 외로움으로 고통받고 있었다. 나이 80이 되면 대부분의 친구들이 죽고 없으며, 더 나이가 들어가면 자신보다 더 젊은 사람들도 죽거나 병들기 시작한다. 집으로 찾아오는 사람들은 점점 줄어들고, 외출하려 해도 류머티즘이나 요실금 때문에 어렵고, 아는 사람들의 이름이 기억나지 않을까 두렵다. 그래서 어떤 환자들은 집 안에만 틀어박혀 지내고 그럴수록 더 빨리 늙고 쇠약해진다. 사회생활을 하지 못해 자신의 능력이 점차 감소되고, 말도 어눌해지

---

* 안저경ophthalmoscope
  세동맥경화, 고혈압, 당뇨병이 있으면, 안저眼底의 망막동맥에 변화가 생기므로 안저경을 사용하여 안저 검사를 시행한다.

● 잃어버린 치유의 본질에 대하여 ───

며, 걷는 모습은 병약해졌음을 그대로 보여준다. 노인들은 죽음보다도 인생의 마지막 가는 길인 죽어가는 과정이 고통스럽게 길어지는 것을 더 두려워한다.

노인들에게는 뇌졸중, 심장발작, 출혈, 낙상, 골절 등이 흔히 발생하는데, 이것들은 특히 혼자 사는 노인들에게 더 심각한 문제이다. 각종 사고에 대한 이야기나 걱정은 노인들의 일상 대화에서 빠지지 않는다. 나도 나이 든 여성들이 골절로 인해 며칠 동안이나 꼼짝 못하고 누워 지내야 했다는 말을 매우 자주 들어왔다. 이러한 사고는 주로 여성 노인들에게 흔한데, 할머니들이 할아버지들에 비해 더 잘 넘어지고 대퇴부 골절이 발생할 가능성이 일곱 배나 더 높기 때문이다. 사실 대퇴부 골절은 노인 여성들이 입원하는 가장 흔한 원인이다. 이러한 골절은 노인들이 혼자서 독립적으로 생활할 수 없도록 만들기 때문에 더 심각한 문제가 된다. 대퇴부 골절이 발생한 할머니들의 20퍼센트는 합병증으로 사망하며, 25퍼센트는 요양원에 입원한다.

한 할머니의 경험을 통해서 외로움의 의미와 혼자 살아갈 때 나타나는 두려움에 대해서 깊이 생각할 수 있었다. 아름다운 장밋빛 눈으로 항상 모든 사람들의 사랑을 받아왔던 S 할머니는 89세가 되었어도 자신의 인생을 개척해나가려는 의지가 강했다. 그러나 어느 날 내 진료실을 방문해서는 놀라고 침울한 표정을 섞어가며 온갖 하소연을 쏟아놓아 나를 놀라게 했다. 할머니는 불과 3개월 전만 해도 항상 낙관적으로 생각했고 비록 상태가 좋지 않은 날에도 모든 것을 긍정적으로 말하던 분이었다. 그래서 몇 명 안 되는 할머니 친구들 중에 누가 사망했는지, 아니면 아이들이 할머니를 무시해서 속상했는지 물어보았다. 그러나 할머니는 가까운 사람 중에 최근 죽은 사람도 없고 가족들도 자신에게 잘해 준다고 대답했다.

신체의 모든 부분이 안 아픈 데가 없었고 기능도 나빠져 있었다. 그 전에 왔을 때 할머니는 변비나 요실금, 류머티즘 등 노인에게 흔히 나타나는 문제들이 모두 괜찮다고 했었지만, 이제는 이런 모든 것이 참을 수 없을 만큼 힘들다고 했다. 무엇인가 큰 문제가 생긴 것이 틀림없었다. 자세하게 문제를 찾아보았지만 무엇이 잘못되었는지 알 수 없었다. 할머니의 생활에 큰 변화가 생긴 것이 틀림없는데, 그것이 무엇일까? 아이들에 대해 물어보아도, 모두 좋다고 했다. 아무것도 변한 것이 없다고 했지만 내가 묻는 방식이 서툴렀을 수도 있었다. 검사를 끝내고, 헤어지기 전에 마지막 할 말만 남겨놓았을 때, 할머니는 느릿느릿 일어서며 아무렇지도 않게, 자신의 친구인 O 할머니가 가족들과 함께 미시건으로 휴가를 가서 좋겠다는 말을 던졌다.

내 귀가 번쩍 띄었다. 내게 왜 O 할머니에 대한 이야기를 하실까?

"친구 분은 어디 사시나요?"

내가 꾸밈없이 물었다.

"나와 같은 건물, 내 방 바로 아래에 살고 있어요."

"그게 무슨 말씀이세요?"

"친구의 방은 내 방 바로 아래라서 그 친구와 내가 쓰는 더운 물은 같은 관을 타고 올라온답니다."

그러고는 웃으며 말했다.

"그 관이 우리들의 통신선인 셈이죠."

"통신선이라고요?"

*잃어버린 치유의 본질에 대하여 ────

내가 물었다.

할머니의 말인즉, 매일 아침 아래위층에 사는 두 사람 중 먼저 일어난 사람이 파이프를 울려서 아직 잘 살아 있다는 것을 알려주고는 대답 신호가 오기를 기다렸다. 그러나 친구가 여행을 가고 난 다음부터는 자신이 죽었는지 살았는지, 아니면 뇌졸중에 걸리거나 넘어져서 대퇴부 골절이 생겨 전화도 할 수 없는지를 다른 사람들에게 알릴 방법이 없었다. 혼자 두려움을 감당해야 했던 할머니는 버려진 느낌이 들었고 거의 울 듯한 표정을 지었다.

"친구가 돌아올 때까지 기다릴 수 없어요. 내가 어떻게 될지 몰라요."

그러고 나서 할머니는 자신에게 타일렀다.

"선생님, 내가 너무 민감하죠? 친구는 단지 2주일 동안 집을 비울 뿐인데."

나는 할머니에게 아무 일도 없을 것이며 내가 매일 할머니 댁으로 전화하겠다고 안심시켜드렸다. 그제야 할머니 특유의 낙관주의가 되살아나서, 들어올 때와는 전혀 다르게 활기찬 걸음으로 진료실을 나갔다.

외로움은 건강염려증을 키우며, 우리의 진료 문화도 늙어감을 질병으로 간주해서 노인들을 의술에 의존하게 만들고 있다. 그러나 어떤 연령대의 사람들이 무조건 질병이나 장애를 가지고 있다고 보는 것은 어불성설이다. 오른쪽 귀 뒷부분에 통증이 있으면 뇌암의 신호이다? 위장관에 불편감이 생기면 소화기 전문의를 찾아야 한다? 이런 증상들은 모든 사람들에게 생길 수 있는 문제이고 노인들에게 생긴다고 해서 특별히 중대 질병의 증상이라 할 수 없으며 매스컴에서 떠들어대는 수많은 경고에 겁먹을 필요도 없다. 이 음식을 먹으면 대장암이 생기고 저 음식을 먹으면 심장발작이 초래될 수 있다고 한다. 이런저런 병에 대한 이야기와 더불어 사소하게 보이는 증상들을 무시했다가 큰 병을 초래한 사람들의 이야기가 노인들의 일상 대화에서 주된 내용이다.

노인들의 가족 중에 열심인 사람이 있으면 그는 노인에게 진료를 더욱 권한다. 부모를 방기하고 있다는 죄의식은 부모가 사망할 수도 있다는 두려움으로 변한다. 그래서 가족들은 늙은 부모에게 진료받기를 강권하고, 부모의 건강에 대한 두려움은 커져가고, 그 결과 노인들은 불필요하게 자주 병원을 찾게 된다.

많은 노인들이 자발적으로 탐욕스러운 의료 산업의 희생양이 된다. 마치 쇼핑하듯이 의사들을 찾아다니면서 외로움과 싸운다. 이제 꼭 같은 모양의 진료실에 앉아 더 찾아갈 의사도 없이 지쳐버리는 과정을 밟는 것이 노인들의 활동이 되었다. 이 전문의 저 전문의로 옮겨 다니면서 노인들은 자신의 이야기를 들어주는 사람이 있다는 데 만족감을 얻는다.

거의 모든 연령대의 사람들이 그렇지만, 특히 노인들은 자신들이 상식을 가지고 있다고 자부하면서도 자신들의 건강 문제를 이야기할 때는 무척 당황할 때가 많다. 가장 지성인이라는 사람들이 오히려 마치 시나이산에서 현대판 모세에게 계시받은 듯이 말하는 만병통치술이라는 기만에 속는 수가 많다.

요즘 사람들은 콜레스테롤 수치*에 너무 집착하는 경향이 있다. 어떤 환자는 마치 큰일이라도 일어난 것처럼 내게 전화를 해서는 자기 콜레

잃어버린 치유의 본질에 대하여

스테롤 수치가 $220mg/dl$로 지난번에 검사했을 때의 $210mg/dl$보다 엄청나게 올랐다고 말하기도 했다.

"왜 한 달 만에 또 검사하셨습니까?"

내가 물었다.

"검사해서 나쁠 것 없지 않습니까?"

그가 대답했다.

또 다른 환자는 별로 중요하지도 않은 콜레스테롤 수치의 변화에 더 민감한 반응을 나타냈다.

"내 아버지도 74세에 갑작스러운 심장발작으로 돌아가셨으니 나도 위험 요인에 특히 더 신경을 써야 된다고 생각하지 않습니까?"

콜레스테롤에 관한 선입견은 매우 널리 퍼져 있는 장애물이며 특히 노인들에게는 매우 안 좋은 생각이다. 노인들은 치아 상태도 나쁘고, 변비나 식욕부진 등으로 식사를 제대로 하지 못하여 충분한 영양을 섭취하지 못하는 경우가 많다. T 할머니가 대표적 사례였다. 그녀는 80대 후반으로 내가 처음 보았을 때 매우 지치고 연약한 모습이었다. 할머니에게, 지난 6개월 사이에 체중이 7킬로그램 가까이 줄어들었는데 어디 아픈 데가 있는지 물었다. 그러자 할머니는 자신이 먹을 음식이 없다고 대답했다.

"심장병 전문의는 콜레스테롤을 낮춰야 한다며 동물성 지방을 먹지 말라고 하고, 당뇨병 전문의는 단 음식을 먹지 말라고 하고, 내과 의사는 체액 증가를 막기 위해 소금기 있는 음식을 먹지 말라고 했습니다."

---

* **콜레스테롤 수치**
  콜레스테롤 수치의 정상 범위는 $240mg/dl$ 이하이다.

나는 할머니에게 그런 말을 싹 무시해버리라 하고는 먹고 싶은 것은 무엇이나 먹어도 된다고 조언했다. 6개월 후 할머니의 체중은 회복되었고, 더욱 활발하게 생활할 수 있었다.

또 다른 노인 환자가 내게 말했다.

"선생님은 왜 콜레스테롤 수치를 말해주지 않습니까?"

나는 대답했다.

"90세까지 사실 것입니다. 알아서 무엇 하시게요? 할아버지 식습관은 아주 건강하십니다."

그는 좀 과장된 표정으로 다시 내게 말했다.

"그럼 저녁 식사 시간에 무슨 말을 하죠? 식사 시간에는 콜레스테롤 이야기가 대부분인데, 내 수치를 모르면 식사 시간 중에 할 말이 없습니다. 대통령 이름은 몰라도 콜레스테롤 수치는 꼭 알아야 됩니다."

콜레스테롤 수치는 검사실에 따라 크게 다르게 나타날 수 있으며 같은 검사실에서 검사해도 할 때마다 다르게 나올 수 있다. 그러므로 검사를 되풀이할수록 결과의 차이에 대해 궁금증만 더해갈 뿐이다. 검사 결과 환자의 콜레스테롤 수치가 높게 나오면 의사는 환자를 겁주는 경우가 흔하다. 의사가 자기 나름대로 콜레스테롤 기준치를 정해놓고 그렇게 겁을 주면 좋은 돈벌이가 된다. 그러나 환자들은 아무런 의심도 하지 않으며 오히려 의사의 정성에 감사하는 마음을 가진다. 유명한 은퇴 과학자 한 분은 내게 이렇게 말했다.

"내 주치의는 신경을 많이 써줍니다. 한 달에 한 번씩 콜레스테롤 검사도 해주거든요."

사실 교육을 많이 받았다고 해서 자신의 건강 문제에 어리석지 않은 것이 아니고, 교육 수준이 낮기 때문에 건강에 무지한 것도 아니다. 독학으로 공부하고도 날카로운 비판 의식을 갖춘 한 노인 환자가 내게 콜레스테롤에 대한 맹신을 신랄하게 비판한 적이 있다.

"그러면 즐거운 일이 없어집니다. 먹는 것이 더 이상 즐겁지 않아요. 한 입 먹을 때마다, 특히 맛있는 음식이라면 병을 자초한다는 생각이 들지요."

그녀가 차를 운전하여 주유소로 갔을 때, 종업원이 물었다.

"할머니, 무슨 휘발유로 할까요?"

그녀는 아무 생각 없이 대답했다.

"콜레스테롤 적은 것으로."

과잉 검사는 콜레스테롤에만 한정되지 않는다. 노인들은 새로운 증상이 나타날 때마다 혹시 무슨 큰 병이 숨어 있지 않나 불안해하고, 젊은 사람들보다 더 의료 장비에 의한 검사를 많이 찾는다. 값비싼 검사가 아무런 생각 없이 처방된다. V 할머니는 나이에 비해 건강하며 심장병이 없는 환자였다. 내가 할머니에게 보스턴의 다른 병원에서 무슨 검사를 했는지 물어보자, 한참을 생각하더니 마침내 생각났다는 듯 대답했다.

"매년 가슴 검사를 합니다."

"가슴 검사요?"

"네, 가슴 검사 말입니다."

"폐활량 검사를 말씀하시는 겁니까? 튜브를 입에 물고 숨을 불어넣는 검사요?"

"아뇨, 전혀 다른데."

"그럼 심장 검사인가요?"

"네, 심장 안을 보는 검사래요."

"심에코 검사 말씀이세요?"

혹시나 해서 물어보았다.

"맞아요. 심에코 검사! 바로 그 검사 말입니다."

심에코 검사는 심장판막 질환이나 심장근육 이상에는 매우 중요한 검사이지만 지극히 정상인 사람한테는 전혀 필요 없는 검사이다. 검사 비용이 800달러이고 그중 500달러가 순이익이라는 사실은 그 검사가 왜 그렇게 자주 시행되는지를 짐작할 수 있게 한다.

아무리 유능한 사업가도 의료 장비 하나로 그렇게 많은 이윤을 올리지는 못할 것이다. N 씨는 '미스터 월스트리트'로 불리는 사람이었다. 한창 전성기 때 그를 만났는데, 그는 매우 꼼꼼한 자신의 주치의 이야기를 하면서 의사가 매주, 어떤 경우에는 매일 심전도검사를 해준다고 자랑하며, "제 주치의는 저에게 매우 신경을 써주십니다"라고 말했다. 그가 보여준 심전도 기록지는 바닥에서 천장에 닿을 만큼 엄청난 분량이었는데, 나한테 그 기록을 살펴봐달라고는 하지 않은 것을 다행이라 생각한다. 사실 의학적으로 그는 1년에 한두 번만 심전도검사를 해도 충분한 사람이었다.

윌러드 R. 에스피 Willard R. Espy 는 의학 정보와 관련된 어리석은 야단법석을 이렇게 묘사했다.

조깅은 노인들에게 심장발작을 초래할 수 있고, 젊은이들에게 척추 디스크를 생기게 할 수 있다. 가만히 누워 있으면 혈액이 응고되고 …… 커피를 마시면 통풍이 발생하고, 차는 변비를, 달걀은 동맥경

화를 일으킨다. 와인을 한 잔 마시면 후두암이 생길지도 모른다. 잠
자면 꿈을 꾸고 그것이 무서운 꿈이라면 관상동맥을 막아버린다. 극
단적으로, 산아제한을 홍보하는 사람들은 정자가 자궁경부암을 발
생시킨다고 할지도 모른다. …… 살아가는 것 자체가 건강에 위험하
다![24]

윌리엄 스타이런*은 우울증을 '뇌에 생기는 날벼락'이라고 표현했지
만[25] 내가 만난 노인 환자들은 그렇지 않았다. 햄릿의 말이 우울증을 잘
표현하고 있다.

"이 세상 모든 것들이 너무나 지루하고, 싱겁고, 가치 없게 보이는구
나."

우울증의 증상은 이렇다. 너무 따분하여, 생각하기도 싫어진다. 남들
과 어울리기 싫고 말하기도 귀찮다. 어떤 변화도 원하지 않는다. 자신을
잘 아는 의사가 아니면 속마음을 상의하지 않는다. 자랑하거나 꾸미지
도 않는다. 일체 무관심하거나 주위의 모든 것을 부정한다. 배우자가 그
의 상태를 가장 확실히 알고 있다.

"맞습니다. 제 남편이 바로 우울증에 걸렸습니다."

그리고 남편에게 일어난 신체와 행동의 변화를 자세하게 말해준다.

대개 수면 장애가 우울증의 가장 첫 증상이다. 잠을 너무 깊이 자거
나 또는 잠들지 못하는 사람들도 있지만 대부분 잠이 얕게 들어 새벽 3

---

* 윌리엄 스타이런William Styron(1925~2006)
  미국의 소설가. 역사소설 《냇 터너의 고백》으로 1968년 퓰리처상을 수상했
  다.

시면 일어나 걸어 다니며, 잠이 부족해서 항상 피곤해한다. 잠을 자려고 노력할수록 깊은 잠을 자기가 더 어렵다. 루퍼트 브룩*은 이렇게 표현했다.

"처음에는 부드럽던 담요마저 조금 있으면 거칠게 느껴진다."[26]

잠들기 전보다 잠에서 깨고 나서가 더 피곤하고 피곤은 하루 종일 계속된다. 입천장이 꺼칠꺼칠하다. 재미있는 오락거리에도 흥미가 없다. 섹스는 즐거움보다는 힘이 더 들어 귀찮다. 손자들을 보는 즐거움도 잠시뿐이고, 아이들이 아무리 재롱을 부려도 귀엽지 않다. 일은 건성으로 한다.

내가 만난 노인 환자들 중에는 생활의 활력을 그대로 유지하는 사람들도 있었지만, 그 수는 극히 드물었다. 힘들게 살아가는 까닭에 정신은 거의 무가치 상태로 되고 외모는 쇠약해져 점점 더 하강 곡선을 그리는 환자들이 대부분이다. 물론 창조적이고 의미 있는 삶을 계속 살아가는 사람들도 있었다.

E 할아버지가 기억난다. 그는 20년 동안이나 협심증을 앓고 있으면서도 원기 왕성했다. 80대 중반의 나이에 아직 화가로서 정력적으로 활동했으며, 여전히 명성을 얻고 있었다. 협심증은 아침에 신문을 가지러 가거나 잠잘 준비를 할 때 발생했고, 창작 활동을 할 때는 가슴에 아무런 증상도 나타나지 않았다.

---

* **루퍼트 브룩 Rupert Brooke(1887~1915)**
  영국의 시인. 제1차 세계대전에 참전했다 젊은 나이에 전사한 비운의 시인. 전쟁의 비참함, 애국심, 죽음의 공포를 서정시 형식으로 노래한 '전쟁 시인' 중 한 사람이다. 대표작으로 〈병사〉가 있다.

● 잃어버린 치유의 본질에 대하여 ───

"왜 그럴까요?"

내가 물었다.

"일하는 것이 즐거우신가 봅니다."

"즐거움 이상입니다. 내 삶이라 할 수 있죠."

E 할아버지의 삶은 충만했고, 어디서든 환영받고 박수갈채를 받았으며, 자신보다 20세나 어린 여자와 사랑을 나누었다. 그러나 그는 병적으로 자신이 무가치하다는 느낌에 사로잡혀 있었다. 잠잘 준비를 하는 동안 협심증이 생기는 이유는 자신이 아침에 일어나지 못할 것이라는 생각 때문이었다.

내가 왜 그런 생각을 하느냐고 다그치면 그는 어머니로부터 물려받은 성격이라고 말했다. 그는 언젠가 어머니와 안경을 맞추러 갔던 일을 들려주었다. 안경사가 어머니에게 잘 보이는지를 묻자 어머니가 대답했다.

"인생에서 내가 자세히 봐야 할 만큼 좋은 것이 있습니까?"

진료를 끝내고 그가 나가려 할 때, 나는 그에게 심장은 아무런 문제도 없으며 혹시라도 무슨 문제가 생기면 언제든지 집으로 전화하라고 말했다. 그러자 그는 얼굴이 일그러지며 난처한 표정이 되었다. 나는 그에게 뭔가 말 못할 사정이 있다고 생각했다.

"선생님은 내게 무슨 일이 일어날 것이라고 생각합니까?"

나는 다시 그에게 아무 일 없을 것이라고 한참을 설명하여 안심시켰다. 그러나 그는 밖으로 나가며 다시 물었다.

"내가 내일 아침까지 살아 있겠소?"

내가 대답했다.

"물론이죠, 내일 밤까지 분명히 살아 계실 것입니다."

그는 가볍게 웃으며 말했다.

"조금 기분이 좋아집니다."

우울증은 늙어감에 따라 심해지는 생물학적 문제이다. 살아가면서 흘리는 눈물이나 겪게 되는 스트레스가 쌓이면 뇌에 특정한 신경전달물질이 고갈되고, 그로 인해 나타나는 현상이 우울증이라 할 수 있다. 그러므로 우울증은 갑상선호르몬이나 부신피질호르몬의 결핍으로 발생하는 점액수종이나 에디슨씨병과 같은 결핍 질환으로도 볼 수 있다. 사실 억제를 뜻하는 우울depression이라는 말은 신체 상태를 틀리게 표현한 것이다. 신체 기관들의 기능이 억제되기보다는 항진되어 심혈관계에 큰 영향을 주기 때문이다. 심장발작이 생긴 환자들을 추적 관찰한 자료를 보면 우울증이 심했던 환자들의 예후가 더 나쁘게 나타나는데, 그들은 재발률이 높고 갑자기 사망하는 경우도 많았다.

의사들이 이러한 상황을 정확하게 인식하고 있지 않으면, 환자가 말하는 증상들을 치료해봐야 무위로 끝나는 경우가 많다. 다행히 학자들은 신경생리학적 그리고 정신약리학적 연구를 통해 우울증에 효과 있는 약물들을 많이 찾아냈다. 그러나 우울증에 만병통치약이란 없으며, 약을 처방할 때도 환자 개인의 상황에 맞게 해야 하고, 부작용이 나타날 수 있으므로 관찰해가며 약의 용량을 변화시켜야 한다. 생화학적인 이상은 영구히 계속되는 것이 아니므로, 우울증이 개선되면 약을 중단해야 한다. 이러한 약들이 효과를 나타내면 환자들의 생활도 그만큼 좋아진다.

미국에서는 우울증을 초래하는 가장 흔한 원인이 주로 직장 혹은 실업과 관계되어 있다. 하는 일이나 직장이 마음에 들지 않을 때만큼 신경이 쓰이며 정력이 낭비되는 경우는 드물 것이다. 나는 환자가 직장을 잃음으로써 심장병이 악화되거나 결국 사망에까지 이르는 경우를 많이 보았다. 나이 들었다는 이유로 직장에서 지위가 하락하면 신체적으로나 정신적으로 커다란 문제가 발생할 수 있다. 지금 이야기하는 두 환자의 사례는 서로 상황은 다르지만 비슷한 문제가 생긴 경우이다.

W 씨는 70대 초반으로 비교적 번창하는 가구 회사의 부사장이었다. 하루 열 시간씩 일주일에 엿새나 일하면서도 크게 힘들어하지 않았고, 40년 동안 직장에서 휴가 한 번 가지 않고 일해왔다고 자랑했다. 그는 단지 필요에 의해서 직장을 다니는 것이 아니라 직장에서 살아가는 기쁨과 보람을 느끼며 열심히 일했다. 그의 헌신 덕분에 회사는 번창했으며, 절친한 친구인 사장은 W 씨가 직장에 기여하는 공헌을 충분히 인정해주었다. 사장이 사망하자 맏아들이 경영권을 이어받았는데, 새 사장역시 W 씨를 인정해주고 그에게 사업상의 여러 가지 문제들에 대해 조언을 구하기도 했다. W 씨는 사장이 바뀌기 여러 해 전부터 협심증 때문에 나의 진료를 받아왔다. 그의 협심증 증상이 심한 경우는 매우 드물었으며 니트로글리세린정제를 복용하면 잘 조절되었다. 협심증은 특히 겨울철에 식사 후 빨리 걸을 때만 발생했다. 그는 나의 진료를 받으러 올 때마다 일이 자신의 삶의 전부인 양 직장 이야기를 했으며, 새로 바뀐 사장도 자신을 무척 인정해준다며 기뻐했다. 12월의 어느 날, 그는

내게 새 사장이 자신의 노력과 기여를 평가하여 한 달간의 휴가를 주고 휴가비와 크리스마스 보너스도 두둑이 주며 월급도 매우 많이 올려주었다고 자랑했다.

W 씨의 다음 진료 약속은 여름으로 잡혀 있었는데, 2월 말에 플로리다로 간 휴가에서 돌아온 지 일주일도 안 되어 그는 협심증이 거의 매일 발생하고 점점 심해진다며 나를 찾아왔다. 휴가 동안 그는 주로 골프를 치거나 카드를 치면서 조용히 지냈다.

"솔직히, 휴가는 지루했습니다. 아무 일도 하지 않고 골프나 카드로만 소일하며 얼마나 지낼 수 있을 것 같습니까?"

태양에 그을린 피부는 그를 전보다 젊어 보이게 했지만, 뭔가 문제가 있다는 느낌이 들었다. 플로리다로 가기 전에 그는 회사 운영에 대한 새로운 제안을 많이 가지고 있었고 내게 그것에 대해 자랑스럽게 말했었다. 그러나 이제는 그러한 열정이 보이지 않았다. 마치 바람이 빠져버린 풍선 같다는 느낌이 들었다. 휴가 가기 전만 해도 80세까지 일하겠다고 말했던 그가 은퇴를 생각하고 있었다.

이제 조금만 힘들게 움직여도 협심증이 발생했으며, 아침에 일어나 주차장으로 걸어갈 때 주로 나타났다. 협심증은 이른 아침에 더 자주 발생했는데, 주차장까지는 불과 얼마 떨어져 있지 않았고 그나마 약간 내리막길이었는데도 협심증이 생겼다. 그러나 오후에는 무거운 쓰레기통을 들고 비슷한 거리를 힘들게 걸어도 협심증이 나타나지 않았다.

"직장에서 다른 문제는 없습니까?"

내가 물었다.

"전혀."

그가 재빨리 대답했다.

"하는 일은 전과 같습니까?"

"네, 완전히 같습니다."

"직장에서 당신의 권위는 여전합니까?"

"물론이죠."

나는 재판정에 선 검사처럼 느껴졌다. 무엇인가 변했는데, 그것이 무엇일까? 우리는 사무적으로 대화했다. 대화의 마지막에 가서야 그는 휴가에서 돌아오니 자신의 사무실에 다른 사람이 앉아 있더라고 말했다. 그의 책상은 다른 직원들이 함께 일하는 커다란 사무실로 옮겨져 있었다. 아직 그에 대한 예우는 여전하고 회사 운영에 대한 의견이 잘 받아들여졌지만 월급이 줄었다. 그 일로 그는 상처를 받았고 매우 비참한 기분이 들었다고 말했다. 그는 회사 일에 흥미를 잃었다.

"선생님은 웃을지 모르지만, 마치 모래성을 쌓고 있는 기분입니다."

나는 가만히 있었다.

"회사에서는 내 사무실을 다른 용도로 쓰길 바랐고 그것이 회사를 위해 좋은 일이겠죠."

그는 합리화했다.

그렇게 매일 아침, 그는 회사에서 당한 부당한 처사를 생각하며 주차장으로 걸어갔던 것이다. 나는 회사를 그만두면 어떻겠느냐고 말했다. 내가 이렇게 권유하는 경우는 거의 없었지만, 그와 같이 어쩔 방법도 없이 회사에서 계속 마음의 상처를 받아야만 한다면 우울증에 빠져 죽을 수도 있다는 생각이 들었기 때문이다. 회사에 계속 다니다가는 아침에 출근하러 주차장으로 가는 도중 큰 사고가 나지 않을까 두려웠다. 그러나 내 권유가 받아들여질 것이라고는 확신하지 못했고 강권하지도 않았다. 그는 계속 출근했고, 그로부터 얼마 지나지 않아 심한 심장발작을 일으켜 어쩔 수 없이 은퇴해야만 했다.

Y 씨의 경우도 이와 비슷했다. 그는 은퇴한 수학 교수였는데, 별로 심각하지 않은 협심증으로 7년째 진료를 받고 있었다. 항상 환하게 웃는 표정이던 그가 어느 날 무척 우울한 모습으로 방문했다. 그동안 어떻게 지냈느냐고 묻자, 그는 약간 망설이더니 대답했다.

"비교적 잘 지냅니다."

내가 다시 비교적이라는 말은 무슨 뜻인지 묻자, 그는 테니스를 치다가 인대가 끊어졌다고 대답했다. 정직한 대답이 아닌 듯한 느낌이 들었다. 그는 자신의 일을 열심히 해왔고, 일에 매우 만족했다. 은퇴한 후에도 대학 측에서는 비서가 딸린 연구실을 주고 강의도 맡겼다. 그리고 그는 덧붙였다.

"연구실은 뜯어고칠 부분이 많습니다."

그의 말투는 내 촉각을 곤두세웠다. 그를 오래 접해온 내 경험으로 그는 자신이 평생 동안 일해온 연구실을 매우 아끼고 있다는 느낌이 들었다. 그러한 공간을 잃는다는 것은 곧 자신의 정체성 상실과 마찬가지 의미일 수 있었다.

"학장이 당신더러 그 연구실을 비우라고 하고, 젊은 수학자에게 그 방을 주려고 합니까?"

내가 물었다.

"대학 측은 누군가가 아무리 공헌을 많이 했을지라도 일단 은퇴하면 거의 대우를 해주지 않습니다."

어두운 그림자가 그의 얼굴을 스치고 지나갔다. 그리고 약간의 망설임 후에 그가 말했다.

"내 연구실을 빼앗기고 나면 어떻게 하죠?"

"걱정하는 것이 이거였군요."

"네."

"떠나라면 어떻게 하실 계획입니까?"

"모르겠습니다. 내가 할 일이 거의 없습니다. 지금까지는 잘해왔는데……."

나는 연구실이 없어진다고 해서 모든 것이 끝나는 것은 아니며 일을 계속할 수 있도록 계획을 세워야 한다고 말하고는, 그에게 연구실이 없어지면 나타날 협심증에 대해 이야기했다.

얼마간 망설이더니, 그는 불안하여 어떻게 해야 할지 모르는 상태라고 고백했다. 언젠가는 학장이 자신에게 연구실을 비우라고 요구할 것이라고 했다.

"왜 기다리고만 있고, 그에 대비하지는 않습니까?"

그는 내가 마치 그의 불행을 기다리고 있다고 생각하는지, 어리둥절한 표정을 지었다.

"우선 일주일에 하루는 집에서 일하는 것으로 시작합시다."

"하지만 내겐 도서관이 있어야 됩니다."

"집에서 대학까지 얼마나 걸립니까?"

"걸어서 10분 정도요."

"당신은 일을 계속할 수 있고 어디서든 연구할 수 있습니다."

"맞습니다. 조금만 걸어가면 됩니다."

그가 동의했다.

나는 그에게 일에서 은퇴하라고 하지 않았고 단지 일하는 장소만 바꾸라고 했다. 우리는 좀 더 이야기했고, 집에서 일을 더 많이 하게 되면 학장이 두려워지지 않을 것이고 이제 학장이 자신에게 이래라저래라 할 수 없을 것이라고 강조했다. 그는 연구실 문제로 더 이상 걱정하지 않고 왕성하게 일할 수 있을 것이었다. 나는 내 제안을 숙고해보라고 다시 한 번 말했다.

그는 바로 결정했다.

"멋진 생각입니다. 그렇게 하겠습니다."

그러고 나서 그는 덧붙였다.

"이젠 안심하고 테니스 치러 가겠습니다."

처음에는 사실 난감한 문제였다. 하지만 환자가 사회적 지위 하락으로 우울증에 빠지고 자신이 무용지물이 되었다는 느낌에 사로잡힐 때는 그에게 적절한 일을 찾아주면 문제가 해결될 수 있다는 생각이 들었다. 연구실이 없어지더라도 교수로서의 일을 계속할 수 있다면 그는 새로운 환경에서 일할 용기가 생겨날 것이었다.

1년 후 그를 다시 보았을 때, 그는 매우 활기차고 만족스러운 생활을 하고 있었다. 연구실은 다른 교수의 차지가 되었지만, 그는 자신의 집에 멋진 연구실을 꾸며놓고 도서관으로 걸어 다니면서 오히려 더 활력을 얻고 있었다. 그는 이제 걱정이 없었고 협심증도 나타나지 않았다.

한때 《뉴 리퍼블릭 *The New Republic*》 잡지의 편집장을 맡아 일했던 브루스 블리븐Bruce Bliven은 나이 들면서 나타나는 문제를 이렇게 묘사한 바 있다.

> 노인들에게는 살아가는 법칙이 있다. 칫솔이 젖어 있으면 양치를 하고 …… 한 발에는 검은 구두를 다른 발에는 갈색 구두를 신고 있다면 옷도 그에 맞춘 색깔로 입는다. 아이를 데리고 비틀거리며 걸어가다가 갈림길이 나오면 어디로 갈지 동전을 던져 결정한다. 아이를 데리고 도박을 한다.[27]

늙어가면서 나타나는 현상 중 기억력이 감퇴하는 것보다 더 큰 어려움은 드물다. 이름을 잊어버리는 일이 보통 가장 먼저 나타나지만, 모든 기억들이 다 문제가 될 수 있다. 전에는 난봉꾼이었지만 이제는 치매에 걸린 노인 환자에게 섹스를 물어보면 농담을 섞어 이렇게 대답한다.

"젊은이와 노인이 함께 걷고 있는데, 예쁜 여자가 지나갑니다. 젊은이는 힐끔힐끔 쳐다보지만, 노인은 이렇게 생각합니다. '나도 전에는 이렇게 한 것 같은데, 왜 그랬는지는 기억나지 않는군.'"

나는 한때 보스턴의 명망 있는 검사였던 B 씨를 보면서 기억력의 감소가 가져오는 결과를 다시 생각하게 되었다. 젊었을 때 그는 탁월한 기억력, 순간적인 판단력, 유머, 법률에 관한 깊은 지식을 겸비하여 우수한 능력을 인정받았다. 거의 사반세기 동안 진료해오면서 나는 그를 매우 신사적이고 친절한 사람으로 생각했다. 그러나 그도 80대 중반이 되자 키가 7센티미터나 줄었고 귀도 어두워졌고, 눈도 흐려지며, 걷다가 자주 넘어졌다. 그는 여전히 빨리 걸어 다녔는데, 몸을 앞으로 기울인 채 걷는 그를 보면 금방이라도 넘어질 것 같았다. B 씨는 다리도 부러지고 갈비뼈도 몇 대 부러진 적 있었지만 빨리 걷는 습관은 여전했다. 다른 대부분의 노인들처럼, 신체적으로 장애가 왔어도 행동하는 습관을 바꾸지 않았기에, 지팡이를 짚고 다니도록 설득하는 데만도 여러 달이 걸렸다. 한번은 내 진료실을 방문했을 때 내가 그를 검사실로 보내려 하자 그는 지팡이가 있어야 한다고 했다. 그래서 지팡이를 집어주자 그는 지팡이를 짚고 검사실로 갔다. 검사가 끝난 후 내 진료실로 돌아와서 우리가 다시 10여 분 동안 이야기를 나눈 후 내가 작별 인사를 했을 때, 그가 갑자기 말했다.

"내 지팡이가 어디 있죠?"

내 진료실을 구석구석 찾아보았지만 지팡이는 나오지 않았다. 검사실에도 없어 다시 진료실로 돌아가 샅샅이 다시 찾아보았다. 하는 수 없이 그에게 왔던 길을 다시 되짚어가자고 했다. 우리는 천천히 진료실에서 검사실 사이를 걸어갔다.

"검사실에서 진료실까지 걸어갔는데."

그가 말꼬리를 흐렸다.

"다른 곳에 가지는 않았습니까?"

"전혀. 바로 진료실로 왔습니다."

"화장실에 들르지는 않았고요?"

"맞아요. 화장실에 갔었습니다."

• 잃어버린 치유의 본질에 대하여 ──

화장실의 수건걸이에 지팡이가 얌전하게 걸려 있었다.

그가 웃으며 말했다.

"내가 이 빌어먹을 지팡이를 찾느라 하루에도 얼마나 많은 시간을 허비하는지 아시겠죠?"

그때, 방금 한 일조차 기억하지 못하면 사람이 얼마나 힘들어지는지를 깊이 인식하게 되었다. 노인들에게 흔히 나타나는 우울증도 지팡이 같은 물건을 잊어버려서 찾느라 허둥지둥하는 스트레스가 쌓여서 생기는 결과일 수 있다.

과거에 나는 65세 넘는 환자들에게는 섹스와 관련된 사항을 물어보지 않았다. 의사로서의 연륜이 쌓인 후에도 특히 할머니 환자들에게는 그런 질문을 하기가 망설여졌다. 그러나 내가 섹스를 언급하지 않는 상한 연령은 점점 높아졌으며 이제는 80대의 노인들에게도 섹스에 관한 질문을 하고 함께 이야기한다. 그러나 의사 생활을 한 지 40년이 넘었어도 아직 우리 사회에 자리 잡고 있는 섹스에 대한 금기 때문에 어려움을 겪는다. 섹스는 주로 젊은이들의 문제이다. 노인들이 섹스 문제를 말하면 비웃거나, 불결하고 괴팍한 사람을 대하듯 곱지 않은 눈으로 바라본다. 나이가 많을수록 그런 말을 해서는 더욱 안 된다. 그러나 섹스 문제를 다루면서 의사들이 '지저분한 노인'이라는 옛날 생각을 가져서는 안 된다.

늙어가는 것보다 섹스 능력의 감퇴가 먼저 나타나는 것일까? 〈헨리 4

세>에서 셰익스피어는 같은 질문을 던진다.

"섹스의 욕망이 충족되지 못한 채 그렇게 오랫동안 살아야 하는 것이 이상하지 않은가?"

그 대답은 '그렇다'와 '아니다' 두 가지 다일 수 있다.

나는 의사 생활 초기에 섹스가 젊은이나 원기 왕성한 사람들의 전유물이라는 선입관을 버리게 되었다. S라는 환자는 86세의 할아버지로, 구부정한 모습에는 80년 동안 겪어온 세상 풍파가 그대로 담겨 있었고, S 할아버지의 아내인 할머니는 얼굴이 온통 주름으로 덮여 더 늙어 보였다. 할머니는 항아리처럼 선 채 옆으로는 움직이지 않고 앞으로만 움직이는 오뚝이 인형같이 행동했다.

S 할아버지는 때때로 나타나는 발작으로 나를 찾아왔지만 내가 검사하는 동안에는 그러한 발작이 나타나지 않았다. 가슴에 청진기를 대니 심장 소리가 한 번 들린 후 한참을 지나도 다시 들리지 않았다. 불안한 마음에 할아버지를 쳐다보았지만 그는 똑바로 서 있기만 했다. 그의 심장박동 수는 분당 28회에 불과했다. 이 정도로 박동이 느려졌는데도 발작이 드물게 나타난다는 그의 말이 이상할 정도였다. 심장박동이 느려질 수 있는 약제를 복용하고 있지는 않았기에, 나는 이렇게 심장이 느리게 뛰는 이유를 그의 심장 속 전도 기능의 장애로밖에 해석할 수 없었다. 그래서 그에게 즉시 심박 조율기를 심실에 삽입해야 한다고 설명했다. 그러나 내가 강력히 권했음에도 할아버지 부부는 싫다는 식으로 대답했다.

"나는 그런 것 없이도 지금까지 잘 살아왔고, 죽을 때까지 그렇게는 안 할 것입니다."

심박 조율기의 필요성에는 동의하면서도 할아버지는 막무가내였으며, 할머니를 따로 만나 이야기해도 마찬가지였다.

설득이 무위로 돌아가고 그들이 방을 나가려 할 때, 할머니가 할아버지의 옆구리를 치면서 말했다.

"선생님께 말씀드려요, 부끄러워 말고."

그들이 무슨 생각을 하는지 짐작도 하지 못하던 중에 할머니가 마침내 입을 열었다.

"남편의 심장 상태로 섹스해도 문제없겠죠?"

나는 대답할 말이 생각나지 않아, 괜찮고 바람직하다는 뜻으로 고개를 끄덕여주었다. 나이를 이유로 환자에게 섹스를 금하면 안 되며, 의사는 이런 행위의 한계를 넓게 설정하고 결정은 환자가 스스로 해야 한다.

그로부터 몇 년 후, 발작성 심방세동이 있는 D 할머니를 진료하고 있을 때였다. 할머니는 82세임에도 젊었을 때의 아름다웠던 흔적이 아직 남아 있었다. 텍사스에 살고 있었지만 그곳의 의사들이 자신의 부정맥을 조절하지 못하자 그들을 불신하고 이곳까지 진료를 받으러 왔다. 나는 아미오다론이라는 새로운 항부정맥 약물을 처방했고, 효과가 좋아서 일주일에 두 번 정도 나타나던 발작을 완전히 없애주었다. 그러나 곧 질식할 것 같은 호흡 장애가 새로이 나타나서 할머니는 내게 자주 전화를 걸어왔다. 아미오다론은 폐에 심각한 부작용을 일으켜서 호흡을 거의 마비시킬 수 있으므로 그녀가 질식할 것 같다는 느낌이 들면 문제였다. 그러나 아미오다론을 다시 투약하고 바륨을 주니 문제가 없어 이상하다는 생각이 들었다. 증상은 몇 분 내로 좋아졌는데, 그것은 약물이 위장관에서 흡수되기도 전이었다.

전화로 이러한 과정이 여러 번 반복되는 것을 들은 후, 할머니를 보스턴으로 불렀다. 병력 청취를 하는 중 할머니는 아주 피상적으로만 대답하다가, 앞으로 자기 남편은 다른 여자를 찾아야 될 것이라고 말했다.

"더 이상 견딜 수가 없어요 남편은 88세인데도 섹스를 더 밝히고 나는 도저히 남편을 만족시켜줄 수 없습니다. 나는 절정에 금방 도달하는데 반해 그는 천천히 올라가면서 저를 아주 질식시키는 것 같습니다. 정말 어떻게 해야 합니까? 선생님."

그녀는 울기 시작하더니 이야기를 계속했다.

"제가 만족시켜주지 못하니 남편은 점점 불만이 쌓이는 모양입니다. 어떤 때는 저에게 욕을 하고 신경질도 내는데, 점점 더 심해집니다."

할머니는 나와 대화하면서 어느 정도 위로가 되는 듯했고 나는 그들에게 전문 상담을 받아보라고 했다.

"우리 나이에 성 상담이라니!"

그녀는 큰 웃음을 터뜨렸다.

그것은 사람이 살아가는 과정에서 벌어지는 한 편의 희극이었다. 16세기 말과 17세기 초에 활약했던 음악가이자 시인이며 의사였던 토머스 캠피온Thomas Campion의 시구가 생각났다.

> 그대는 젊고 나는 늙었지만,
> 그대의 피는 뜨겁고 내 피는 차갑지만,
> 젊음은 촉촉하고 늙음은 건조하지만,
> 큰 불길도 사라질 때는 깜부기불이 된다.

할머니의 경우와는 다르지만, 내 경험으로 보면 여성이 남성보다 더 오랫동안 성생활을 즐기는 것으로 생각된다. 여기서 내가 성생활이라 함은 단지 생식기를 이용하는 행위만을 말하는 것이 아니다. 남성적인 능력보다 여성적인 능력이 더 오래 유지된다는 의미이다. 고령자들 사이의 섹스는 열정보다는 추억으로 하는 경우가 더 많으며, 여성의 추억이 남성보다 더 예리하다.

N 할머니는 90대 초반이었지만, 자기 나이의 반밖에 안 되는 남자를 사랑했고, 상대 남성도 그녀를 매우 사랑했다. 그녀는 섹스를 하면 그들의 사랑이 손상받을 수 있다고 생각해 섹스를 하지 않았다. 그러나 N 할머니는 내게 나이가 들어가면서 가장 안타까운 일은 사랑을 나누지 못하는 것이라고 말했다.

"섹스 없이 사는 것이 가장 참기 힘듭니다."

그녀는 섹스하는 꿈을 꾸다가 깨어난 적이 종종 있으며, 그럴 때마다 자신의 말라붙은 젖가슴이나 주름살, 탄력 잃은 피부 등을 보며 부끄러움과 혐오감을 느낀다고 했다.

의사는 한 인간이 살아가면서 겪는 온갖 삶의 애환들을 지켜보는 사람이다. 노인들의 성생활을 말할 때는 어쩔 수 없이 슬퍼진다. 섹스를 잃어버린 상처는 마음속 깊숙이 자리하지만 그것을 그대로 표현하는 경우는 드물다. 의사들은 그것을 늙으면 어쩔 수 없이 겪을 수밖에 없는 일이며 자신들이 도울 방법이 없다고 생각하고 회피한다. 그러나 그들의 말에 귀를 기울이고 동감을 표시해주는 것만으로도 치료 효과를 가져올 수 있다. 자비로운 신이 있다면 인생의 마지막에 호르몬을 듬뿍 주실 수도 있으리라. 그래서 단지 시 구절을 낭독하며 사랑의 추억만을 더

듬을 것이 아니라 파트너를 껴안고 떨리는 감정을 솟구치게 할 수 있을 것이다. 늙어가는 신체에도 불구하고 성생활을 즐기게 해주는 그러한 신의 은총이 없다면, 우리는 그를 대체하는 다른 방법을 찾는다.

늙고 신체가 퇴화되어간다는 사실에 적극적으로 대처해가는 환자들을 통해 나는 많은 감명을 받아왔다. G 할머니는 85세로 마치 흩어진 구름처럼 드문드문 있는 백발 사이로 두피가 뚜렷이 드러나 있었고 생기 있게 반짝이는 눈 주위는 온통 주름살이었지만, 지저귀는 새와 같은 그녀의 목소리는 감미롭게 들렸다. 뒤에서 볼 때 그녀는 애인을 만나러 걸어가는 요염한 젊은 여자를 상상하게 했고, 남편 피터에게 말을 할 때는 마치 사춘기 소녀가 첫사랑에게 속삭이는 모습처럼 보였다. 그러나 이제 그녀는 더 이상 그러한 모습을 보일 수 없었는데, 심한 폐기종과 정맥염, 보행 장애 등이 있었고 폐렴의 우려 때문에 겨울 동안에는 집 안에서 지낼 수밖에 없었다.

내가 진찰하는 동안 그녀는 늙어감에 따라 자신의 모습이 추하게 변하는 것 같아 안타깝다고 말하곤 했지만, 그러한 사실을 기꺼이 받아들인다고 덧붙였다. 그녀는 특히 체중에 대한 자부심이 대단했는데, 그녀의 체중은 결혼할 때와 같았고, 그 체중을 만들기 위해 1년 내내 엄격한 다이어트를 하며 14킬로그램 정도를 감량했다고 말했다. 그녀는 각고의 노력 끝에 늘씬한 몸매를 갖게 되었지만 신체는 너무 연약해졌다.

G 할머니는 이렇게 회상했다.

"내 어머니는 아주 중요한 점을 알려주셨지요. '얘야, 너는 사랑스러운 아이를 가질 게다. 하지만 그 애들은 곧 너의 둥지를 떠나고 제 나름의 삶을 찾게 될 게야. 그러면 너와 네 남편 단둘만 남게 되지. 그때부터너는 남편하고만 살아가게 된단다. 네가 만약 남편을 잃게 되면 너에게는 사랑하는 사람이 아무도 없어지겠지. 네 남편 역시 너를 필요로 할것이고. 이 사실을 반드시 명심하렴.'"

그녀는 아내로서의 역할에만 충실했으며, 현대의 여성운동을 매우 냉소적으로 바라보았다. 내가 사회활동에 대해 묻자 그녀는 웃었다.

"물론 친구는 많지만 오후 2시면 집으로 돌아오는 것을 원칙으로 했습니다. 남편은 가끔씩 일찍 퇴근해서 저를 깜짝 놀라게 하며 즐거워했기에, 만약 남편이 일찍 퇴근했을 때 제가 집에 없다면 얼마나 실망할지를 생각하면 집에 있지 않을 수 없었어요."

남편을 진찰하러 진찰실로 들어갔을 때, 남편이 처음 한 말은 "제 아내는 어떻습니까? 아내를 진찰하셨죠? 이상 없었습니까?"였다. 내가 아내의 건강은 아무런 문제가 없다고 말해주자, 그는 자기보다 아내의 건강이 더 중요하다고 말했다.

"다른 것은 중요한 문제가 아닙니다."

남편의 진찰을 끝내고 이제 아내와 남편이 진료실에 함께 있게 되자, 그들은 마치 오랜 시간 떨어져 있었던 사람들처럼 껴안고 말했다.

"오 내 사랑, 우린 너무 오래 떨어져 있었소."

그 장면은 마치 젊은 연인들처럼 열렬히 서로의 사랑을 확인하는 모습이었다. 그들을 진료해온 사반세기 동안 매년 정기 진찰을 할 때마다 그들은 이런 모습이었다.

남편은 진료받는 동안 이렇게 말했다.

"선생님, 우리는 60년 동안 결혼생활을 해왔지만 아직도 신혼 같은 느낌이며 여전히 한없이 아름다운 아내를 바라보면 행복하기만 합니다."

그들이 진료실을 나가고 난 후, 그날 하루가 무척 아름답다는 생각으로 마치 구름 위를 걷는 느낌이 들었다.

하지만 이런 식의 사랑이 유지되는 경우는 매우 드물다. 보통은 나이가 들어갈수록 사랑의 열정이 식어간다. 의사로서 노인 환자들을 만날 때 그들의 사랑 문제에 관하여 커다란 어려움에 직면하게 되는 경우가 많다. 노인 환자들을 진료할 때 해결이 힘든 어려움에 부딪히면, 그들이 처해 있는 상황을 변화시키고, 늙음에 따를 수밖에 없는 육체적·정신적 어려움을 극복하고 충실한 삶을 살 수 있도록 교육하는 일이 중요하다고 생각한다.

젊은이 중심의 우리 문화에서는 늙음을 삶의 쓸쓸한 종말로 생각한다. 잊히지 않으려면 노인들도 여유를 갖고 삶의 사소한 일들에 신경을 써야 한다. 치열한 삶의 현장에서 노인들이 기여할 수 있는 부분은 거의 없지만, 내적으로 성숙하게 살아온 노인들은 풍부한 삶의 철학과 지식을 갖고 있다. 나는 노인들이 내 진료실을 찾아주기를 바라며 그들이 입원하면 병상 옆에서 많은 시간을 보내며 대화를 나눈다. 티격태격하며 살아가는 젊은이들과 달리 삶을 가만히 관조하는 노인들을 보면서 많은 감동을 받는다. 그들은 흘러가는 삶을 깊이 있는 날카로움으로 성찰

잃어버린 치유의 본질에 대하여

하며 인생의 마지막을 여유 있게 살아간다.

유머 감각은 노인들의 삶을 더욱 충실하게 만드는 매우 중요한 요소이다. 나는 은퇴한 사업가인 86세의 한 노인의 사례에서, 삶에서 재미라는 요소가 배제되면 얼마나 비참해질 수 있는지를 보았다.

"딸아이들은 나를 자기들 생각대로만 하려 합니다. '아빠, 소금기 있는 음식은 드시면 안 돼요. 추울 때 밖에 나갔다 미끄러지면 뼈가 부러질 수도 있고 행여 감기에 걸려 폐렴이 오면 큰일 납니다'라고 하지요. 음식은 전혀 소금기가 없어 아무 맛도 없답니다. 관절염으로 골프도 못 치고요. 소화제 없이는 아무 음식도 못 먹습니다. 통풍 때문에 술도 못 합니다. 친구들은 이미 모두 이 세상 사람이 아니어서 함께 어울릴 사람도 없습니다. 에이즈가 무서워 섹스도 못하지요. 그럼 이 세상에 재미있는 것이 뭐가 남습니까? 산송장이나 다름없지요."

C 할머니는 내가 10년 이상 진료해온 환자이다. 86세 때 할머니를 처음 보았는데, 그때 내가 나이를 묻자 59세라고 우겨서, 해럴드 클러먼Harold Clurman이라는 유대인 극장 감독의 말을 떠올렸었다.

"한 신문기자가 극장의 사라 애들러라는 80대 후반의 수석 배우와 인터뷰를 했습니다. 기자가 '애들러 여사, 곤혹스럽게 하려고 물어보는 것은 아닙니다만, 연세가 어떻게 되십니까?'라고 질문을 시작하자, 그녀는 즉시 '68세'라고 대답했습니다. 기자가 다시 '애들러 여사, 이해가 안 됩니다. 제가 당신 아들 잭한테 나이를 물었을 때 60세라고 했는데 어찌된 일입니까?'라고 묻자, 그녀는 전혀 망설임 없이 '아들은 아들의 삶을 살고, 저는 제 삶을 삽니다'라고 대답했답니다."[28]

M 할아버지는 92세로, 폐렴, 울혈성 심부전, 협심증, 부정맥 그리고

무릎관절염 등의 각종 질환으로 병원에 입원하여 서서히 회복되고 있는 상태였다. 비단 같은 백발, 홍조 띤 뺨, 덥수룩한 턱수염에 야물커*를 쓴 모습은 마치 성서에 나오는 천사와 같은 모습이었다. 이빨이 다 빠져 발음이 부정확하고 목소리가 갈라져서 처음에는 그의 말을 알아듣기 어려웠지만, 짙은 갈색의 눈만은 매우 명랑한 기색이었다.

"의사들은 나에 대해 안 좋다는 식으로들 말하지만, 나는 모든 것이 좋기만 하다오."

그는 모든 것이 정상임을 증명하려는 듯이 말했다.

"어느 날, 내가 살고 있는 빌딩의 휴게실에서 한 젊은 여자가 나를 안으며 키스하려고 하기에 내가 말했습니다. '아가씨, 손 치우시죠. 제게는 튤립 알레르기가 있으니까요.'"

그는 많은 여자들이 자기를 따라다닌다고 자랑했다.

"한번은 빌딩 수위가 '이렇게 많은 여자들이 따라다니는데, 왜 혼자 사시죠?'라고 묻기에, 그에게 '나와 결혼하려는 여자들은 나 같은 남자랑 살면 미쳐버릴 거라오. 내가 미친 여자랑 사는 것을 원하시오?'라고 대답했더니 다음 날까지 아무 말도 못하더군요."

내가 병상 곁을 떠나려 하자 그가 물었다.

"선생님, 내가 한 달은 살 수 있겠습니까?"

"왜 한 달입니까?"

내가 되물었더니 M 씨는 흔쾌히 대답했다.

"왜냐하면 당장은 증손녀 결혼식 때까지 살고 싶고, 그 후에는 살아

---

* 야물커yarmulke
  유대교인 남자가 기도나 의식 때 쓰는 작은 두건.

야 할 다른 이유가 또 나타날 테니까요."

그는 죽음을 전혀 두려워하지 않았지만, 죽기에는 너무 많은 일들이 생기고 있었다. 그를 볼 때, 오래된 유대 격언이 생각났다.

"사람은 충족시킬 호기심이 없어질 때까지 살아야 한다."

다음 날 회진 때 심장병 의사가 그에게 심장이 확대되어 있다고 전해주자, 그가 말했다.

"전혀 놀랄 일도 아니군요. 저는 사람들로부터 제 심장이 부었다는 말을 50년 이상 들어왔으니까요."

또 다른 환자인 T 할아버지는 유머 감각이 풍부한 사람이었다. 아흔여섯 번째 생일 직전, 그는 가만히 눈을 감고 졸린 듯이 혹은 깊은 생각에 잠긴 듯이 휠체어에 앉아 있었다. 폐울혈로 우측 폐의 아래에 체액이 고여 있었기에, 나는 고여 있는 체액을 흡수시키기 위해 라식스라는 이뇨제를 써보자고 말했다. 그러자 가쁘게 숨을 쉬던 그의 입에서 나온 첫마디가 "나는 피스-타치오piss-tachio 열매가 더 좋던데"였다(piss는 '소변을 누다'라는 뜻으로 환자가 이뇨제 소리를 듣고 말장난을 한 것—옮긴이).

N 할아버지는 92세까지 직장에 나갔고 생활 속에서 많은 웃음거리를 찾아내며 지냈다. N 할아버지는 아내의 차를 주차시키는 중에 다른 차 넉 대를 부딪고 나서야 운전도 중단했다. 그는 자신이 이뇨제를 복용하게 되면 소변을 조절하지 못해 속옷과 바지를 버리고 발을 소변으로 흠뻑 적시게 될 것이라며 불만스러워했다. 그래서 내가 아기용 팬티를 입어보자고 반 농담으로 말하자 그가 대답했다.

"내 숨결이 아기 팬티에서 나오다니!"

또 언젠가는 걷는 것이 너무 불안해서 보행기 없이는 몇 발짝도 걷기가 불안하다고 말했다.

"나의 가장 큰 문제는 균형이라오."

그러고는 숨이 넘어갈 듯이 크게 웃었다.

"내가 아내에게 내 균형이 전과 같지 않다고 말했을 때, 아내는 깜짝 놀라며 이렇게 말했답니다. '여보, 무슨 말이에요? 당신은 얼마 전에 저축 통장에 입금했잖아요?(balance에는 균형 말고 '잔액'이라는 뜻도 있다―옮긴이)'"

한번은 그가 깔끔히 면도한 얼굴로 내 진료실을 찾았는데, 나와의 약속 때문에 매주 수요일과 토요일에 이발소에 갈 수밖에 없었다고 했다. 나는 라식스를 처방하면서 화요일, 목요일과 일요일에 복용하라고 했지만, 그의 아내는 "월, 수, 토요일이 기억하기 더 쉬워요"라고 반대하며, 남편이 라식스 복용을 잊어버릴 때가 흔하다고 했다.

나는 정해준 대로 복용하라고 했다.

"그런데 왜 그렇게 해야 하죠?"

아내가 이상하다는 듯이 물었다.

내가 말했다.

"이발소 의자에 실례를 하면 안 되니까요."

그는 큰 상처를 받은 듯했다.

"지금부터 이 빌어먹을 라식스를 복용하겠소."

그의 유머 감각은 마지막 날까지도 변함없었다. 내가 그에게 아직까지 가벼운 운동을 하는지 물어보자, 그가 대답했다.

"눈알 굴리는 운동을 하지요."

"청력은 어떠세요?"

"엉망입니다."

"얼마나 엉망인가요?"

"1달러 동전이 바닥에 떨어지는 소리도 못 듣는답니다. 허나 10달러 라면 다르겠죠."

뼈에 생긴 암으로 인한 통증은 견딜 만한지 물어보자, 그는 정색을 하고 눈을 크게 뜨고는 한참을 생각하더니 대답했다.

"선생님, 중요한 질문이 있는데."

그의 눈은 장난기로 가득했다.

"참을 만한데, 말을 타고 다녀도 될까요?"

나는 누구에게나 다 잘해주려 노력하지만, 죽어가며 살아가는 노인 환자보다는 살아가며 죽는 사람, 즉 불평만 늘어놓지 않는 노인 환자를 더 좋아한다.

X 할아버지를 처음 만났을 때 그는 70대 후반이었다. 그는 작고 단단한 체구에 백발이 머리를 덮고 있어 소년 같은 모습이었다. 웃을 때의 푸른 눈은 그를 매우 친절하고 매력 넘치는 사람으로 보이게 했다. 그의 말투는 보스턴 토박이였지만 학식이 풍부했고 인간이 가질 수 있는 한계를 날카롭게 인식하고 있었다. 그는 가구 도매점을 운영했는데, 생계 수단이기보다는 사람들을 만나는 통로로 이용하는 듯했다. 그는 큰 소리로 웃으며 농담을 했고 모든 사람들을 조건 없이 좋아했다.

"재미있는 이야기 하나 해드릴까요? 한 사람이 귀가 아프다며 이비인후과 전문의를 찾아갔습니다. 의사가 진찰 후, '걱정 마세요, 귀 안에 무엇이 들어 있어 그런 것입니다'라고 말하자, 그가 '하느님 감사합니다. 이제 내 보청기가 어디에 있는지 찾았습니다'라고 말했답니다."

몇 년 후, 80대가 된 X 할아버지가 앰뷸런스에 실려 병원에 왔다. 대퇴부 골절이었는데 그는 "끝장이야, 분명 끝장이야"라고 중얼거렸다.

"무엇이 끝이란 말이죠?"

내가 물었다.

"내 성생활이."

"무슨 말씀이세요?"

"분명히, 이제 더 이상 못 할 거요."

"무슨 일이 있었나요?"

"섹스를 하다가 침대에서 떨어졌고, 그것이 전부입니다. 사람들은 바람피우면 결국 어떻게 되는지 알아야 합니다."

노인들은 자신의 나이에서 오는, 또 나이로 인해 사회에서 받는 제약을 어떻게 극복해야 할지 배운다.

베티 할머니는 보기에도 신체 기능이 많이 떨어져 있었지만 자신의 동네에서만이라도 자신의 BMW를 직접 운전하고 싶어 했다. 이를 통해 자신감을 가지기를 원했던 것이다. 그녀는 이제 곧 90세가 되고 운전면허 갱신을 받아야 했는데, 시력검사를 통과할 자신이 없었다. 사실 그녀는 교차로의 커다란 정지신호조차 잘 알아보지 못했다. 그렇지만 그녀는 모험을 해보기로 하고 검사를 받으러 갔다. 시력검사 시간이 되었을 때, 그녀는 앞에 선 사람들이 시험관에게 읽어주는 숫자의 차례를 잘 듣고 외워두었다. 차례가 되어, 시력 검사기에 양 눈을 대고 바라보니 희미하기만 할 뿐 아무것도 보이지 않았다. 그래도 그녀는 조금 전에 듣고 외워두었던 숫자를 차례대로 말했다. 시험관은 좀 더 큰 소리로 숫자를 다시 읽어보라고 했고, 그녀는 큰 소리로 다시 말했다. 시험관이 빙그레 웃으며 말했다.

"연세가 아흔이신데, 시력이 정말 좋으십니다."

할머니는 면허증을 갱신 받았다. 노인이 면허증을 받을 수 없도록 편향적으로 유지되었던 제도를 돌파한 그 이야기를 들려주며, 그녀는 웃음을 멈출 줄 몰랐다. 그녀는 자신이 운전할 경우 남들에게 피해가 갈 수 있음을 잘 알고 다시는 운전하지 않았지만, 그러한 행동은 점점 커져가는 자신의 무력감에 대한 결사적 저항이었다.

K 할머니는 항상 호소하는 증상이 너무 복잡하고 많아서 내가 미처 다 받아 적을 수 없을 정도였다. 마치 큐피 Kewpie 인형처럼 화장을 하고 내게 왔기에, 눈을 검사할 때는 내 손가락에도 청록색의 아이섀도 화장품이 묻어나왔다. 또 걷는 모습이 불안하고 근래에 팔을 부러뜨린 적이 있음에도, 가느다란 하이힐을 신고 다녀 나를 불안하게 했다. 그러나 모습은 아직도 많은 남자들의 눈길을 끌 수 있을 정도로 매혹적이었다.

그녀는 오랫동안 심한 부정맥으로 고생해왔지만 현재는 약물로 잘 조절되고 있는 상태였다. 원래 그녀는 매우 밝고 쾌활한 성격이었는데 최근에 와서는 의기소침해지고 우울증에 빠지기도 하여 원인을 알 수 없었다. 신체적으로 그녀의 상태는 안정되어 있었고, 그녀는 이곳 라운 심혈관 센터에 오면 항상 기분이 좋아진다고 했다.

어느 날은 유난히 괴로운 것처럼 보여 다시 한 번 무슨 일인지 물어보자, 그녀는 이렇게 대답했다.

"이상한 일입니다. 선생님은 아무 문제 없다고 말하고, 하트포드에 있는 내 주치의는 내가 모두 나쁜 상태라고 말하니 말입니다."

그녀는 의사가 자신에게 어떻게 말했는지 계속 들려주었다. 의사가 그녀에게 한 말은, 그녀가 골다공증이 심해 넘어지면 큰 골절이 생길 수 있고, 게실염으로 조만간 장腸이 막히거나 터질 수 있으며, 갑상선이 나쁘고, 담낭이나 신장에는 돌이 박혀 있는데 아무 증상이 없으니 이상하고, 심한 관절염이 있는 것은 두말할 필요도 없다는 것 등이었다.

그 후 내가 그녀에게 아주 잘하고 있다고 말해줄 때마다 그녀는 이렇게 말했다.

"그렇게 말하는 사람은 선생님밖에 없습니다. 다른 의사에게 가면 내가 병들었고 곧 죽을 것처럼 말하거든요. 내 상태가 좋은 것은 아마도 의사들이 내가 선생님을 만나러 올 때까지 내 몸 상태를 좋아지게 만들기 때문인 모양입니다."

그리고 또 한번은 그녀가 놀랍게도 만성 변비 말고는 아무 증상도 없다고 말했다.

"어떻게 해서 그렇게 좋아졌습니까?"

내가 물었다.

"1년 동안 다른 의사들을 아무도 안 만났기 때문인 것 같습니다."

그녀가 대답했다.

노인 환자들에게는 지나간 이야기가 매우 많다. 짧은 시간의 상담만으로는 단지 핵심적인 윤곽이나 몇 가지 중요한 요소만을 파악할 수 있지만, 이렇게 하기 위해서도 많은 시간과 노력이 필요하다. 그래서 노인 환자가 처음 방문했을 때를 가장 중요하게 생각하고 한 시간 이상을 붙잡고 이야기하면서 환자가 말하는 질환 문제 뒤에 놓인 환자 개인의 특성을 이해하려고 한다. 환자가 말하는 여러 이야기들의 조각을 끌어모아 상상력으로 재구성하여 하나의 완결된 이야기를 만들어내기도 한다. 그러자면 추측이 동원될 때도 많다. 환자의 행동이 나오게 된 배경도 살펴야 하지만, 환자의 뺨에 있는 검은 점 하나에 대해서도 어릴 적의 사고 경험 측면보다는 한 개인의 생활에 더 큰 영향을 줄 수 있다는 사실을 생각해야 한다. 치유를 하고자 하는 의사라면, 환자의 가장 친한 친구도 알지 못하는 환자의 가장 내밀한 부분까지 알아야 할 필요가 있다. 환자의 과거 실수에 대해 이해하고 공감을 표시하는 일은 과거의 상처를 지우지는 못할지라도 좀 더 견딜 만하도록 만들어준다.

너무도 창백하여 미라를 연상시키는 84세 된 한 할머니 환자가 있었다. 처음에는 우둔한 행동이나 무표정한 모습으로 보아 갑상선 기능에 문제가 있는 점액수종이 아닌가 생각되었다. 그러나 나에게 눈을 고정시키고 응시하는 모습을 보면 점액수종일 가능성이 거의 없었다. 그녀의 눈을 볼 때는 마치 달려오는 자동차의 전조등을 받고 있는 한 마리 사슴이 된 느낌이었다.

"그런데, 여기에 오시게 된 이유는요?"

내가 물었다.

"협심증, 간헐적인 의식 혼미, 뇌혈관 질환, 폐기종, 소화성 궤양, 신부전, 통풍, 계속해야 됩니까?"

그녀는 씩씩거렸다.

그녀는 아직 매력적이고 매우 밝은 모습이어서, 그녀가 왜 여태 결혼을 하지 않고 95세 된 오빠를 돌보며 살고 있는지 궁금했다.

내가 결혼에 대해 직접적으로 물어보자 그녀는 "할 수 없었어요"라고만 대답했다. 진찰을 하면서 그녀의 팔에 난 거칠고 짧은 털을 보고 깜짝 놀라서 그녀에게 면도를 했는지 물어보았는데, 이 질문은 그녀를 그렇게도 괴롭히던 상처와 그로 인한 슬픔을 아무 생각 없이 들춰낸 행동이었다. 나는 내 말을 즉시 후회했다.

"나는 소녀 때부터 길고 보기 싫은 털을 가지고 있어요. 내게는 거의 악몽 같은 일이었지요. 나는 다른 아이들이 입는 짧은 소매 옷을 한 번도 입어보지 못했고, 수영복은 엄두도 내지 못했답니다. 전혀 노출을 할 수 없었습니다. 털은 내 부끄러움의 원천이었지요. 왜 결혼을 안 했느냐고 물어봤던가요?"

단 한 차례만 상담받을 예정이었지만, 내가 협심증에 대해 묻고 난 후 그녀는 "언제 다시 올까요?"라고 물었다.

"30년 동안 할머니를 보아온 X 박사님에게 가시지 않고요?"

"이제 주치의를 바꿨으면 합니다. 선생님이 나를 잘 이해해주니 좋습니다."

그녀는 계속 나를 찾아왔으며 그 과정에서 지금까지 그녀의 삶을 빗나가게 한 이렇게 단순한 문제를, 그녀를 진료한 다른 의사들이 아직 한 번도 거론한 적이 없으며, 어떤 의사도 그녀의 다모증多毛症을 발견하지 못했던 것을 알게 되었다.

노인 환자들이 말하는 문제들을 듣고 있으면, 해결책이 없어 실망감이 들 때가 종종 생긴다. 그럴 때면, 문제를 잘게 나누고 본질적인 문제를 분리해낸 후, 나 스스로에게 이야기한다.

"너는 해결할 수 없을지도 몰라. 하지만 최소한 이것들을 완화시킬 수는 있어."

그때부터 여러 해결책들이 떠오른다.

백발의 할머니는 홍조를 띤 뺨에 우아한 모습이었으며, 푸른색 눈은 우수에 가득 차 있었다. 그녀는 마치 빅토리아 시대의 할머니들처럼 가운데 가르마를 탔으며, 목이 무척 짧았다. 과거에 교통사고를 당한 후유증으로 조금만 움직여도 어지럼증이 생겼으며 눈은 백내장으로 시력이 매우 나빴다. 그녀는 협심증이라는 오진을 받고 약을 복용한 후 상태가 악화되자 나를 방문했다. 그녀는 빨리 움직일 수 없었기에, 일어날 때 넘어지거나 쓰러지지 않기 위해 앉은 자세로 잠을 자야 했다. 이런 문제로 여러 의사들을 찾아갔지만 별 효과가 없었다.

진찰해보니 협심증이 없어 심장에 관계된 모든 약을 중단시켰다. 피로감 등 모든 증상을 없앨 수 있었지만 어지럼증은 잘 조절되지 않았고, 더 이상 다른 방법이 생각나지 않아 그녀에게 "이제 무엇을 해보고 싶으세요?" 하고 물어보았다.

"친절하신 선생님이군요. 피아노를 연주하고 싶습니다. 내 삶의 유일한 기쁨이죠."

그녀는 피아노 의자에서 굴러떨어지는 바람에 피아노 연주를 포기했으며 백내장까지 겹쳐 거의 볼 수 없게 되자 피아노 치기를 더 두려워했다. 그녀는 하루 종일 아무 일도 할 수 없었지만 행복한 미소를 짓고 쉽게 웃음을 보였다. 백내장이 오기 전에는 꾸준히 많은 양의 책을 읽었기 때문인지 아직 내면적으로는 놀랄 만큼 충실한 삶을 살고 있었다. 전문 직업인으로 성공한 귀여운 딸도 그녀에게는 큰 기쁨이었으며 자랑거리였다.

내가 피아노를 연주해보라고 하자 그녀가 말했다.

"못할 겁니다. 피아노 건반을 두드리려면 머리를 흔들게 되고 그러면 어지러워지고 나는 의자에서 떨어지게 될 겁니다."

"의자에서 떨어지지 않으면 피아노를 연주할 수 있습니까?"

"물론입니다. 할 수 있습니다."

"그러면, 아주 쉬운 문제네요."

그녀는 믿을 수 없다는 표정을 지었다.

"팔걸이와 등받이가 있는 의자를 사용하면 어떨까요. 그러면 떨어지지 않겠죠?"

6개월 후 그녀가 내 진료실을 방문했을 때, 그녀가 과연 피아노 연주를 시작했을지 궁금해서 견딜 수 없었다.

"물론 피아노 연주를 시작했습니다."

"의자에서 떨어질까 봐 겁나지 않습니까?"

"아뇨. 선생님의 말씀을 듣고 즉시 그런 의자를 구해서 이제는 떨어지지 않습니다."

이것은 캄캄한 어둠을 단지 한 자루의 촛불만으로 환히 밝힐 수 있었던 사례이다. 의사는 환자에게 생각이 늙어가도록 만들지 말고, 신체가 늙어감에 적응할 수 있도록 가르쳐주어야 한다. 프랑스의 위대한 시인인 폴 클로델*은 80번째 생일에 이렇게 썼다.

"이제 여든이다. 들리지도 않고, 먹지도, 걷지도 못하고 방귀를 뀔 수

조차 없다. 그러나 모든 것을 말하고, 모든 것을 이룩했을 때, 우리는 그것들 없이도 살아간다."

나도 이제 고희古稀를 지났으며, 늙은 의사들이라는 주제가 나의 문제가 되었다. 체코의 작가인 밀란 쿤데라**는 이렇게 말했다.

"우리 모두에게는 시간을 초월한 어떤 부분이 있다. 우리가 나이를 생각하는 때는 특별한 경우뿐이며 대부분의 시간은 나이와 무관하게 살아간다."

이제 나도 늙었다는 신호가 나타난다. 기억력이 뚜렷이 감소되어 친한 친구의 이름조차 쉽게 떠오르지 않을 때가 있다. 특히 기초적인 데이터들을 처리해내는 것도 힘들어지며, 읽는 속도도 느려졌다. 과거에는 한 번 보면 이해되던 논문들도 몇 번씩 읽어야 이해할 수 있다. 사람들도 쉽게 설득시킬 수 없다. 사실 이런 말을 들으면 오히려 불길한 느낌이 든다. "박사님은 불로초라도 드시고 있나 봅니다. 저에게도 좀 주시죠?" "박사님은 10년 전이나, 20년 전이나, 30년 전이나 똑같으십니다." 환자가 하는 말은 나에게 더 큰 무게로 다가온다.

"박사님은 은퇴하지 마세요."

* 폴 클로델Paul Claudel(1868~1955)
  프랑스의 시인, 극작가, 수필가. 카미유 클로델의 남동생이다.
** 밀란 쿤데라Milan Kundera(1929~)
  체코의 시인, 소설가. 대표작으로 《참을 수 없는 존재의 가벼움》이 있다.

물론 아직 은퇴할 생각이 없지만, 그 문제가 생각나는 날이면 은퇴라는 말이 하루 종일 내 머릿속에서 떠날 줄을 모른다.

가끔씩은 내 의학적 기술 수준이 이제 막 최고조에 달했다는 생각도 한다. 아직 결점이 많기는 하지만, 의사로서의 내 능력은 높아졌고 환자들에게 더 도움이 되고 싶다. 판단력은 더욱 날카로워져서 환자의 경과를 정확히 예상해내고, 환자가 말하지 않는 문제들까지 찾아낼 수 있다. 희귀 질환 중심의 사고에서 벗어나 있으며 의료 장비에도 의존하지 않는다. 의료 과오에 대한 불안감도 거의 없다. 나이가 들어갈수록 성급하게 진단을 내리지 않으며, 그럴수록 노인 환자들이 나를 많이 찾는다.

늙어갈수록 물론 지식수준이 떨어질 수 있지만 지혜는 더 높아진다고 생각한다. 어떻게 그럴 수 있을까? 지식이 모여 지혜가 되는 것이 아닌가? 대답은 '맞다'와 '아니다' 두 가지 모두가 될 수 있다. 예를 들어보겠다.

U라는 사람이 밤 10시경 내게 전화를 해서는 두 시간 전에 아내 올리비아에게 심한 가슴 통증이 생겼다고 말했다. 그가 매우 당황하고 있는 듯해서 올리비아와 직접 통화해서 상태를 물어보았다. 그녀는 걷던 중 왼쪽 가슴 아래 부위에 날카로운 통증이 생겨서 숨을 깊이 쉴 수도 없다고 했다. 그러나 그녀는 큰 걱정을 하지 않았으며 지친 듯이 보였다. 늑막염이라 진단을 내리고 하룻밤 푹 쉬고 나면 좋아질 것이라고 말해주었다. 다음 날 그녀는 통증이 말끔히 사라져서 나의 조치를 신기하게 생각했다.

올리비아는 작은 키에 뚱뚱하고 고혈압이 있는 60세 여성으로 심혈관 질환의 가족력도 있었으므로, 대부분의 의사들은 그런 경우에 아마 다음과 같은 비극적 경과를 밟게 했을 것이다. 즉, 즉시 심전도검사와 방사선 촬영 및 혈액검사를 위해 응급실로 보낸다. 그녀는 응급실의 시끄러운 소음 속에서 밤을 기다리며 보내게 된다. 그리고 '심근경색 혹은 폐색전증 의심'이라는 진단하에 중환자실에서 또 며칠을 보낸다. 병원비는 5,000달러를 넘어가고 퇴원하고서도 병원에서 각종 검사에 시달리느라 당한 고통에서 회복되는 데 또 일주일 이상 걸린다.

내가 별 문제 아니라고 확신한 것은 무관심이나 자만에서 나온 것이 아니었다. 먼저 통증의 위치가 심장발작 때 나타나는 특징적인 부위가 아니었으며, 하지의 부종이나 종아리 통증 그리고 호흡곤란도 없었다. 맥박도 72회로 폐색전증에서는 절대로 나타날 수 없는 맥박이었다. 대화 도중 내가 농담을 던지자 그녀는 웃었고, 나는 이 사람의 병이 병원으로 가야 할 사항이 아니라고 확신하게 되었다. 이러한 확신은 연륜이 쌓임에 따라 얻어지는 경험의 산물이었다.

진단명을 이끌어내는 것은 많은 경험을 통해 단계를 바꿔가는 과정이다. 의사의 두뇌 속에서는 알고리즘* 이 만들어져서 유사한 경우를 찾게 되고, 마침내 가장 가능한 형태가 도출된다. 하지만 노인 환자들에서 이러한 복잡한 과정들이 이해되지 않을 때는 나이라는 요인에 주목해야 한다.

의사 생활의 경험이 쌓임에 따라 나는 내가 이해할 수 없는 부분을 환자와 상의하는 경우가 많아지는데, 이렇게 하면 예상과는 반대로 환자에게는 신뢰와 확신이 생겨난다. 의사가 불확실한 부분이 없는 듯이 거만을 부려도 결국은 환자도 다 알게 된다. 의사가 겸손을 보이는 것을

* **알고리즘algorism**
  유한한 단계를 통해 문제를 해결해나가는 방법.

젊은이들은 반기지 않을지 모르지만, 노인들에게는 커다란 선물이다. 궁극적으로, 인간이라는 유기체는 아름답게 조직된 복잡계system of chaos 라 할 수 있으며, 변수는 무한히 많다. 수없는 혼돈과 잡동사니들 사이에서 밀알을 골라내기 위해서는 얼마나 많은 경험의 시간들이 필요할지 모른다. 상투적인 의학 교육에 물들어버린 의사는 자신의 임상 경험에서 벗어나기 위해 거의 전 생애를 바치기도 한다. 매우 기이한 사례에 초점을 맞추는 것, 말발굽 소리를 듣고서 얼룩말을 생각하는 것, 자기중심의 사고에서 벗어나는 것, 그리고 자신이 틀릴지도 모른다는 두려움에서 벗어나는 것은 아주 많은 시간을 필요로 한다.

나이가 들어감에 따라 무엇이 가장 흔한 것인지를 알게 된다. 환자들이 겪는 대부분의 고통은 저절로 좋아지는 것이다. 증상을 가지고 환자가 최악의 경우를 상상하면 더 악화되고, 의사로부터 좋아질 것이라는 확신을 계속해서 듣게 되면 개선된다. 나는 나이가 들어감에 따라 좀 다르게 듣게 되었다. 환자가 말하지 않는 이야기들을 더 많이 듣는다. 진료 기록부에는 임상 기록이나 검사 결과들이 빠르게 쌓여가지만, '이렇게 무의미한 자료들을 얻기 위해 시간을 그렇게 많이 투자할 필요가 있을까?' 하는 생각이 든다.

의학적 지혜란 무엇인가? 그것은 환자가 안고 있는 임상적 문제들을 신체 기관별로가 아니라 환자라는 한 인간 전체 속에서 이해하는 능력이다. 직관과 경험을 통해서, 숨어 있는 문제들을 밝혀내고 그것들을 빨리 그리고 전체적으로 통합하여 이해하는 것이다. 의사는 치유자의 역할을 수행하기 위해서 무엇보다 이러한 기술을 자신의 전 생애에 걸쳐 습득해나가야 한다. 이렇게 숨어 있는 사실을 찾아내고 통합해낼 수 있는 지혜는 연륜이 쌓여갈수록 깊어진다. 젊은 의사는 하나의 완결된 어떤 것을 찾고 즉시 진단을 내리고자 한다. 무엇이 환자를 괴롭히고 있는지는 의료 장비를 통해 찾아낼 수 있다고 생각할 수도 있다. 그러나 고대 그리스 시대에 비해 오늘날의 우리가 인간을 얼마나 진실로 더 잘 이해하는지 회의가 든다. 우리는 아직 더 많이 알아야 한다.

인간다운 죽음을
맞이하기 위하여

젊은 시절, 나는 죽음을 아주 사소하고도 비현실적인 것으로 생각했으며, 따라서 나의 관심사 또한 오로지 삶에 관한 것뿐이었다. 그러나 내 인생도 황혼기에 이른 지금에는 죽음을 전혀 다른 시각으로 바라보게 되었다. 옛날 한 신비주의 종파의 잠언은 삶의 실체를 적나라하게 요약하고 있다.

"삶은 앞뒤로 놓여 있는 죽음 사이에 끼여 있을 뿐이다."

거의 반세기에 걸친 의사 생활을 통해, 나는 삶이 언제나 죽음으로 둘러싸여 있다는 사실을 깨닫게 되었다. 그리고 언제 닥칠지 모르는 죽음은 모든 사람들의 마음속 깊은 곳을 차지한다.

인류의 의식 발전 과정에서, 죽음을 자신에게서 떼어낼 수 없는 그림자로 인식하게 된 것은 혁명적 도약으로 볼 수 있다. 하지만 사람들은 삶의 종착지인 죽음을 있는 그대로 대면하기보다는 위장하거나 신비화시켜왔는데, 여러 다양한 문화와 종교에서 나타나는 복잡한 제례 절차는 삶이 종말을 피할 수 없다는 사실을 부정하기 위한 시도에서 나왔다. 그러나 아무리 부정하고 거부할지라도 죽음을 향해 나아가며 진동하는 시계추를 멈출 수는 없으며, 우리는 매일 피할 수 없는 죽음에 직면하며 살아간다. 시계추가 한 번 진동할 때마다 시곗바늘은 죽음을 향해 다가가고, 그 끝은 아무것도 없는 고요함이며, 시간은 멈춘다. 삶은 차갑고 어두운 무성의 세계인 블랙홀로 빨려 들어간다. 우리는 무나 무한, 영원 등에 대한 개념을 정확히 알지 못한다. 우리의 뇌 속에는 시작과 끝이 프로그래밍되어 있지만, 우리의 이해 범위를 벗어나 있다. 우리 속에 내재된 죽음에 대한 공포는 삶이 너무 짧다는 사실보다는 죽음이 너무 길기 때문에 온 것이다. 사람들은 자신의 존재가 사라진 상태가 무한히 계속된다는 슬픔 앞에 무력해진다.

의사 생활을 막 시작하던 시절, 나는 종교적 신념이 강한 사람은 죽음에 대해 의심을 품지 않고 영혼이 평온할 것이라 믿었다. 그러나 의사 생활을 하면서 권위 있는 유대인 랍비들을 많이 접해보니 전혀 그렇지 않았다. 그들 역시 마음속에 똬리를 틀고 앉아 있는 뱀과 같은 죽음의 공포와 싸우고 있었다. 이들은 경건함으로 치장한 채 삶의 마지막인 죽음을 하늘의 뜻으로 미화하며 전능한 신을 축복 속에서 만나게 될 마지막 날을 열렬히 기다린다. 그러나 그들이 보여준 행동은 그들이 말하는 깊은 확신과는 별개였다. 사후에 대한 확신이 없는 다른 사람들과 마찬가지로 의사를 찾고, 신을 만날 기쁜 날을 연기시키려는 헛된 노력을 볼 때면 그들이 발하던 광채가 퇴색되었다.

많은 책들이 질병이나 죽어가는 과정에 대해서 다루어왔다. 사춘기 때 나는 두 권의 책을 통해 죽음의 본질과 마주하게 되었는데 톨스토이 Lev Nikolaevich Tolstoy 의 《이반 일리치의 죽음》과 토마스 만의 《마의 산》이 그것이다. 이 책들은 나에게 깊은 슬픔을 각인시켜주었는데, 그 공허함은 죽음이 의미하는 무의 세계 때문이 아니라 죽어가는 과정의 외로움 때문이었다. 죽음에 이르는 마지막 과정은 쓰라리도록 외로운 발걸음이며, 완전히 벌거벗겨지고 줄어든 자기 자신만이 지켜볼 뿐이다.

사회화된 인간들은 혼자만의 여행이라는 생각을 견딜 수 없어 하고, 삶을 영원한 선물로 생각하려 한다. 죽음은 누구도 피할 수 없다. 그렇지만 우리의 논리적 두뇌는 초라하게도 사실을 부정한다. 죽음은 아직 오지 않았으므로 삶만이 중요하다. 알베르 카뮈*는 이런 말을 했다.

"삶에 대한 죄악이 있다면, 그것은 삶에 실망하여 또 다른 삶을 기대하고 현재의 삶이 가지는 존엄함을 회피하는 것이다."

역설적이지만, 죽음에 대한 선입견이나 죽음을 거부하는 것은 우리에게 결국 죽음의 불가항력성을 준비하게 한다. 다시 카뮈의 말이다.

"죽음을 받아들이는 것. 그것이 인간에게 주어진 유일한 자유다. 그 자유를 얻고 나면 모든 것이 가능해진다."

대중들은 의사들이 죽음에 관한 궁금증을 풀어주기를 기대하지만, 의사들은 실제로 더 깊은 인식을 가지고 있지 못하다. 의사들이 죽음을 많이 경험했다고 해서 장의사보다 더 많은 지혜를 가지고 있지는 않다. 삶의 의미나 죽음의 신비를 알려면 시인이나 철학자 혹은 신학자를 찾아

* 알베르 카뮈Alber Camus(1913~1960)
  프랑스의 소설가이자 극작가. 대표작으로 《이방인》, 《페스트》가 있으며
  1957년 노벨문학상을 수상했다.

야 한다. 그러나 죽어가는 과정을 누구보다 많이 지켜보게 되는 의사들은 한 사람의 생의 마지막 순간을 기계의 하수인이 되어 추악하게 끝나게 하거나 혹은 오케스트라의 대단원처럼 아름답게 마감시키는 역할을 하는 경우가 종종 있다.

나는 의사 생활의 대부분을 심장병으로 위독한 환자들을 진료하며 보냈다. 죽음을 슬퍼하는 사람들을 너무 많이 보았기에 위독한 환자나 노인들의 심정을 잘 알고 있는데, 그것은 죽음 자체보다는 죽어가는 과정의 고통과 관련된 것이다. 나는 대부분의 의사들이 죽음의 공포나 비극을 줄여줄 커다란 힘을 가지고 있다고 생각한다. 죽음을 좀 더 인간적이게 하고, 말기 환자들이 흔히 잃어버리는 품위를 가져다줄 수 있다.

죽어가는 모습에는 여러 요인들이 관여하는데, 가장 중요한 요인은 갑작스러운 죽음과 천천히 죽어가는 것의 차이다. 갑작스러운 죽음의 경우는 환자가 어찌할 수 없다.

관상동맥 질환을 앓던 환자의 약 3분의 2가 갑작스럽게 죽으며 잠자는 동안에 죽는 수도 있다. 갑작스럽게 죽는 환자 중 4분의 1은 오랫동안 심한 심장 질환을 앓아오다가 아무것도 느끼지 못한 채 죽으며, 대부분의 사람들이 이렇게 죽기를 원한다. 그러나 나는 모든 사람들에게 이런 식의 죽음이 가장 좋은 방법이라고 생각하지 않는다. 죽음과 삶은 너무 붙어 있어서 그렇게 호탕하게 넘길 수 있는 일이 아니다. 갑작스러운 죽음은 그를 잃고 남게 되는 사람들에게서 준비할 여유를 앗아가 버린다. 아무것도 느낄 수 없게 된 몸뚱이는 죽음이라는 드라마의 주인공이 될 수 없으며, 생존자들은 그의 죽음에 의해 상처받은 채 계속 살아가야 할 사람들이다. 독일의 철학자 루트비히 포이어바흐[*]는 이렇게 말했다.

"죽음은 오직 살아 있는 사람들에게 죽음이다."

사실, 죽음은 우리가 살아가면서 누렸던 모든 영화의 값을 치르는 것이다. 간암으로 죽은 환자 중 한 명이 죽기 직전 이런 말을 했다.

"제가 살면서 진 빚을 신에게 죽음으로 갚습니다."

가장 쉬운 방법처럼 보이는 갑작스러운 죽음은 남아 있는 사람들의 마음에 지울 수 없는 큰 아픔을 남겨놓는다. 그를 잃은 채 살아가는 사람들은 살아가면서 칼로 찌르는 듯한 아픔과 자책감을 수시로 느끼게 된다. 배우자의, 부모의, 형제의 그리고 친구의 갑작스러운 죽음은 전혀 예측하지 못했고 그래서 준비하지도 않았다. 갑작스러운 죽음은 미완성의 생을 남기고, 살아 있는 사람들에게 참을 수 없는 고통을 오랫동안 안겨준다. 그래서 나는 갑작스러운 죽음이 모든 사람들에게 좋은 방법이라고 생각하지 않는다.

사람들은 정서적 적응력이 매우 강하고 다양한 형태로 적응할 수 있지만, 예측하지 못한 죽음이 갑자기 다가오면 적응이 힘들어지고 왜곡된다. 적응하기 위해서는 시간이 필요하다. 갑작스러운 죽음은 모든 것을 잃고 끝내는 것을 받아들일 정서적 여유 공간을 남겨두지 않는다. 돈 문제, 유언장, 유산 등이 아직 준비되지 않았고, 더 중요한 문제인 사람들과의 관계도 정리되지 않았다. 인생의 마지막 순간이 되면 평생을 괴롭히면서 고통을 주던 문제가 깨끗이 치유되리라는 환상을 가질 수도 있으리라.

＊ **루트비히 포이어바흐Ludwig Feuerbach(1804~1872)**
독일의 철학자. 기독교 및 관념적인 헤겔 철학에 대한 비판을 통하여 유물론적 인간 중심의 철학을 제기했다. 그의 철학은 후일 마르크스와 엥겔스에 의해 계승되었다.

그러나 죽음은 그러한 마술적 힘을 가지고 있지 않다. 그렇지만 부적절하거나 단편적일지라도 어떠한 말을 함으로써 그와 비슷한 효과를 가져올 수 있다. 그저 애정과 관심을 보여주는 것만으로도 용서나 무거운 죄의식의 감면이 시작될 수 있다. 마지막으로 하는 "잘 가요"라는 인사가 최후의 화해를 뜻하여 그가 살아온 인생에 의미를 부여해줄 수 있다.

사람들은 고통을 받으며 천천히 죽기보다 갑작스레 죽기를 더 원하고 병원에서 죽는 사람들은 더욱 그렇게 되기를 원한다. 최소한 80퍼센트 이상의 미국인들이 자신들의 집이나 침대로부터 그리고 사랑하는 사람들로부터 떨어진 채 죽는다. 죽어가는 사람들은 무엇보다도 품위를 유지하고자 애쓰지만 무위로 끝난다. 가장 환경이 좋은 병원도 죽어가는 환자를 비인간화하고, 환자를 어린이로 만들고, 무기력하게 만든다. 환자는 자신의 본질적인 것이나 가깝고 사랑스러운 것으로부터 떨어진다. 자기 자신의 모습이 해체됨과 더불어, 그가 살아 있는 데 필수적인 모든 것들을 이름 모를 다른 사람들이 결정해버린다. 호흡이나 식사 등을 기계가 대신하여, 환자는 삶의 기본 요소를 빼앗겨버린다. 그러한 환경 속에서는 환자의 삶과 생명이 분리된다.

서서히 죽어갈 경우, 그는 남은 삶을 열심히 살아가지만 분노를 품게 된다. 오늘날의 병원에서는 한 환자에 관여하는 전문의들이 너무 많다. 환자는 자신의 진료를 누가 책임지고 있는지 또 누가 어떤 일을 하는지 알 수 없다. 심지어 환자를 진료하는 의사들도 그가 누구인지, 어떻게 살아온 사람인지, 어떻게 죽기를 원하는지 모르는 경우가 허다하다. 환자들은 의사에게 이것저것 물어보거나 의사가 하려고 하는 것을 반대하면 혹시 불이익이라도 당하지 않을까 생각한다. 누구에게 어떻게 부탁해야 할지 모르겠고 병원의 높은 행정 장벽 앞에서 좌절하며, 분노를 가슴속에만 묻어둔다. 그 결과 질병과 관련된 모든 증상들이 증폭되어 진통제도 증상을 완화시키지 못하고 오히려 악화시킨다. 죽어가는 과정에는 정서적으로 매우 큰 고통이 따른다. 어떤 환자들에게는 죽음을 앞둔 마지막 며칠 동안 고통만을 느끼고 실제로 지옥으로 떨어지는 느낌까지 갖게 된다.

죽음을 대하는 미국인들의 문화는 죽음을 있는 그대로 받아들이는 것이 아니라 죽음에 대한 부정과 병적인 선입견으로 가득 차 있다. 한 프랑스인이 내게 이렇게 말했다.

"미국인들은 죽음을 선택 사항으로 생각하는 특별난 사람들입니다."

이러한 사조는 '미국의 영광'이라는 말을 듣고 자라온 데도 부분적으로 원인이 있지만, 가장 중요한 요인은 죽음을 추한 것으로 보고 어떻게 해서든지 피해야 한다는 생각으로 병원에서 죽는 풍토라고 생각한다. 그리고 그러한 풍토가 만들어지게 된 데에는 의사들의 역할이 컸다. 의사들은 의과대학 교육과정을 통해, 또는 병원에서 임상 훈련을 받는 동안 과학이나 복잡한 생명공학의 신봉자가 되며, 의술의 예술이나 죽어가는 환자를 다루는 방법에 대해서는 거의 배우지 않는다. 신출내기 의사 시절부터 죽음은 과학이라는 신성한 제단을 더럽히는 패배라는 관점을 갖게 된다. 의사는 문제를 해결하는 사람이므로 죽음은 의사에 대한 도전이며 죽음과 싸우는 과정에서 전문가적 만족감을 얻는다고 생

잃어버린 치유의 본질에 대하여 ———

각한다. 모든 문제가 해결 가능하다는 사고 체계는 죽음이 필연인 자연의 법칙과 배치되므로 실패할 수밖에 없다. 내가 병원의 젊은 의사에게 죽어가는 환자에게 왜 이런 특수한 방법을 시도했는지 물어보면, 거의 항상 이런 대답이 나온다.

"새로운 항생제나 새로운 방법으로 회복을 도울 수 있는데 왜 그러세요? 우리에게는 생명을 건질 수 있는 방법을 포기할 권리가 없습니다."

그리고 의사는 단지 저장만 가능한 자신의 두뇌 기억장치 속에다 죽을병에 걸린 환자의 죽음을 연기시켰다고 기억해놓을 것이다.

기적을 바라는 믿음은 종교적 확신의 범주일 뿐이다. 그 결과 의사들이 해야 할 가장 중요한 임무인 죽어가는 환자나 가족들이 부딪히는 육체적 고통이나 정신적 스트레스라는 비극을 완화시키는 역할을 제대로 수행하지 못하고 있다. 의사를 완전히 자유로운 존재라고 볼 수는 없다. 필연적인 죽음을 연기시키기 위하여 환자에게 고통을 가하는 일이 합당하지 않다고 판단될 때도 문화적, 사회적 제약 때문에 의사에게 족쇄가 채워진다. 의술을 신성하게 보는 전통에 따라 의사의 임무는 단한 가지, 즉 질병을 낫게 하여 생명을 연장시키는 것이다. 이러한 목표를 달성하기 위해서 의사는 가능한 모든 방법을 동원해야 한다. 이러한 기본 임무는 물론 고귀하며 원칙적으로 재론의 여지가 없지만, 오늘날의 새로운 현실과는 크게 동떨어져 있다. 오늘날 의술의 현실은 생명공학의 혁명적 발전으로 인해 죽음을 무한정 연장시킬 수 있는 큰 특징을 가지고 있다. 이렇게 거의 신의 영역처럼 보이는 잠재력으로 의사들은 오만해지고, 환자들은 비현실적이고 실현될 수 없는 기대를 가지게 되며, 의사들이 이런저런 기적적 치료법을 사용하여 자연의 필연인 죽음을 유예시킬 수 있다는 환상이 대중들 속에 자리 잡는다. 커즌즈는《마음 치유_The Healing Heart_》에서 이렇게 언급했다.

> 의사들은 약을 처방하는 사람들이기도 하지만, 사람들에게 영원한 생명에 대한 환상을 전파하는 역할도 한다. 우리는 영원히 살 수 없다. 그러나 사람들은 의사들이 죽음을 끝없이 연기시킬 수 있는 지식과 기술을 소유하고 있다고 믿고 싶어 하며, 의사들을 마치 생명의 비밀을 간직한 마법의 성城처럼 생각한다.[29]

 죽음에 도전하는 이러한 새 기술들을 이용하기 전에 앞서, 이와 관련된 여러 질문들에 대한 대답이 선행되어야 한다. 죽음을 연기시킬 수 있다면 언제까지 가능한가? 연기된 기간이 단지 비극이 연장된다는 의미를 뜻하지는 않는가? 조금 더 사는 삶이 의미를 가지는가? 환자 개인에게나 사회적으로나, 경제적으로 투입되는 비용이 연기된 기간에 상응하는 가치를 가지는가? 의사들은 거의 매일같이 임상 과정에서 의사 결정을 하지만, 결정에 따라야 할 이러한 질문들은 윤리학자들이나 보건경제학자들의 몫으로 떠넘기고, 의사들은 여러 관련된 문제들을 폭넓게 생각하지 않고 환자 한 사람이 가진 임상적 문제만을 고려하여 결정한다. 그리고 대부분의 경우, 의사들은 특정 치료 방법을 선택할 경우 그것이 가져오는 결과에 대한 예측을 거의 하지 않는다. 비슷한 질환을 가진 환자들을 대상으로 한 통계학적 예후는 대부분 가우스분포*를 보이는데, 즉 일부는 시술을 함으로써 호전되고, 다른 일부는 별 변화가 없으며, 또 다른 일부는 오히려 악화되는 것이다. 하지만 나의 의사 생활 경험으로 볼 때, 의사들은 통계적 결과 중에서 성공만을 강조할 뿐 오히려 악화된 경우는 그것이 환자의 남은 생을 지옥으로 만들지라도 의미를 축소시키는 경향이 있다. 통계적으로 아무리 작은 확률이라도 죽음을 연기시킬 가능성이 있다면 환자들은 이에 매달린다. 그러나 보통 그때의 호전도 완치가 아니라 일시적 완화이며, 어떤 경우는 의미가 없을 정도로 짧은 기간에 지나지 않는다. 내 경험으로 볼 때, 종양학자가 하는 행위는 인간적 비용의 면에서 가장 비합리적이다. 그들은 암에 걸린 내 환자의 치료를 한 번도 거절한 적이 없다. 그들은 죽음을 연기시키는 조그마한 가능성도 열렬히 설명하지만, 암과의 무의미한 싸움이 가져올 비극적 결과들에 대해서는 거의 언급하지 않는다. 암은 거의 다 죽음으로 끝나지만, 종말은 사람들에 의해 비극이 되고 만다. 만성 질환이나 불치병으로 인해 불가항력적으로 죽을 수밖에 없다면, 특별한 방법으로 이를 막아보려 애쓰기보다는 죽음에 조용히 순종하며 상식적 수준에서 환자에 대한 애정을 가지고 접근해야 한다.

생명 유지와 관련된 생명공학은 거의 기적에 가까울 만큼 발전하여 이제는 삶과 죽음의 경계가 불분명해졌다. 인공호흡기의 윙윙거리는 소리, 심박 조율기에 의한 맥박, 심장 보조장치에 의한 심장 수축, 영양을 공급하는 선과 체액이나 분비물을 제거하는 선 등이 뒤엉켜 있어 이 장치를 모두 제거하기 전에는 환자가 살았는지 죽었는지 명확히 알기 힘

---

* **가우스Gauss분포**
  도수분포곡선이 평균값을 중앙으로 하여 종 모양을 이루는 것. 정규분포라고도 하며 가우스가 측정 오차의 분포에서 그 중요성을 강조했기 때문에 오차 분포라고도 한다.

들다. 중환자실에서는 이렇게 각종 장치가 온몸에 부착되거나 삽입된 채, 한 명의 인간 존재로서의 특성이 완전히 무시된 경우를 매우 흔히 볼 수 있다. 생명은 이미 사라져버리고 그림자만이 인공적으로 살아 있다.

생명을 연장하는 시술은 비용이 많이 드는 한편 이윤이 매우 많이 남아, 병원 수입의 상당 부분은 여기에서 나온다고 할 수 있다. 죽음은 의료 산업에서 가장 이윤율이 높은 부분이고, 인생의 종말과 관련된 지출의 규모는 상상을 초월한다. 예를 들어 연간 메디케어* 지출의 3분의 1이, 대상자의 6퍼센트에 불과한 그해에 사망하는 고령자들의 진료비이다. 죽음을 연장시키려는 시도가 발달하면서, 죽어가는 과정에 대한 지출 또한 급속히 증가하고 있다. 한 개인이 일생 동안 지출하는 의료비의 40퍼센트가 마지막 한 해 동안 지출된다.[30] 오늘날의 의료제도는 고령층을 괴롭히고 있는데, 그것은 본래의 특성이 나빠서가 아니라 상환 체계가 환자 개인의 편에 서 있지 않기 때문이다.

죽음이 이렇게 왜곡된 데는 크게 다섯 가지의 요인이 복합적으로 작용했다. 생명을 거의 무한적으로 연장시킬 수 있는 생명공학적 기술의 발달, 죽음과의 무의미한 싸움을 확대시킴으로써 이익을 얻는 병원들, 죽음과의 전쟁을 선언한 의사 등 의료진, 자신들의 권리를 포기하고 고통받는 데 익숙해진 환자들 그리고 의사들이 항상 이기기만을 기대하는 대중들이다.

음모론을 제기하는 사람들도 있는데, 그들은 미국 사회 내에 죽음을 연장시키고자 하는 거대한 음모가 도사리고 있다고 주장한다. 음모의

* 메디케어Medicare
  65세 이상의 고령자들을 수혜 대상으로 하는 미국 정부 주관의 의료보험.

기저에는 소위 말하는 과학적 진료가 있는데, 그것은 생명을 연장시키고 그 질을 높이기도 하지만 동전의 양면처럼 죽음을 악화시키는 면도 있다.

우리가 죽음을 추하다고 생각하는 것은 대개 섬뜩한 경험을 한 적이 있기 때문이다. 내가 처음 접한 죽음은 의학에 대한 열망을 앗아갈 만큼 엄청난 충격이었다. 존스홉킨스 의과대학에 입학한 첫 주, 아직 에어컨이 보급되기 전인 한여름의 찌는 듯한 날씨 속에 의과대학 시설을 둘러보다가 병리학교실 건물에 들어갔을 때였다. 목적 없이 두리번거리며 걷다가 어떤 방 밖으로 젊은 사람의 것으로 보이는 다리가 나와 있는 것이 보였다. 발에는 붉은 매니큐어가 발라져 있었다.

호기심에 가까이 가서 살짝 엿보니 곱슬한 음모가 드러난 완전 나체의 젊은 여자의 모습이 보였다. 당황해서 위를 쳐다보니 약간 열린 채 톱밥이 들어차 있는 여자의 배가 눈에 들어왔다. 가느다란 팔은 몸통의 양옆에 달려 있고, 눈은 불거져 나와 가운데로 모이고, 거품을 문 채 반쯤 열린 입에서는 퉁퉁 불은 혀가 튀어나와 있었다. 숨 막히는 공포와 토할 것 같은 느낌에 얼른 그곳에서 도망쳐 나왔지만 그때 맡은 포름알데히드의 악취는 그 후로도 한동안 나의 코에 남았다. 그때부터 포름알데히드 냄새를 맡을 때면 언제나 내 눈앞에 그때의 모습이 떠오른다.

죽음에는 신비가 없으며 끔찍한 공포만 있을 뿐이다. 나는 생명을 배우고 삶을 더 좋게 하는 방법을 알려고 의과대학에 왔지, 기분 나쁘고 추한 죽음을 접하러 오지 않았다. 그러나 시간이 흐르자, 죽은 몸뚱이는 살아 있는 사람과 아주 간접적인 관계를 가질 뿐이라는 사실을 인정하게 되었다. 신체는 살아 있는 뇌라는, 매우 신비로운 개체인 인간 정신이 거주하는 장소에 불과하다. 두뇌가 멈추면 신비로움도 멈추고 생명이 없는 물체만이 남을 뿐 두려움이나 공포의 대상이 되지 못한다.

죽음은 생명이 없으므로 의미를 가질 수 없다. 존 던[*]은 "모든 사람들의 죽음은 나를 위축시킨다. 왜냐하면 나도 죽은 이와 마찬가지로 한 명의 인류이기 때문이다. 그러므로 누구를 위하여 조종弔鐘을 울릴지를 알아야 할 이유가 없다. 조종은 바로 당신을 위하여 울린다"라고 말한 바 있지만, 나는 이에 동의하지 않는다. 낯선 이의 죽음은 나의 인생행로에서 아무런 의미를 지니지 못한다. 나와 상관없는 죽음은 나의 마음을 어지럽히지 못하며, 모닝커피의 맛이나 오늘 하루의 스케줄도 바꿔놓지 못한다. 의사가 되려는 사람들은 수련 과정에서 르완다나 보스니아에서처럼 이름 모를 수많은 죽음들을 접한다. 그 결과 그들은 죽음을 사소하게 여기고, 의사로서 죽음을 다룰 준비를 하지 않는다.

의과대학을 졸업하고 병원 수련을 시작한 지 몇 년 안 되었을 때 나는 '문제 있는' 죽음을 처음 접했다. 환자가 죽었을 때, 나는 분노와 절망에 가득 차서 고함을 질러댔다. 갓 레지던트 과정을 시작하여 브롱크스 병원에서 근무하고 있을 때 D 부인을 처음 만났다. 그녀의 병세는 위중했는데, 나는 혼자서 밤을 꼬박 샜고, 가끔씩 간호사 한 명의 도움을 받으면서 위독한 폐울혈을 어떻게든 개선시켜보려고 했다. 그녀는 심장 내

[*] 존 던John Donne(1572~1631)
영국의 형이상학파 시인이자 목사.

* 잃어버린 치유의 본질에 대하여

의 승모판이 좁아져서 좌심실 내로 피가 잘 흘러들어가지 못하는 심한 승모판협착증을 앓고 있었다. 승모판협착증으로 인해 심장으로 가야 할 혈류가 폐로 역류하여 폐 속에 체액이 고이고 폐에서 산소 교환이 잘 이루어지지 않았다. 그녀의 이러한 상태는 의학 용어로는 폐부종이라 하며, 즉시 적절한 조치가 없을 경우 치명적이다. 입에서는 체액이 흘러나와 노란색 거품이 부글부글 끓었다. 이때는 이러한 병을 수술적으로 치료하는 방법이 아직 보급되기 전이었고, 나는 산소나 강심제, 아미노필린, 이뇨제, 지혈대 등을 이용해 거의 절망적으로 환자의 병과 싸웠다. 아직도 놀란 토끼처럼 나를 바라보던 아일랜드 여자의 짙은 연두색 눈동자를 기억한다. 그녀는 30대 중반으로 세 명의 자녀를 두었다.

"선생님, 저는 아직 죽고 싶지 않아요."

그녀는 산소로 숨을 쉬기 위해 잠시 흐느낌을 멈춘 사이 말했다.

"아이들에게는 제가 없으면 안 됩니다."

그리고 그녀는 말을 멈추었는데, 침묵은 분노에 차서 말할 때보다 나를 더 힘들게 했다.

그날은 병이 심한 환자들이 응급실을 통해 우리 병동으로 계속 이송되어왔기에 병동은 환자로 넘쳤고 그녀에게 사용할 정맥 절개 세트나 세면대, 양동이 등이 아무것도 안 보였다. 최후의 수단으로, 혈관에서 피를 뽑아내면 폐의 충혈이 감소되리라 기대하고, 그녀의 어깨에서 팔꿈치까지의 상완을 지혈대로 압박하고 팔꿈치 부위의 정맥을 잘라서 피를 병상 위로 흘러나오게 했다. 혈관에서 나온 피는 병상을 가득 채웠고, 그녀의 호흡이 조금 나아졌다. 모르핀을 투여하자 반응을 보이면서 흙빛 같던 얼굴이 조금 평온해졌고, 그녀가 안정되어감에 따라 입 주위에 깊게 패었던 주름도 펴졌다. 병상을 정돈하고, 환자를 일으켜 앉힌 후 땀으로 젖은 베개를 새 것으로 교체하여 좀 더 편안하게 해주었다. 새벽녘이 되어서 그녀는 산소 텐트 안에서 평화로운 천사의 모습으로 잠들었다.

침침해진 눈으로 그날 밤의 상황을 기록하고 처방전을 써내려가던 중, 비대한 몸집의 아일랜드 사제가 씩씩거리며 거칠게 방 안으로 들어왔다. 그는 자신의 관할 교구 신자인 그녀가 중태에 빠졌다는 사실을 전해 듣고는 즉시 만나야 한다고 고집을 부렸다. 그에게, 그녀는 지금 막 잠들었고 24시간 만에 처음 자는 잠이라고 말하며, 현재 위험한 상태라고 설명했다.

"내가 그녀를 만나서는 안 될 이유가 고작 그것이라는 거요?"

그는 반발했다.

나는 절망하고 또 흥분해서 애원했다. 당신네 가톨릭에서 이 환자에게 자비를 베풀어줄 수 있다면 성당에 가서 무릎이라도 꿇겠다고 했다. 그는 오히려 점점 더 화를 냈다. 그는 그들의 문화와 정서를 이해하지 못하는 내가 아무리 성당에 가서 애원을 해도 아무런 소용이 없을 것이라고 말했다. 가톨릭 신자들은 자신들의 사제를 만나야 기쁨과 정신적 평화를 얻는다며, 성호를 긋고는 정열적으로 외쳤다.

"내가 하늘나라까지 그대와 함께할 것이다."

그러고는 나를 지나 급하게 그녀의 병상을 향해 걸어갔다. 나는 뒤를 바짝 붙어 따랐다. 그녀는 아직 평화로운 모습으로 잠든 채 힘들지 않게 호흡하고 있었는데, 사제가 다가가자 갑자기 눈을 크게 뜨고 놀란 표정으로 깨어났다. 사제는 라틴어로 중얼거리며 십자가상을 그녀의 위에서 흔들기 시작했다. 그녀는 고통스러운 신음 소리를 내며, 입에서 체액을 다시 쏟아냈고 숨소리가 매우 탁해졌다. 20분 후 그녀는 죽었다.

사제는 내가 신성한 종교의식을 망치려 했다고 크게 화를 내면서, 자신의 양 떼가 가는 마지막 길을 보살피지 못할 뻔했다고 말했다. 그는 내가 필수적인 종교의식을 방해했다며 병원 행정부서에 항의했고, 유대교 재단이었던 병원은 나의 행동을 가볍게 질책했다.

이때의 경험을 돌이켜보면 나 자신이 오만했다는 생각이 든다. 부인의 병세는 위독했고 어떤 방법을 써도 몇 주 이상을 살릴 수 없는 상황이었다. 아마 그녀는 그냥 두었어도 24시간 이내에 사망했을 것이다. 가족들은 그녀가 종부성사*를 받았다는 사실을 알고는 조금 위안을 얻은 듯했다. 그러나 그해에 보스턴의 드와이트 허킨Dwight Harkin 박사와 필라델피아의 찰스 베일리Charles Bailey 박사가 승모판협착증의 수술적 치료법을 개발한 소식을 접했을 때, 그녀의 죽음이 더욱 가슴 아프게 느껴졌다. 조금만 빨리 방법이 개발되었어도 그녀는 살 수 있었을 것이다.

의사 생활 초기에 접했던 죽음의 사례들은 내게는 거의 재난이었다. 심장내과 의사로 활동한 지 얼마 안 되었을 때, 바람과는 달리 내 진료실을 찾는 환자가 거의 없어서 나는 시간과 장소를 가리지 않고 환자를 보았다. 찌는 듯한 날씨 속에 에어컨도 없었던 어느 금요일 오후의 내 사무실이었다. 7월 3일이었는데, 내 비서가 긴 여름휴가를 앞두고 빨리 일이 끝나기만을 기다리며 짜증을 내고 있는 중에, 환자로부터 급한 문

* 종부성사
  가톨릭에서 사망을 앞둔 신자에게 사제가 치르는 종교의식.

제가 생겼다는 전화가 걸려왔다.

그날 오후 3시에 내 사무실을 찾은 환자는 75세였고 백발에 이목구비가 뚜렷했으며 내가 만난 첫 번째 흑인 환자였다. 그는 은퇴한 의사였는데, 자신이 흑인 중에서 최초로 하버드 의과대학을 졸업한 사람이라고 자랑스럽게 말했다. 환자가 말하는 병력으로 볼 때 발생한 지 얼마 안되는 협심증의 전형적인 형태였는데, 증상은 급속히 진행되고 있었으며, 가슴 통증은 쉬거나 잘 때도 발생하여 급성 심장발작 상태임을 시사했다. 그는 자신이 매우 신앙심이 깊은 사람이라 죽음이 두렵지 않다고 말했고 나는 그 말에 크게 불안을 느꼈다.

옷을 벗으라고 말하고 그를 검사실로 들여보내며, 입원 결정서를 작성하기 위해 잠시 책상에 앉으려 하는 순간, 그가 갑자기 돌아서서 나를 똑바로 쳐다보면서 무거운 목소리로 말했다.

"라운 박사, 당신은 내가 하늘로 갈 준비가 되었다는 사실을 알아주길 원했소. 오 주님, 이제 곧 당신을 만납니다!"

불과 몇 분 후 크게 부딪치는 소리가 들려 검사실로 뛰어 들어가 보니 실오라기 하나 걸치지 않은 그가 바닥에 쓰러져서 몸을 뒤틀며 입에 거품을 물고 천장을 응시하고 있었다. 급히 그의 몸 위에 서서 내 입으로 그의 입에 공기를 불어넣으며 흉골 위를 누르기 시작했고, 동시에 큰 소리로 비서를 불렀다. 그녀가 달려와서 우리의 모습을 보더니 다시 사무실을 나가려 하기에, 나는 다시 환자가 죽었다고 비명을 지르며 돌아오라고 했다. 그녀는 우리가 동성애를 하는 것이 아님을 확인한 후에야 미안한 듯이 돌아와서 경찰에 전화했다.

심전도에는 파형이 일직선으로 나타나 심장이 정지되었음을 가리켰

잃어버린 치유의 본질에 대하여 ──────

고 심폐소생술에도 반응이 없기에, 경험이 부족했던 나는 사망을 선언했다. 그러나 내 사무실에 도착한 경찰들은 나를 어리석다고 나무라며, 검시의檢屍醫가 먼저 조사를 하기 전에는 사체를 옮길 수 없다고 했다. 큰 일이었다. 그때는 한여름의 주말이고 검시의는 최소한 나흘이 지나야 돌아온다고 했다. 그동안 사체는 급속히 부패하여 사무실 전체는 악취로 가득 차게 될 것이었다.

비서는 휴가를 떠났고, 나는 난생 처음 보는 사람의 시체와 남게 되었다. 마침, 보스턴에서 내가 의학적으로 도움을 주었던 검시의가 생각나서 그에게 이 문제의 처리를 부탁하고는 일을 마무리 지었다. 그 일로부터 나는 이러한 교훈을 얻었다.

"곧 사망할 것 같은 환자가 오면 즉시 병원으로 보내 병원에서 DOA[*]를 선언하게 하라."

의사 생활을 시작하자마자 경험한 세 명의 죽음으로 인해 나는 죽음은 무슨 수를 써서라도 피해야 하는 것으로 생각하게 되었다. 그러나 의사 경험이 쌓여가면서 죽음에 대하여 이와는 다른 시각을 가지게 되었다. 심장병 의사로서 심폐소생술 등을 자주 시행하다 보니 수백 명에 이르는 위독한 환자나 죽어가는 환자를 가까이에서 지켜보게 되었다.

질병으로 죽는 사람들은 질병이 죽는 경과를 결정하는 경우가 대부분이다. 심장 질환의 경우는 그와 다른 질환, 예를 들어 악성종양과 비교하면, 마지막 경위가 덜 어렵고 죽음의 시간을 예측하기가 어렵다. 각 질환은 고유한 진행 경과나 증상들을 가지고 있어, 어느 정도는 일반화

---

[*] Death On Arrival
환자가 병원에 도착했을 때 이미 사망해 있는 상태.

가 가능하다. 죽음과 관련된 기본적인 진리는, 우리가 어떻게 죽느냐 하는 것은 우리가 살아온 과정에 의해 결정된다는 사실이다. 제임스 M. 배리*는《피터 팬*Peter Pan*》에서 이렇게 말했다.

"한 사람의 일생은 그가 쓰고자 했던 일기장 그리고 그가 실제로 쓴 일기장과 같다. 그가 가장 겸손해지는 순간은 두 일기장을 비교해볼 때이다."[31]

가장 겸손해지는 순간은 흔히 인생의 끝에 온다. 죽음을 두려워하지 않는 사람은 커다란 후회 없이 자신의 일생을 돌아보며, 스스로에게 만족하고, 최선을 다했다고 생각하는 사람이다. 물론 이러한 것들이 죽음에 따르는 고통을 완전히 없애줄 수는 없겠지만, 고통을 참을 수 있게 하고 품위를 잃지 않게 만든다. 죄의식이나 불안감으로 죽음을 맞으면 참을 만한 고통도 심하게 느껴지고 고통이 증폭되는 반면, 부정적인 생각 없이 죽음을 맞으면 극심한 통증까지도 참을 만해진다.

우리가 반드시 죽는 과정을 겪어야 하는 것은 아니며, 많은 경우에서 그렇듯이 죽음이 공포나 통증으로 가득 차서도 안 된다. 사실 죽는 순간까지 잘 살 수도 있다. 삶의 과정을 죽음과 경계 짓는 명확한 생물학적 기준은 없다. 모든 다른 생물학적 현상들처럼, 죽음은 태어나는 순간부터 시작되어 종말까지 계속되는 과정이며 그 속도는 사람에 따라 매우 다르다. 많은 사람들이 만성 질환 등으로 죽음을 예고받은 채 살아간다.

---

* 제임스 M. 배리James M. barrie(1860~1937)
  영국의 소설가이자 극작가. 대표작은《피터 팬》이다. 감상적인 눈물과 풍자의 웃음이 섞인 가운데 때로는 환상미가 가미된 작품을 쓰는 것으로 유명하다.

　　　　　　　　• 잃어버린 치유의 본질에 대하여 ────

그러므로 고통 속에서 수십 년을 사는 사람들이 많지만, 그들을 모두 죽어가는 사람들이라 말할 수도 없다. 특히 심장병 환자들의 경우는 환자들이 언제까지 생존할지를 단지 통계학적으로 추측할 수 있을 뿐이며, 통계적 수치를 개인에게 그대로 적용하는 것은 매우 어리석은 일이다. 내 환자들 중에도 단지 몇 달밖에 살지 못하리라고 예상했어도 수십 년을 산 환자들도 많다. 나는 환자의 생존 기간을 예측해야 할 입장이 될 때면 틀리더라도 언제나 낙관적인 방향으로 말하는데, 낙관적일 때 삶의 충실성이 더해지기 때문이다.

나는 수많은 죽어가는 환자들을 진료해오면서, 그 사람이 살았던 삶의 질이 그의 마지막 과정을 결정짓는다는 교훈을 얻었다. 가장 중요한 것은 다른 사람들, 특히 가족들과 밀접한 관계를 형성하며 살아가는 일이다. 가족 간의 정다웠던 일에 대한 기억으로 가득 찬 사람은 죽음의 시간을 견디기가 훨씬 수월하다. 직업이 무엇이었든 간에 자신의 일을 얼마나 만족스럽게 해왔는가도 사람의 마지막 순간을 지탱해주는 지주이다. 자기 욕심에 사로잡혀 일생을 보낸 사람은 죽음이라는 일생의 마지막 여행을 떠날 때 필요한 정신적 양식을 가지지 못하지만, 자신의 것을 항상 남에게 주면서 살아온 사람은 가장 편안하게 죽음의 순간을 맞는다. 《탈무드》에는 이렇게 적혀 있다.

"우리는 살면서 남에게 주었던 것들을 가지고 떠난다."

점점 많은 사람들이 자신의 마지막을 스스로 결정할 수 있기를 원하고 품위 있는 죽음을 원한다. 그러나 셔윈 B. 뉴랜드Sherwin B. Nuland 박사는 《어떻게 죽을 것인가 How We Die 》라는 책에서 죽음은 신체적, 정신적 해체를 의미하므로 품위를 갖출 수 없으며, 고전적 의미에서의 품위 있는 죽음은 전혀 무의미하다고 주장했다.[32]

뉴랜드에 의하면, 죽음은 추하고 비참한 과정이어서 아름다워질 수 없다. 그러므로 의술이 해야 할 일은 '생명의 연장이 아니라' 노령자나 말기 질환을 가진 사람들이 삶의 질을 높일 수 있도록 하는 것이다. 죽음이 품위를 갖출 수 없으므로 대중들은 죽음을 준비하기 위해서 죽음에 대해 잘 알아야 한다. 뉴랜드는 책에서 삶의 마지막 과정에 나타나는 모든 고통과 비극들을 아주 상세히 다루며, 좀 더 편안한 죽음을 맞이하기 위해서는 오랜 기간에 걸쳐 죽음을 준비하는 방법밖에 없다고 했다.

"죽음 안에서 우리가 찾는 존엄성은 우리 삶의 과정 속에서 찾아진다."

많은 인도주의적, 혹은 생물학적인 철학들도 뉴랜드의 관점을 지지한다. 그에 따르면, 죽음은 필연적인 것이므로 우리는 생물학적으로 약한 존재임을 분명히 할 필요가 있다. 뉴랜드는 죽음을 불가항력적으로 받아들이기만 할 것이 아니라 "죽음이 어떤 것인지 알아야 한다", "죽음의 비극을 줄일 방법을 찾고 우리의 여행을 끝내기 위한 준비를 해야 한다"고 말한다. 그러나 내 경험으로는 죽음에 수반되는 비극을 아무리 상세히 알고 준비하더라도, 비극이나 의사에 대한 원망을 조금 줄여줄 수 있을지는 몰라도 평온한 죽음을 맞을 수는 없다. 게다가 우리가 아무리 죽음에 대해 자세히 알더라도 그 죽음은 자신의 것이 아닌 남의 죽음이다. 가수인 존 바에즈*는 이렇게 노래했다.

"우리가 어떻게 죽어갈지는 알 수 없어요. 단지 어떻게 살아갈지만 생각하세요."

오늘날의 죽어가는 모습은 현대 의학의 산물이며, 죽음의 과정에서 의사들은 환자들이 죽음과 맞서서 각자의 모습으로 싸우도록 만들고 있다.

나는 죽음을 대하는 의사들의 행동이 의사에 대한 이미지를 손상시켜 왔다고 생각한다. 삶을 위해서가 아니라 죽음을 위해서 막대한 의료 장비가 동원된다. 죽음과 관련된 모든 것이 생명과학적 입장에서 판단되고, 의사들은 환자들의 안녕보다는 판단만을 따라간다. 그러한 체계가 초래하는 비극을 내 어머니의 죽음을 통해 목격할 수 있었다.

내 어머니는 96세였다. 어머니는 아직 풍부한 기억과 지적인 명석함을 지니고 있었지만, 신체적으로 힘들어짐에 따라 종종 실망감을 나타냈다. 책을 무척 좋아했기에 시력을 잃자 매우 큰 고통을 겪었고, 청각에도 장애가 왔지만 자부심이 강해 보청기를 사용하지 않았다. 어디 아픈 곳은 없는지 물어보았을 때, 모든 관절이 다 심하게 아프다고 대답했다. 그리고 키가 줄어들고, 주름살, 치아, 머리카락 등 신체의 여러 부분에 문제들이 발생했다. 어머니는 점차 왜소해졌지만, 문안 인사를 할 때면 쾌활하게 대답하며 즐거워했고, 사람들은 90대 중반의 어머니를 70대 후반 정도로 생각했다.

* 존 바에즈Joan Baez(1941~)
  미국의 포크 가수. 반전 평화운동과 인종차별 반대 활동을 했다.

최소한 5개 국어를 유창하게 구사한 어머니는 가톨릭에 관심이 있었고 종교적으로는 불가지론자에 가까웠지만, 전통과 전례를 소중히 하며 마지막까지 유대 문화를 고수했다. 빈곤을 겪으며 살았지만 늘 강인했고 풍요로운 삶에 대한 환상도 가지지 않았다. 손님을 항상 반갑게 맞았으며, 특히 손주들이 찾아오면 기뻐했다. 손주들은 열세 명이나 되었는데, 어머니는 매주 그들과 전화 통화를 했다. 나와 내 아내 루이스는 하루 한 번 이상 어머니를 방문했으며 어머니는 가족들을 좀 더 자주 만나기를 원했다. 어머니는 우리들 대가족의 최고 어른으로서 자부심을 가지고 있었고 자신이 장수하는 이유가 가족 구성원들이 서로 사랑하기 때문에 축복이 내린 결과라고 생각했다. 어머니는 당신의 자서전을 완성하여 출판할 때까지 살기를 원했고, 실제로 그렇게 되었다.

어머니의 몸이 점차 약해지자 나와 아내는 어머니가 우리 집에서 함께 살기를 원했지만 어머니는 자식들에게 부담이 될까 봐 한사코 거절했다. 그렇지만 내가 어머니에게 무엇이 가장 힘든지 물었을 때 어머니는 외로움이라고 대답했으며 시력과 청력이 약해짐에 따라 외로움은 더 심해졌다. 사실 어머니의 많은 친구들 중에서 어머니가 가장 오래 살았다. 로마의 철학자 루시우스 세네카* 는 이렇게 말했다,

"죽음은 징벌일 수도, 때로는 선물일 수도 있지만, 많은 사람들에게는 원하던 것일 수도 있다."

---

* **루시우스 세네카 Lucius Seneca(?~AD 65)**
고대 로마 제정기의 스토아 철학자. 인간이 인간다운 까닭은 올바른 이성을 가지고 유일한 선인 덕(德)을 목적으로 행동하기 때문이라는 스토아주의를 역설했다.

어머니는 그녀의 마지막 해에, 죽음을 기다리고 원하기 시작했다. 어머니는 단지 생명을 부지하는 것을 가치 없는 일로 생각했다. 어머니는 죽음을 두려워하지 않고 죽기를 갈망했다.

30년 전 어머니는 심한 심장발작을 겪었지만 완전히 회복되었다. 어머니는 생애 마지막 5년 동안 협심증으로 고생하며 증상을 완화시키기 위해 니트로글리세린을 사용했다. 가족이 어머니에게 참을 수 있는 힘을 제공했다면, 어머니가 오랫동안 건강하게 살 수 있었던 데는 어머니에게 큰 관심과 애정을 갖고 돌봐준 유능한 의사들의 역할이 컸다. 이들은 주로 노인 의학 전문의들로서, 과학적 수준이나 전문가로서 인간적인 예술을 펼치는 능력을 잘 갖춘 의사들이었다. 그들은 내 어머니가 마치 자신들의 어머니인 양 집에서 그들을 부르면 언제나 왕진을 왔다. 그들은 한 번도 어머니에게 입원을 권하지 않았으며, 심장발작이 왔을 때도 마찬가지였다. 물론 어머니가 입원에 동의하지 않으리라 생각했기 때문이기도 하다.

마지막 두 달 동안 어머니는 눈에 띄게 쇠약해졌고, 오래 살지 못하리라 짐작할 수 있었다. 가장 큰 문제는 난치성 부정맥으로, 맥박이 분당 120회 이하로 떨어지지 않았고 어떤 치료에도 반응이 없었다. 어머니는 이제 얼마 남지 않았음을 알았는지 다음 날 아침에 일어나지 않게 되기를 바라면서 잠자리에 들곤 했다. 그러나 아흔여섯 번째 생일잔치 같은 특별한 때에는 앞으로 100번째 생일을 축하하는 이벤트로 우리를 깜짝 놀라게 해주겠다는 농담도 했다. 그리고 즐거운 표정으로 우리에게 우스갯소리를 건넸으며, 이제 떠나가면 이 세상이 어떻게 흘러갈지, 특히 사랑하는 가족들이 어떻게 지내고 있을지 알지 못하게 되지만, 자신은 이렇게 헤어짐을 무척 기다려왔다고 점점 자주 말했다.

마지막 몇 주 동안 죽음이 더욱 어머니의 목전에 와 있음을 알 수 있었다. 폐에는 체액이 고여 이뇨제를 강하게 써도 듣지 않았고, 호흡하기가 힘들어서 산소호흡을 할 때만 조금 편안해졌다. 하지만 어머니의 정신은 아직 흐려지지 않아서 약간 편안해졌을 동안이 더 견디기 힘들다는 의사를 표현했다. 마지막 날 어머니는 새벽 3시에 일어나서, 어머니의 아파트에서 상주하면서 병간호를 하고 있던 간호사에게 샤워를 할 수 있도록 도와달라고 부탁했다. 몇 시간 후 나와 아내가 아파트에 도착했을 때, 어머니는 정장 차림으로 머리를 곱게 빗고 옅은 화장도 하여 아직도 꽤 아름다운 모습이었다. 어머니의 의식은 오락가락했고, 우리는 지키고 있던 간호사에게 절대로 앰뷸런스를 부르지 말라고 당부했다. 정오가 되어 나와 아내는 점심 식사를 하러 잠깐 밖에 나갔다. 그러나 불과 45분밖에 지나지 않아 우리가 아파트에 돌아왔을 때, 앰뷸런스가 아파트 밖에 와 있었다. 당황해서 우리가 달려갔을 때, 어머니의 작은 방에서는 웅성거리는 소리와 고함 소리가 들려왔다.

믿을 수 없이 처절한 모습이 내 눈앞에 펼쳐졌다. 어머니는 발가벗겨진 채 마루에 눕혀져서, 입속에 튜브가 삽입되어 있었다. 입술 주위로는 흰 거품이 달라붙고 얼굴은 보라색으로 부풀어 올랐다. 어디로 바늘을 삽입했는지 정맥주사가 달린 양손은 퉁퉁 부었고 피부는 이미 사망한 사람의 창백한 색조 그대로였다. 억센 몸집의 남자가 어머니의 가슴을 압박하며, 이미 죽은 심장에다 심장 제세동기로 전기 충격을 가하고 있었다. 말 그대로 끔찍한 악몽이었다. 고함을 지르고는 어머니를 누르고 있던 남자를 밀치려 했으나 오히려 내가 방 밖으로 밀려났다.

"이분은 내 어머닙니다. 이미 돌아가신 게 안 보입니까? 나는 의사입니다."

나는 울면서 항변했다.

"나는 이분의 아들입니다."

간신히 몸을 수습한 후 나는 책임자가 누구인지 물었고, 보스턴의 한 유명한 병원 의사가 책임자라는 말을 들었다. 그에게 전화해서 내 신상을 밝혔고, 의사는 내게 크게 사과하더니 이 말도 안 되는 행동들을 즉시 멈추게 했다.

그날 아침에 병간호를 했던 간호사는 새로 온 사람이었고, 어머니가 사망하는 모습을 보자 공포에 질려 우리의 당부도 잊고 911로 전화했던 것이다. 응급 구조 팀은 신출내기들이 분명했고, 담당 의사는 그냥 몰아붙였을 것이다. 어찌됐던 훌륭하게 살아오신 어머니의 마지막을 품위 있게 하기 위해 오랫동안 준비했던 우리의 계획은, 죽음과 무조건적으로 싸우도록 되어 있는, 마치 로봇과 같은 체계에 의해 순식간에 허물어지고 말았다. 어머니의 죽음은 통증 없이, 평화롭고 존엄했다. 어머니는 고통 없이 갔지만, 살아 있는 사람들이 마지막 존엄성을 손상시켰다. 어머니의 죽음을 기억할 때면 언제나 아픔과 눈물이 차오르지만, 나는 이것을 의사 생활의 소중한 교훈으로 간직한다.

어머니의 죽음 때 일어났던 일을 두고, 확실히 알지 못할 경우 응급처치 팀은 그런 식으로 대응할 수밖에 없다고 말할 수도 있겠지만, 이와 비슷한 일들은 병원에서도 예외 없이 일어난다. 의사들은 기계 장치나 검사 결과에만 매달려서 사람들이 겪을 고통은 간과해버린다. 실무를 담당하는 의사들은 주로 젊은 의사들로서 병원 경험이 부족하여 응급

처치를 해야 할 때와 말아야 할 때를 잘 구분하지 못하는 경우가 많다.

오래전에 나와 우리 병원 의사들의, 죽음을 대하는 태도를 크게 변화시켰던 사건이 있었다. I 씨는 74세의 은퇴한 사업가로, 여섯 번째 발생한 심장발작으로 병원에 실려왔었다. 이전 몇 년 동안 그는 울혈성 심부전으로 거의 기동이 어려웠고 치명적인 심실성 빈맥도 여러 번 발생했다. 폐에는 체액이 가득 고여 있었고, 혈압은 측정이 불가능할 정도였으며 심장에는 심장근육이 죽어간다는 증거인 커다란 동맥류까지 생겼다. 통증이나 불안은 모르핀과 산소 공급을 통해 잘 조절되었음에도, 의사들은 가능한 모든 의료 장비들을 동원하기 시작했다. 모니터가 설치되어 전기신호와 기계음을 발하기 시작했고, 산소호흡용 도구와 심장 제세동기를 미리 병실 내에 대기시켰다. 병실은 의료 장비로 가득 찼고 가족들이 있을 공간은 거의 없었다. 한 인간의 운명이 끝나는 데 대한 비감보다는 이제 의학적 도전이 시작된다는 흥분이 가득한 분위기였다. 자세한 검사 결과 회생의 가능성이 없다고 나왔다.

그의 부인은 남편을 살리기 위해 할 수 있는 모든 방법을 다해달라고 애원했고, 40대 초반으로 보이는 큰아들은 어머니를 진정시키느라 애썼다. 아들을 옆으로 따로 불러내서 우리가 할 수 있는 방법들을 설명하며 아버지의 죽음을 연장시킬 수는 있지만 삶을 연장시킬 수는 없다고 말했다. 아들은 나의 말을 심사숙고한 후 대답했다.

"선생님의 아버지라면 어쩌시겠습니까?"

나는 다시 물었다.

"어머니께서는 어떨까요?"

◦ 잃어버린 치유의 본질에 대하여 ─────

"어머니는 합리적인 분이므로 아버지께 가장 좋은 방법이라면 동의하실 것입니다."

환자를 편안하게 하기 위한 산소와 모르핀 등을 제외하고, 다른 모든 시술은 중단하라고 의사들에게 지시했다. 병실은 곧바로 텅 비었고 정적만이 흘렀다. 병실에 가득 차 있던 긴장이나 흥분이 갑자기 사라졌다. 조금 전까지 뒤로 물러나 있던 아내와 아들이 조용히 옆을 지켰다. 마치 격리병실처럼 의사나 간호사뿐만 아니라 아무도 병실에 들어갈 수 없었다. 입원해서 죽음을 맞게 되면 얼마나 외로울까 하는 생각이 스쳤다. 병상 옆에 앉아 그의 손을 잡았다. 그는 할 수 있는 최선을 다했다. 우리는 아주 사소한 이야기들을 나누었고, 우리가 얼마나 오랫동안 관계를 가져왔는지를 회상했다. 그는 "이렇게 죽어갈 수 있으니 좋습니다. 의사 선생님과 좀 더 친하게 지냈어야 했는데"라고 말했고 나는 후회와 죄책감을 느꼈다. 한 시간 후 그는 평화롭게 영원한 길을 떠나갔다.

그러고 나서 나는 바로 전체 의사 회의를 소집해서, 왜 우리들이 죽어가는 사람을 편안하게 보내드리지 못하는지 물었다.

"왜 쓸데없이 심장 보조장치를 이용하려 한다거나 응급처치 팀을 부르거나 수술할 생각을 하며 병상 주위를 분주히 뛰어다닙니까?"

젊은 의사와 간호사 열 명이 고개를 숙이고 서 있는 가운데, 나는 고요한 교회의 연단에 선 목사처럼 계속해서 말을 이었다. 인간이 필연적으로 닥쳐오는 죽음에 대면하기를 회피하면 삶이 의미를 잃는다. 사람을 치유하는 직업을 가진 우리들이 삶의 궁극적 운명인 죽음을 받아들이지 못하는 것은 인류애를 가장한 광대놀음일 뿐이다. 우리는 직업상 죽음을 막지 못하면 안 되는 것처럼, 평화롭게 죽어가야 할 환자들에게 몹쓸 행위를 해왔다. 우리는 환자와 우리들 사이에 의료 장비를 놓았으며, 우리도 모두 죽어야 한다는 슬픈 사실을 회피하고 있다. 나는 악의 없이 거의 애원하듯 말했다. 몇 주 후 환자의 미망인에게서 편지가 왔다. 편지에는, 남편이 보람된 생애를 품위 있게 마감할 수 있도록 도와준 데 대해 나와 동료 의사들에게 감사한다는 내용이 빼곡히 적혀 있었다.

의술은 죽음에 맞서 싸우도록 프로그램 되어 있다. 이 프로그램을 바꾸는 일이 가능할까? 나는 죽어가는 행위가 좀 더 인간적으로 될 수 있고 고통도 줄어들 수 있으리라 생각하며, 실제로 좋은 죽음들을 여러 번 보았기 때문에 이를 확신한다. 내가 여기에서 회상할 환자들은 내게 어떻게 죽어야 하는지를 가르쳐주었다.

Y 씨는 뛰어난 작가로서, 희끗희끗한 머리에 푸른 눈이 빛나고, 동안童顔의 모습으로 엷은 미소를 머금으며 정열적으로 말하는 사람이었다. 피터 벤트 브리검 병원에서 처음 만났는데, 그는 말기 울혈성 심부전 환자로서 치료가 거의 불가능한 상태였다. 그는 10년 동안 나의 진료를 받으면서도 왕성한 활동을 하여, 말기 심장병에 시달리는 와중에도 훌륭한 몇 권의 책을 완성했다. 마지막으로 입원했을 때 그는 심장의 수축력이 매우 약화되어 근근이 목숨을 유지할 정도로만 혈액을 펌프질할 수 있었기에 매우 빠르고 엷은 호흡을 했다. 68킬로그램이었던 체중은 36킬로그램으로 줄었으며, 피하조직과 지방이 거의 소실되어 피부가

잃어버린 치유의 본질에 대하여

탄력을 잃고 골격이 그대로 드러나서 마치 미라와 같이 창백한 모습이었다. 사려 깊은 목소리는 겨우 들릴 정도이고 자주 끊겼지만, 그의 정신은 여전히 보석처럼 빛나고 있었다.

7월 말 그는 케이프코드에 있는 자신의 집으로 퇴원했는데, 나는 그가 9월까지 지탱하지 못할 것으로 생각했다. 내가 그에게 마지막으로 약물 복용과 식사에 대해 지시하고 있을 때, 그가 갑자기 나를 쳐다보더니 다시 만날 수 있을지 물어왔다.

"물론입니다. 전화주시면 집으로 달려갈게요."

앰뷸런스 기사에 의해 들것에 실려가며 그는 내게 희미한 미소를 지어 보였다.

그해 11월에 그의 부인으로부터, 전화하면 오겠다고 했던 약속을 지킬 수 있는지 묻는 전화를 받았고, 나는 마지막 주인 추수감사절 주말에 케이프코드로 가는 소형 통근 비행기를 탔다. 그의 전신 상태는 극도로 악화되어 있었다. 호흡은 곧 끊어질 것처럼 매우 힘들었으며, 요독증으로 인해 입술에는 면도 크림을 발라놓은 것처럼 거품이 묻어 있었고, 마치 죽은 사람처럼 창백한 피부에는 보라색의 정맥들이 얽힌 채 달라붙어 있었다.

나의 방문을 축하하러 그는 처음으로 테이블 앞에 나와 앉았다. 아내 어거스틴은 매일 밤낮으로 계속되는 온갖 병간호에 지쳐 힘들어 보였다. 나는 그녀를 옆으로 불러내어 주말에는 좀 쉬면서 잠도 자고 자신의 몸을 재충전하라고 권했다. 그러자 그녀는 "말도 안 돼요", "그런 일은 생각할 수도 없어요"라고 소리쳤다.

"부인께서 자리를 비운 사이 남편이 돌아가실까 봐 그러세요?"

내가 물었다. 그녀는 대답하지 않았지만, 겁에 질린 눈빛은 그렇다고 대답하고 있었다.

"절대 그런 일은 없을 것입니다."

내가 생각하는 것보다 더 강한 확신으로 그녀를 설득했다.

나는 다시 Y 씨가 누워 있는 방으로 가서, 아내를 며칠 쉬게 설득시킬 수 있도록 도와달라고 말했다. 내가 도착한 이후 처음으로 그가 미소를 지었다. 미소 짓는 그의 눈에서는 내가 너무도 잘 기억하던 바로 그 눈빛이 새어나왔다. 눈앞에 다가온 죽음도 그의 푸른 눈망울에 그늘을 드리우지 못했다.

"선생님, 저도 아내가 제 병간호에만 너무 애쓰고 자신의 몸에는 전혀 신경을 쓰지 않아 걱정하고 있었습니다."

그는 대답하더니 말을 이었다

"그러면 안 되지요. 아내가 며칠간 쉬어야 제가 더 행복해질 겁니다."

마침내 아내가 며칠 쉬면서 뉴욕의 아들 집에 다녀오는 데 동의하자 그는 매우 행복한 표정을 지었고, 어거스틴은 60세 된 남편이 최소한 자신의 부재 중에는 사망하지 않으리라 확신했다. 그리고 아내는 다시 활기차게 돌아왔다. 그로부터 약 일주일 후인 12월의 어느 날, 앙상한 나무들 위로 눈이 소복이 내리자 아내는 남편을 따뜻하게 입힌 후 작은 베란다로 휠체어를 밀고 갔다. 남편은 아내를 애정 어린 눈빛으로 바라보며 말했다.

"나무들이 너무 예쁘지? 뉴햄프셔에서 지내던 어린 시절이 생각나."

그러고는 갑자기 고개를 떨구었다. 그는 떠나갔다.

이것은 충실한 삶의 마지막이 된 품위 있는 죽음이었다. 노먼 커즌즈

•잃어버린 치유의 본질에 대하여 ─────

는 이렇게 말했다.

"삶의 비극은 죽음이 아니며, 우리가 살아가는 동안 우리 내부에서 무엇인가 죽는 것이 비극이다."[33]

Y 씨가 울혈성 심부전 등 어려운 병과 긴긴 싸움을 하는 동안 그의 정신은 어떤 부분도 죽지 않았다. 그는 10년 넘게 죽음을 목전에 두고 살았으면서도 결코 자포자기하지 않았으며, 병 때문에 자신의 존엄성을 훼손시키지도 않았다.

의사로서 내가 Y 씨를 위해 할 수 있는 일은 과학기술이 허용되는 범위에서 증상을 가라앉히고, 심장 기능을 조금 개선시키는 일과 함께, 그와 보호자를 정신적으로 지지해주는 일이었다. 그에게 가장 어려웠던 일은, 아마 마지막 날은 다가오는데 자신이 계획했던 일을 다 마칠 수 없으리라 생각되어 왕성한 창작 의욕을 좌절시켜야 했을 때였으리라고 짐작된다. 마지막이 가까워지자, 나는 이제 신체적으로는 그를 돕기를 포기했다. 하지만 예술과 과학 두 가지 모두를 이용해서 그를 도왔다고 자부한다. 사실 의사는 많은 환자들이 존엄성을 갖춘 죽음을 맞도록 도와줄 수 있다.

어느 누구도 고통만을 내뿜는 생명 없는 물체가 되고 싶어 하지는 않는다. 우리는 우리 자신을 특징지어주고 품위 있는 존재로 만들어주는 어떤 특성을 가능한 한 오래 간직하고자 하며 이는 당연한 일이다. 품위 있는 죽음은 빼앗길 수 없는 권리이다. 사람들 대부분은 많은 것을 요구하지 않는다. 심한 고통 없이 마지막을 맞고, 가족이나 친구들이 옆에서 지켜주고, 일을 잘 마무리할 만한 시간과 힘을 갖기를 원하며, 무엇보다도 마지막 순간 자신이 무기력하지 않기를 원한다. 다시 말하면, 자신이 일생 동안 쌓아왔던 존엄성을 일생의 마지막 날들 동안에 빼앗기는 것을 원하지 않는다. 우리는 좋은 사람으로 기억되길 원하며 이것은 절대로 훼손되어서는 안 될 바람이다. 모든 사람들이 좋은 죽음을 맞이할 수는 없지만, 대부분의 사람들은 괴로움 속에서 마지막을 맞는 일을 피할 수 있다. 그리고 의사들은 방법을 이미 알고 있다.

모든 사람들이 좋은 죽음을 맞지는 않으며, 오히려 대부분의 환자들이 죽음을 대하는 모습은 좋은 죽음과 거리가 멀다. 그들은 완화 치료[*]라도 받기를 원하며 내버려지지 않으려 한다. 오늘날에는 죽어가는 과정이 끝없이 연장될 수 있으며, 죽어가는 환자를 치료하는 방법은 의사들에게 매우 중요한 문제가 되어 있다. 환자들은 육체적 고통에서 해방되어 좀 더 편해지고, 자신들의 고유한 심리적이고 영적인 부분들이 인정받고 존중받기를 원한다. 홀로 남겨지는 데 대한 두려움으로 인해 참을 만한 증상들도 증폭되어 커다란 고통이 되므로, 죽어가는 환자를 돌보는 데에서 의사가 항상 당신 곁에 있다는 확신을 주는 일은 매우 중요하다.

이러한 생각을 하게 된 것은 치유에 대한 다른 여러 생각들과 마찬가지로 레빈 선생님의 영향 덕분이다. 선생님은 위암으로 죽음을 앞두고

---

[*] **완화 치료palliative care**
완치를 목적으로 하지 않고 증상을 호전시키기 위한 치료. 고식적 치료라고도 한다.

* 잃어버린 치유의 본질에 대하여 ──────

내게 주치의가 되어달라고 했다. 매일 밤 일이 끝난 후 선생님께 들렀는데, 나에게는 단순한 스승을 넘어 부모 같은 선생님의 병든 모습을 보는 나의 마음은 한없이 쓰라렸다. 진찰할 때마다 좋은 말만 했고, 그렇게 하는 일이 가장 어려웠다. 선생님을 오랫동안 보아온 나는 선생님이 위선과 거짓을 매우 싫어하는 것을 알고 있었지만, 선생님은 아주 담담하게 나의 낙관적인 소견을 받아들였다. 이제 그만 자신의 개인 진료실을 폐쇄할까 하고 내게 물었는데, 그렇게 서두르지 않아도 된다고 하자 기뻐하는 모습이었다.

선생님의 상태는 점점 악화되어 병상에서 움직이는 것도 힘들게 되었고, 뼈만 앙상하게 남은 몸은 창백해진 피부 아래 정맥들이 어지럽게 얽혀 있었다. 나의 눈에는 대리석관 속에 안치된 선생님의 모습이 떠올랐지만, 선생님의 눈은 아직 총명함을 잃지 않고 있었다.

어느 날 저녁 나는 이제 더 이상 진찰하는 흉내를 내며 선생님을 귀찮게 하지 않기로 했다. 내가 일어나서 나가려 하자 선생님은 낮은 목소리로 내게 말했다.

"자네, 지금 시간 있나? 자네에게 흥미 있는 이야기가 있다네. 클리포드 앨버트 경이 죽어갈 때 윌리엄 오슬러 박사가 그를 돌봤는데, 어느 날 오슬러 박사가 병실을 나가려 하자 클리포드 경이 그를 불렀지. '윌리엄 경, 내게 생긴 욕창은 어떻게 하죠?' 오슬러 박사는 그에게 욕창이 없었다는 생각에 깜짝 놀라서 옆에 있는 간호사에게 물어보았지. '욕창이라니?' 간호사는 대답했어. '욕창은 없습니다. 전혀!' 문 앞에 섰던 오슬러 박사는 돌아서서 클리포드 경의 곁으로 다시 가서 꼼꼼히 진찰하여 그의 피부가 여전히 아무 이상 없다고 재확인시켜주었지."

물론, 이야기를 듣고 즉시 여태까지 해왔던 것보다 더 세밀히 선생님을 진찰해야 할 이유를 알게 되었다. 그때부터 레빈 선생님이 사망할 때까지 계속해서 가르침을 받았다. 매번 방문할 때마다 선생님을 세밀히 진찰했다. 아무도 홀로 남기를 원하지 않는다.

죽음과 죽어가는 과정을 다루며 살아온 내 인생을 돌이켜보면 죽음에 대한 고뇌의 상당 부분이 사람들에 의해 만들어졌다고 확신할 수 있다. 이것은 죽음을 숙명으로 받아들이지 않고, 오히려 죽어가는 고통을 더 연장시키려 노력하는 서구 문화의 산물로서, 이러한 현상은 일시적인 것이며 따라서 바꿀 수 없이 고정된 현상이 아니다. 그러나 병원에서 사망하는 것을 가장 인간다운 죽음으로 간주하는 의사들의 사고방식이나 병원 풍토가 변화되기는 극히 어렵다. 죽어가는 과정의 경제적 비용은 매우 막대하고, 의사들 역시 죽음과 관계된 자신들의 힘을 증명하는 데 결사적이기 때문에, 죽어가는 과정에 대한 사회적 관행은 쉽사리 변화될 수 없다. 그리고 병원에 있는 환자를 궁극적으로 책임지게 될 젊은 의사들이 비록 무위로 끝나는 행위일지라도 생명을 건지려는 노력 자체를 미화하는 경향도 이러한 풍토에 한몫을 한다.

병원에 입원한 환자를 어린애처럼 취급하고 어떤 통제력도 행사할 수 없게 할 때 병원 기능이 가장 효과적으로 운영된다는 사실도 죽어가는 과정의 문제를 개선하는 데 걸림돌이다. 환자가 스스로 어떻게 죽어갈 것인가라는 아주 중요한 문제에 결정권을 가지지 못하면 죽음이 품위를 갖출 수 없다. 삶이 죽음에 의해 강탈당하는 형태라면 품위 있는 죽음이라는 말이 의미를 잃는다. 죽음에 대한 우리의 문화를 바꾸기 위해서는 병원에서 죽어가는 풍토에서 벗어나야 하며, 병원이 더 이상 죽어가는 장소가 되어서는 안 된다. 죽어가는 행위에 병원이 더 이상 개입하지 않을 때만이 "죽음에 존엄성을 부여한다"는 말이 현실화될 수 있다.

사람들 각자는 자신이 살아왔던 것처럼 자신만의 방식으로 죽어야 한다. 그러므로 얼마 전까지 자신의 일생을 보냈던 자신의 집에서 죽어가야 한다. 물론 가족이 적절히 이에 대처할 준비를 하기 위해서 병원과 집 사이에서 호스피스가 중간 정거장 역할을 할 수도 있다.

죽어감의 문제는 늘어나는 호스피스 운동에서도 희망을 찾을 수 있는데, 1992년까지 알려진 숫자만으로도 24만 6,000명이 호스피스 치료를 선택한 것으로 나타났다.[34] 죽음을 어떻게 해서든지 연기시켜야 할 사건으로 보아서는 안 된다는 것이 호스피스의 철학이다. 가족들이 사랑하는 사람의 죽어가는 과정을 돌보는 가운데, 환자는 신체적으로나 정신적으로 편안함을 얻는다. 죽는다는 사실을 더 이상 숨기지 않으며, 죽음 앞에서 모든 것이 솔직해진다. 필연적인 종말을 정면으로 대면하며 죽어가는 과정을 돕는 일은 치유 행위의 하나이다. 호스피스 운동의 목적은 죽어가는 과정에 최소한의 존엄성을 부여하기 위함이다.

호스피스는 죽어가는 과정이 삶을 추하고 비참하게 마감하는 과정이라는 인식을 바꾸었다는 연구 결과가 있다. 케임브리지 호스피스 센터의 의무 담당인 로링 코넌트Loring Conant 박사에 따르면, 호스피스 센터에서 사망한 사람 중 60퍼센트 이상이 좋은 죽음을 맞이했는데, 증상이 적절히 완화되었으며, 환자와 가까운 친지들이 그때까지 해결하지 못했던 문제들도 잘 마무리 지을 수 있었다고 했다. 코넌트 박사는 좋은 죽음이 되기 위해서는 세 가지 요인이 있다고 했다. 첫 번째는 증상 등 그를 괴롭히던 문제들이 완화되는 것으로, 통증의 기전에 대한 과학적 이해가 높아지고 강력한 진통제들을 계속 개발하고 쉽게 이용할 수 있게 됨으로써 이 가능성은 더욱 증대되었다. 두 번째는 가족들이 사랑하는 사람의 죽음을 맞이할 수 있도록 돕는 일이다. 세 번째는 그때까지 해결되지 않았거나 대충 덮어두었던 문제를 털어놓고 논의하는 것이다. 비록 해결하지 못할지라도, 이야기하는 자체가 치료가 된다. 그러한 미해결 문제에 대한 부담을 줄여주면 참을 수 없던 통증도 완화될 수 있다.

마지막으로 좋은 죽음은 좋은 삶을 살아왔음을 보여주는 거울이다. 1776년 7월 제임스 보즈웰[*]은 당대에 영국의 최고 철학자이자 휴머니스트인 데이비드 흄[**]이 죽어간다는 소식을 듣고 그를 방문했다(실제로 흄은 그로부터 7주일 후에 사망했다). 보즈웰은 이 악명 높은 무신론자가 과연 참회할지 궁금했다. 보즈웰이 흄에게 무신론을 가지고 있어 불안하지 않은지 물어보자 흄은 전혀 그렇지 않을 뿐만 아니라 한 번도 두려움을 가져본 적이 없다고 대답했다. 곧 모든 것이 끝나게 되는데도 전혀 두려운 기색이 없었다. 이렇게 생의 마지막에 보인 흄의 평온함은 보즈웰을 항상 따라다녔으며, 영국 철학계에 큰 인상을 남겼다.[35]

유능한 의사인 동시에 뛰어난 수필가인 루이스 토머스는 죽음을 열흘

---

* 제임스 보즈웰James Boswell(1740~1795)
  스코틀랜드 출신의 법률가. 새뮤얼 존슨의 전기를 쓴 것으로 유명하다.
** 데이비드 흄David Hume(1711~1776)
  영국의 계몽주의 철학자. 주요 저서로 《인간 오성에 관한 논고》가 있다.

*잃어버린 치유의 본질에 대하여 ———

정도 앞두고《뉴욕 타임스》의 기고가인 로저 로젠블랫Roger Rosenblatt과의
인터뷰에서 이렇게 말했다.

> 죽음을 형이상학적 현상으로 간주하던 시대에는 죽음에 존엄성이
> 있었다. 그러나 오늘날에는 죽어가는 과정이 오랫동안 연장될 수 있
> 으며 죽음은 실패의 증거로 간주된다. 죽어가는 환자는 별종의 사
> 람이다. 죽음은 전혀 인정될 수 없는 것이며 자연적인 것이 아니다.
> …… 우리 문화에서는 매우 새롭지만, 우리는 죽음을 부끄럽게 생각
> 한다. 죽음으로부터 우리 자신을 숨기려 든다. 그것이 우리의 사고방
> 식이며, 실패 …… 사실 죽음보다 더 큰 고통은 없다. 나는 죽는 순간
> 고통이 사라진다고 확신한다. …… 몸이 끝날 때는 어떤 일이 일어난
> 다. 시상하부와 뇌하수체의 세포에서 호르몬이 분비된다. 엔도르핀
> 이다. 그 호르몬들은 통증을 느끼는 세포에 부착된다. …… 전체적으
> 로 …… 죽는 순간 자연이 자비로울 것이라고 믿는다.

죽는 데 무슨 느낌이 드는지를 질문받자, 토머스는 이렇게 대답했다.
"허약함, 내 신체에 대한 존경심을 잃기 시작했습니다."
"죽어가는 예술이라도 있습니까?"
로젠블랫이 그에게 물었다.
"살아가는 예술이 있겠죠."
토머스가 대답했다.[36]

5부

**의사와 환자 간의
특별한 관계에 대하여**

인간에 대한 사랑이 있을 때 의술은 사랑이 된다.
어떤 환자들은 의사가 그들의 어려운 처지를 이해하고
자신들을 안심시켜주기만 해도 건강을 회복한다.
- 히포크라테스

과학으로는
설명할 수 없는 치유의 풍경

　의사 생활을 한 지 45년이 넘었지만, 나는 아직도 내가 힘들게 공부하는 대학생 같다는 생각이 들 때가 있다. 그러나 이제 나를 가르치는 사람들은 근엄한 표정의 교수들이 아니라 매일 만나는 환자들이다. 환자들은 내게 질병의 증상이나 경과에 관한 새로운 지식을 주며, 같은 병일지라도 환자들의 운명은 천차만별이라는 사실을 깨닫게 한다. 어떤 환자들로부터는 인간이면 누구나 겪을 수밖에 없는 비극을 엿볼 때도 있다. 몇몇 환자들은 마치 지구 가까이 스쳐 지나가는 혜성처럼 나의 인생행로를 변화시켰으며, 그들이 남긴 인상은 나의 가치관에 커다란 영향을 주었다.

　가장 기억에 남는 것은 불가능으로 생각되던 질환을 가진 사람들과 밀접한 인간적인 유대감을 형성했던 일이다. 나는 그러한 경험들로부터 불가능한 질병들의 한계에 대한 생각을 크게 확장시키게 되었고, 인체의 상태를 잘 이해하기 위해서는 단지 교과서에 실린 대로만 생각해서는 안 되며, 환자라는 한 사람의 인간 존재와 밀접한 관련을 맺어야 한다는 사실을 절실히 깨닫게 되었다. 어떠한 교과서들도 의사가 환자의 눈을 깊게 들여다볼 때 얻어지는 것들보다 더 많은 지식을 제공해주지 않는다.

나는 이 책의 앞부분을 다시 읽으며, 내가 한 환자의 치유 과정에서 나타나는 복잡한 문제에 잘 대처하지 못했던 기억을 아프게 떠올렸다. 그래서 여기에 나의 마음을 흔들어놓은 환자의 이야기를 좀 더 자세하게 털어놓기로 한다. 그 환자는 좀 특이한 심리 구조를 지녔는데 진료와 직접 상관이 없는 것처럼 보이는 문제들을 내가 어떻게 대처해야 할지 가르쳐주었으며, 내가 생각하는 치유의 예술을 좀 더 깊이 있게 만들었다. 오래전부터 기억에 남는 중요한 경험을 말해야 할 필요성을 생각해왔다. 의과대학 시절의 경험은 너무 오래되어 희미하지만, 아직도 생생하게 기억나는 경험들은 많이 있다.

S. V.라는 환자에 대한 이야기를 꼭 해야만 하는 이유가 있으며, 이 책을 쓰게 된 것도 그로 인해서라고 할 수 있다. 나는 사실 그를 통해서 치유의 과정을 다시 생각하게 되었다. 그의 사례에는 깊은 진실이 담겨 있으며, 그가 겪은 어려움은 정말로 중요한 것이 무엇인지를 알려준다. S. V.는 순박한 보통 사람이었다. 하지만 나에게 매우 깊은 인상과 신비로움을 남겼으며 나는 그의 죽음으로 커다란 상처를 안게 되었다. 언젠가는 당신의 이야기를 글로 남기고 싶다는 말을 하자 그는 어리둥절한 표정으로 되물었다.

"왜 내 이야기를요? 선생님께서는 제가 그렇게 흥미 있는 존재인가요?

그러나 제 이야기를 하실 때 반드시 저의 명예를 지켜주세요. 물론 저는 유별난 사람일 것입니다. 제가 처해 있는 이 심각한 질병 상태에 별로 관심을 보여주시지 않은 선생님이 저에 대한 이야기를 사실 그대로 전부 기록하시리라 생각하지 않습니다만."

그러나 그 후 그는 자신의 이야기를 기록하라고 독촉하곤 했다.

이 이야기는 1974년에 시작되었다. 그때 나와 아내 루이스는 시칠리아로 여행을 가던 중 극장과 박물관 등을 둘러보기 위해 잠시 런던에 머물렀다. 런던에서는 반드시 의학을 잊고 완전한 휴가를 보내기로 아내와 약속했지만, 그 짧은 시간 중에 런던의 국립심장병원으로부터 합병증이 많고 어려운 환자가 있으니 보아달라는 부탁이 들어왔다. 부탁을 거절할 수 없었다.

S. V.라는 환자는 런던의 권위 있는 심장외과 의사로부터 승모판과 대동맥판막을 인공판막으로 치환하는 수술을 받았지만, 그때부터 후유증으로 심장박동이 매우 빨라져서 난치성의 심부전 상태가 되었다. 그는 영국의 심장병 분야에서 최고로 권위 있는 의사들의 상담을 받으려 애썼고, 가능한 모든 치료법을 다 이용해봤지만 모두 헛수고에 그쳤다.

병원에서 처음 보았을 때, 그는 별로 호감 가지 않는 인상의 중년 남자였다. 작달막한 체구에 어깨는 벌어져서 마치 폭력배처럼 보였고 신체에 비해 너무 큰 그의 눈은 마치 놀란 것처럼 이마로부터 튀어나와 있었다. 행동에서도 순수함이란 찾아볼 수 없었고, 영국식 억양이 섞인 목소리에서는 냉소적인 사람이라는 느낌이 들었다. 그는 여러 차례 입원하여 수술을 받고, 그에 따르는 뇌졸중 등의 심각한 합병증들로 고통받아왔음에도 매우 침착하게 평정을 유지하고 있었다. 목에 굵고 길게 튀어나와 있는 경정맥이나 폐의 기저부에서 들리는 염발음crepitation 소견으로 볼 때, 좌심실과 우심실이 모두 부전 상태임이 분명했다. 그의 심장의 문제는 즉시 파악할 수 있었다. 심장박동 수는 정상인의 세 배에 달하는 분당 180~200회 정도로, 쉴 새 없이, 잠잘 때까지도 심한 빈맥 상태였다.

두꺼운 임상 기록지를 자세히 살펴보았지만, 맥박을 그렇게 빠르게 하는 심방세동의 원인을 알 수 있을 만한 사항이 없었다. 거기에는 가능한 모든 원인들과 모호한 진단들만이 기록되어 있을 뿐이었다. 이에 실망한 나는 화가 났다.

"S. V. 씨가 보스턴의 피터 벤트 브리검 병원에서 내 진료를 받기만 했어도 벌써 문제를 해결할 수 있었을 겁니다."

이 말을 내뱉어놓고 나니 나의 유치한 행동이 부끄러워졌다. 그와 함께 온 영국 심장병 의사는 나에게도 별 해결책이 없음을 눈치챘을 텐데도 내 의견을 꼬치꼬치 캐물어보려 했다. 나의 무대책이 금방 드러날 상황이었다. 그러나 S. V.는 이에 아랑곳하지 않고 단 한 가지만을 부탁했다. 자신을 돕고 있는 런던의 유명한 랍비인 F. G.를 만나달라는 요청이었다. 조금 망설인 후 이에 동의했는데, 그것은 이 골치 아픈 환자의 부탁을 존중한 처음이자 마지막이었다.

다음 날 랍비를 만났는데, 그는 70대로 보였고 기다란 카프탄*을 몸에 걸친 나무랄 데 없는 옷차림이었으며 내 걱정과는 달리 무척 중후해 보였다. 랍비는 간간이 외국인 발음을 섞었지만, 유창하게 영어를 구사

---

* 카프탄caftan
  지중해 동부 지역에서 착용하는 긴 소매와 띠가 있는 긴 의복.

* 잃어버린 치유의 본질에 대하여 ————

했다. 나는 랍비가 S. V.에 대한 설명을 해줄 수 있지 않을까 기대하면서 어떻게 해서 S. V.와 관계를 맺기 시작했는지 물어보았다. 그는 따뜻한 어조로 그리고 힘을 주어가며 말했다.

"당신이 바로 내 어린 양을 살릴 분이군요."

그는 또박또박 말했다.

"처음부터 말씀드리죠."

"그는 이미 열두 살 때 홀로코스트와 유대인 학살을 예상했습니다. 그래서 어린 그는 부모님께 조용해질 때까지 독일을 떠나 있자고 말했습니다. 부모는 그의 말을 무시했지만, 그는 계속 졸라댔습니다. 1939년에 가서야 부모는 아들의 말에 동의했습니다. 유대인에 대한 나치의 탄압이 심해지자 아들의 말이 사실이었음을 깨닫게 된 것입니다. 부모들은 유대인의 거룩한 기념일을 지내고 피신하기로 했지만, 그는 그러면 너무 늦을 것이라 생각하고 9월 1일 여행 가방 하나만을 들고 영국으로 떠났습니다. 제2차 세계대전이 시작되는 날 그는 런던에 도착했고, 그의 가족들은 흔적도 남지 않고 사라졌습니다."

랍비는 S. V.와 큰 관계가 없던 사람이었지만, 그를 돌보고자 런던 교외의 한 고아원에 그를 맡겼다. S. V.는 이미 류머티즘열의 후유증으로 승모판막이 손상되어 있었는데, 1944년 손상된 승모판막에 세균성 심내막염이 발생했다.

이 질환에는 치료 방법이 없었기 때문에 의사들은 그가 살 수 있으리라 기대하지 않았지만, 랍비는 이를 받아들이지 않으며 말했다.

"어떻게 그렇게 말할 수 있죠? 신은 변덕스럽지 않습니다."

그는 신은 우주를 상대로 모험을 하지 않는다고 말한 아인슈타인처럼 말했다.

"절대로 신은 이 사람을 내버려두지 않습니다. 신은 자신의 목적을 이루기 위해 전능한 힘을 행사할 것입니다. 아무런 이유도 없이 이 아름다운 자유의 나라 영국에서 그를 죽게 하지 않을 것입니다."

랍비는 만나는 의사들마다 붙잡고 같은 질문을 되풀이했다.

"이런 감염에는 정말로 치료법이 없습니까?"

의사 한 사람이 그에게 새로 개발된 기적의 약물인 페니실린이 세균성 심내막염에 효과가 있지만, 아직 공급이 충분하지 못해 군인들에게만 투약하고 있다는 사실을 말해주었다. 랍비는 페니실린이 어떻게 조제되는지 알아보았다. 유리병에 가루 형태로 들어 있는 페니실린을 증류수가 담긴 커다란 용기에 섞은 후 그 용액을 환자에게 정맥주사한다는 사실을 알게 되자 랍비에게는 영감이 떠올랐다. 그는 자신이 비용을 부담할 테니, 영국의 모든 군인병원에 폐기하는 페니실린 병을 보내달라는 전문電文을 보내자고 제안했다. 의사가 영문을 몰라 물었다.

"그 빈 병을 무엇에 쓰게요?"

랍비가 대답했다.

"선생님께서 하실 일은 빈 병을 증류수로 씻어낸 후 그 용액을 내 환자에게 주사하는 것입니다."

그의 말은 유리병에는 페니실린 결정이 조금이라도 달라붙어 있을 테니 수천 개의 병을 증류수로 씻어내면 환자의 생명을 건지기에 충분한 페니실린 주사액이 만들어진다는 논리였다. 의사는 실제로 그렇게 했고, S. V.는 기적적으로 회복되었다.

S. V.는 별 문제 없이 잘 지냈으나, 1970년에 심장판막이 손상되기 시

◆ 잃어버린 치유의 본질에 대하여 ─────

작아서 거의 기능을 할 수 없게 되었다. 그를 담당하던 심장병 의사는 판막 교체 수술을 권했지만 그는 거부했다. 한번은 심장병 의사가 과장을 섞어서 런던의 도널드 로스Donald Ross 경이 심장 수술에 최고 권위자이며 그의 수술을 담당할 준비가 되어 있다고까지 말해주었지만, 그는 여전히 시큰둥한 반응을 보이면서 자기 심장을 수술할 사람은 자신이 결정하겠다고 대답했다. 그때부터 그는 전 세계의 유명한 심장외과 의사들 모두에게 질문을 담은 편지를 보냈다.

그를 담당한 영국의 심장병 의사는 어느 누구도 이 무례하고도 거만한 공문 같은 편지에 답신을 보내지 않을 것이라고 했지만, 거의 모든 의사들이 그에게 자세한 답장을 보내왔다. 그러나 한참을 더 생각한 후에 유명한 이집트인 심장외과 의사를 선택했다. 그로부터 1년 후 S. V.는 세계의 내로라하는 심장외과 의사들의 답신을 보여주었는데, 의사들은 그의 질문에 자세하게 답하고 있었을 뿐만 아니라 그를 자신의 환자로 만들려고 노력한 흔적까지 보였다.

내가 그에게 왜 그 심장외과 의사를 선택했는지를 물어보자, 그는 인조판막을 사용하려는 의사들을 배제하고 조직판막을 이용하려는 몇 안 되는 의사들 중에서 골랐다고 대답했다. 그중에서 가장 유능하게 보이는 사람은 뉴질랜드의 바랫 보이스Barrat Boyes였지만 뉴질랜드는 너무 멀리 떨어져 있었다. 사실, S. V.의 생각은 옳았다. 부정맥이 있는 상황에서 인조판막으로 대체하는 것은 위험했다. 심장박동 수가 너무 빠르면 인조판막이 견뎌내지 못하여 사망했을 수도 있다. 물론 런던의 이집트인 의사는 특히 유명한 도널드 로스 경을 제치고 자신이 선택되었기에, 이 유대인 환자를 확실하게 살릴 수 있다고 장담할 수밖에 없었을 것이다. 이번에도 S. V.의 판단이 옳았다. 수술 후 그는 매우 위험한 고비를 여러 번 겪었으며 합병증들이 계속 나타났지만, 이집트인 심장외과 의사는 수술 후 S. V.의 병실에 간이침대를 두고 함께 밤을 지새우기까지 하며 여러 차례 그의 목숨을 건졌다.

"그러면 왜 나를 보자고 했죠?"

내가 랍비에게 물었다. 그는 S. V.가 질문해야 할 내용들을 주의 깊게 준비해왔으며, 자신의 심장이 빨리 뛰는 것을 고쳐줄 사람은 이 세상에 단 한 명의 의사뿐이라는 결론에 도달했다고 한다. 즉, 내가 그 사람이라는 것이다.

"그렇게 결론 내린 이유는 무엇입니까?"

내가 물었다. 랍비는 가만히 생각하더니, 나에게 이번 주에 읽을 율법 경전은 어느 부분인지 물었다. 내가 대답하지 않자 그가 또 말했다.

"이번 주에 읽을 부분은 요셉이 아버지 야곱을 22년 동안이나 만나지 못하다가 만나게 되는 장면입니다. 요셉은 울었지만, 야곱은 매우 즐거워했다고 경전에 기록되어 있습니다. 선생님, 아버지와 아들이 기뻐해야 할 만남에서 왜 이렇게 다른 반응을 보였을까요?"

나는 어깨만 으쓱했을 뿐 할 말을 잊었다.

랍비는 의기양양하게 말을 이었다.

"《탈무드》에서는 두 사람의 심리 상태에 대해 깊은 성찰을 할 수 있게 해줍니다. 요셉은 야곱을 만나자마자, 자신의 아버지가 커다란 지혜를 가진 분임을 깨닫게 되고 아버지에게서 지혜를 얻을 수 있었던 오랜 세월이 아쉬워 울었습니다. 그러나 야곱은 잃어버린 아들을 생각하며 날마다 눈물을 흘려왔기에 이제는 꿈에도 그리던 아들을 만난 기쁨에 젖어들 수 있었습니다."

아직도 무슨 의미인지 이해가 되지 않아 내가 다시 물었다.

"그게 나와 무슨 상관이죠?"

"당신은 요셉처럼 야곱을 만난 것입니다."

랍비가 대답했다.

"누구를 만났다고요? S. V.요? 그가 유대 전설에 등장하는 서른여섯 명의 의인들인 라메드바브닉Lamedvovnik이라도 된다는 말입니까?"[37]

"맞습니다. 그럴 수도 있죠."

랍비는 이해할 수 없는 말을 중얼거렸다.

"단지 우리가 그 사실을 모르고 있을 뿐이고 우리가 알 수도 없습니다. 사실, S. V. 자신도 모를 것입니다. 단지 우리의 주님이신 신만이 압니다. 죽을 수밖에 없는 운명의 인간들은 《조하르Zohar》(유대교 신비주의인 카발라의 가장 중요한 경전)에 숨겨져 있는, 세계를 지탱하는 질서를 알아차리지 못합니다."

그 후 몇 달이 지나는 동안, S. V.의 신체 상태로 볼 때 그가 대서양을 넘어 미국까지 오기는 무리라고 생각했기에, S. V.를 더 이상 생각하지 않기로 했다. 그러나 그것은 오해였다. 1975년 4월 13일, S. V.는 런던의 한 심장병 의사와 함께 보스턴으로 날아왔다. 그때부터 몇 주 동안은 내게 고난의 시간이었으며 아직도 그때의 일을 이해할 수가 없다. S. V.는 날마다 침대에 누워서 내가 기적을 행해주기를 기다렸다.

그는 보스턴에 아는 사람이 한 명도 없었고 따라서 그를 찾아오는 사람도 없었다. 게다가 채식주의자였던 그는 병원에서 나오는 식사를 제대로 먹지 않았는데, 나는 그가 음식에 그렇게 엄격한 것이 종교적인 이유 때문이라고 생각했다. 그동안 그가 유일하게 하는 일이란《탈무드》를 공부하는 것이었다. 그가 야물커를 머리에 쓰고 있었기에 신앙심이 깊으리라 생각하고 독실한 랍비에게 그의 어려움에 대해 말했다. 그러나 다음 날 S. V.는 사생활이 침해당했다면서 크게 화를 냈다.

"왜 내가 그런 광신자를 만나야 합니까?"

그는 유대교 사원에서 초대해도 모두 거절했으며, 몇 시간만이라도 병원 밖으로 나가보라고 해도 완강하게 듣지 않았다. 이 사람을 어찌해야 좋을지 난감했다.

그가 병원에 오래 지내게 되면서 나는 괴짜 같은 그의 심리적 특성을 조금씩 이해하기 시작했다. 그는 종종 이상한 말투로 이야기했는데, 그럴 때면 혀가 양 볼에 달라붙지나 않았을까 하는 느낌이 들었다. 그러나 농담은 거의 하지 않았으며, 오히려 너무 진지하고 병적일 정도로 심각했다. 하지만 아직 우울함에 잠기지는 않았다. 그는 쉽게 웃었지만 웃다가도 마치 죄지은 사람처럼 당황스러워했다. 몸 전체가 아픈 사람인 양 많은 걱정을 했으며, 그가 묻는 수많은 질문에 답하는 일은 내게 매우 큰 고역이었다. 마치 머리가 아홉 개 달려 한 개를 자르면 두 개의 머리가 튀어나오는 전설 속의 뱀과 같았다. 그는 쉽게 미소 지었으며 그럴 때면 순진해 보이기도 했다. 하지만 그는 미소 지으면서도 자신이 현재 처한 신체적 불행을 이야기했다. 의사를 보면 매우 반가워했고, 자신이 만난 모든 의사들의 생일이나 기타 자세한 생활 사항들을 알아냈다. 그리고 적절한 기회가 생기면 자신이 알게 된 이야기를 늘어놓으며 자랑스러워했다.

그의 심방세동이 조절되지 않고 심박수가 계속 빠르게 유지되기에,

• 잃어버린 치유의 본질에 대하여

나는 그가 심방세동 억제를 위해 처방한 디기탈리스 제제를 복용하지 않는 것이 아닌가 싶어 주의 깊게 물어보았는데, 그의 대답은 교묘했다. 그는 이것을 런던의 심장병원 탓으로 돌리며 자신은 그 병원의 의사들을 불신하기 때문에 그들이 처방한 약을 복용하지 않는다는 것이었다. 런던의 병원에서 약을 복용하기로 했을 때는 약의 안전성 검사부터 먼저 했다. 런던의 병원 창가에는 많은 비둘기들이 둥지를 틀어 살고 있었다. 그는 약을 가루로 만들어 빵 부스러기와 섞어 창틀에 내놓았다. 비둘기들은 그것을 쪼아서 먹자마자 땅으로 떨어져 죽었다. 그는 어떤 약도 복용하지 않았다. 이 사실을 알게 된 후 나는 간호사들에게 그가 약을 복용할 때는 반드시 옆에서 지켜보라고 지시했다.

몇 주가 흘렀고, 그의 문제를 해결하지 못하는 나의 실망은 커져만 갔다. 어느 날 저녁, 보스턴의 유명한 랍비인 조셉 솔로페이치크Joseph Soloveichik에게 전화를 했다. 그를 알지 못했지만, 그 위대한 랍비는 내가 말하는 S. V.의 임상 증상에 대한 설명을 주의 깊게 들어주었다. 그리고 그는 대답했다.

"선생님, 그것은 의학적 문제이지 종교적 문제가 아닙니다."

S. V.는 하루 종일 내 마음을 괴롭혔다. 가능한 모든 방법들을 찾아보았지만, 그를 매우 미워하는 수밖에는 방법이 없었다. 나는 잠도 이룰수 없었다. 그러나 어느 날 새벽 3시에 잠에서 깨었을 때, 갑자기 해답이 떠올랐다. 쇠뿔도 단김에 빼라고 마침내 극적으로, 여러 약제를 한꺼번에 정맥주사하여 그의 맥박을 70회까지 떨어뜨리는 데 성공했다. 그럼 이제 경구로 투약해보면 어떨까? 정말 경구로 투약해도 효과를 나타냈다. 그의 맥박은 24시간 동안 낮은 상태로 유지되었다.

다음 날 분명히 승리했으리라 생각하고 개선장군이 된 기분으로 병실로 들어섰다. 그러나 천만에! 그는 평소와 다름없는 얼굴로 나를 맞으며 말했다.

"전혀 좋아진 느낌이 없으니 입원해야 되겠습니다."

"왜요?"

내가 딱딱한 어조로 물었다.

"항문이 가려운데도 당신은 몇 달 동안이나 이를 무시했기 때문이죠."

엉뚱한 대답이었다.

한 대 쥐어박아주고 싶을 정도였으나 나는 방 안을 걸어 다니는 것으로 화를 가라앉혔다. 몇 시간 후 동료 의사들을 대동하고 다시 그에게로 가서 당신 같은 사람은 내가 제일 싫어하는 스타일이며 당신을 만난 것이 내게는 불행이라고 말해버렸다.

"가려움증이 있는 사람이 계속 그렇게 긁어대면 치료가 안 됩니다."

나는 계속 말했다.

"오랫동안 병을 앓아오면서 당신은 오히려 낫길 원하지 않게 된 것으로 보입니다. 게다가 당신은 충고해주는 사람들의 선의를 받아들이지 않고 있습니다. 당신의 배은망덕함은 알프스산맥보다 높아요."

나는 한 번도 해본 적이 없는 가장 심한 비난을 퍼붓고는 변명할 기회도 주지 않고 나와버렸다. 나와 동행했던 의사들은 내가 그렇게 심하게 화를 내는 데 놀란 표정들이었다. 나를 아무리 어렵고 까다로운 환자들에게도 아주 유연하게 대처하는 사람으로 알고 있었기 때문이다. 내가 가진 기술이나 냉정함 그리고 자애심은 어디로 사라졌을까? 스스로도 당황스러웠다.

다음 날 S. V.는 마치 개구쟁이 어린애 같았다. 그는 내게 사과하며 영국에서도 비슷한 반응을 보인 의사가 있었다고 말했다. 영국 의사는 S. V.가 왜 낫기를 원하는지 서면으로 이유를 제출하지 않으면 더 이상 치료에 개입하지 않겠다고 말했다는 것이다. S. V.는 그러한 대접을 받고도 또 아무런 증상이 없는데도 병원에서 퇴원하기를 거부하며 자신은 지금 죽을병을 앓고 있다는 주장을 계속했다. 마지막 수단으로, 심장내과 의사들을 시켜 그의 짐을 모두 챙겨서 근처의 호텔로 옮기게 했는데, 그는 지시에 착실히 따르면서도 위중한 환자를 이렇게 치료해서는 안 된다고 계속 떠들어댔다.

그는 언제까지고 보스턴을 떠나지 않을 것처럼 보였다. 매일은 아니더라도 자주 검사를 해달라고 하면서, 자신이 머무는 곳에 의사들이 자주 들러야 한다고 주장했다. 그는 내 비서들의 생일이나 생일로 짐작되는 날이면 초콜릿이나 꽃, 향수 등을 보내왔고, 비서들을 고급 식당의 만찬에 초대하기도 했다. 그리고 그는 값비싼 선물 공세도 펼쳤다. 그는 내가 계획하고 있는 일을 모두 알았고, 나의 사생활까지 훤히 꿰뚫고 있는 것을 자랑 삼아 말했다. 그는 나에게 점점 귀찮은 존재가 되었다.

내가 그에게 언제 런던으로 돌아갈 것이냐고 묻자 그는 내게 달렸다며 내가 동행해야만 런던으로 가겠다고 대답했다. 절대로 그럴 생각이 없다는 나의 말에 그는 마치 철학자나 된 듯이 자신은 언제까지고 기다릴 것이라고 대답했다. 그 말이 진심이라는 생각이 들었다. 심장병 의사 대표들을 인솔하여 모스크바를 방문할 일이 생겼을 때, 그는 그것을 먼저 알아차리고 내게 런던을 경유해서 가자고 졸랐다. 그러나 여행은 코펜하겐을 경유하게 되어 있었으며, 대표단을 지원하는 국립보건원에서

정한 코스였다. S. V.는 런던을 경유해서 코펜하겐에 가면 되고 런던은 세계 어디를 가든지 경유할 수 있다고 끈질기게 나를 설득했다.

결국 그에게 굴복할 수밖에 없었는데, 그렇게 하지 않으면 그가 영원히 내게서 떨어지지 않을 것처럼 보였기 때문이다. 후원해주는 국립보건원에 비행기를 바꾸는 이유를 설명하는 일은 큰 고역이었다. S. V.는 또 한 번 나를 난처하게 했다. 런던을 경유하는 것이 확실해지자, 그는 내게 물어보는 것처럼 또 다른 요구 사항을 말했다.

"그런데 내가 히드로 공항에서 24시간을 보낼 수 있을까요, 아니면 내가 신성한 안식일을 더럽혀야 할까요?"

"뭐라고요?"

내가 신경질을 가득 품은 목소리로 물었다.

내가 하루 코스의 비행기를 예약하여 금요일 일몰 후에 공항에 도착하게 된다는 것이 그 이유라는 것이다. 독실한 유대인은 금요일 일몰 후부터 다음 날까지 24시간 동안은 어떤 여행이나 일상생활을 하지 않는다. 그는 안식일을 훼손시키지 않겠다는 속셈이었다. 그는 자신은 절대로 공항을 떠나지 않고, 음식도 사지 않으며, 만약 유료 화장실이라면 목욕도 하지 않을 것이며, 가만히 앉아서 굶으며 시간을 보내겠다고 주장했다. 그는 나의 사심 없는 의도를, 신성모독을 들먹이며 자신의 뜻대로 이용했다. 이미 런던을 경유하는 데 동의했으므로, 또 한 번 양보해서 하루 일찍 보스턴을 떠나는 비행기로 예약을 바꿨다.

떠나는 전날 저녁, S. V.는 몇 달 전 브리검 병원에 그와 같이 왔던 적이 있는 뉴욕의 유대인 랍비가 운전하는 차를 타고 보스턴의 로건 공항에 왔다. 랍비는 매우 지쳐 피곤한 모습이었지만, S. V.는 랍비와 함께 보스턴에서 지금까지 구경하지 못한 곳에 가보겠다고 했다. 그들은 새로 만들어진 수족관에 갔는데, S. V.는 꼭대기까지 엘리베이터를 타지 않고 걸어서 올라가겠다고 했다. 랍비는 보스턴의 관광 안내 가이드가 된 것에 무척이나 만족스러워 보였다.

공항에서, 내 아내 루이스는 S. V.를 옆으로 불러내서는 내가 며칠 밤을 환자와 씨름하느라 잠을 제대로 자지 못했으므로 매우 피곤할 것이라고 얘기했다. 그러나 S. V.는 오히려 아내에게 여행 도중 우리는 밤새워 이야기할 계획이라고 대답했다고 한다.

"그리고 라운 박사는 나의 생사 문제에 대한 질문을 지금까지 무시해왔지만 이번에는 반드시 대답해주어야 할 것입니다."

그는 메모장을 꺼내더니 "여기에 내가 박사님께 물어볼 사항들이 적혀 있습니다"라고 말했다. 우리가 비행기에 탑승하러 나갈 때 루이스는 S. V.가 여행 중 계획한 일을 내게 귀띔해주었다.

나는 비행기에 올라 안전벨트를 매자마자 내 손목 시계를 그의 눈앞에 들이댔다.

"스톱워치입니다."

나는 또박또박 힘주어 말했다.

"지금부터 시작입니다. 한 시간을 드리죠. 만약 같은 질문을 한 가지라도 반복하면 즉시 질문을 잘라버릴 것입니다."

S. V.는 어쩔 줄 몰라 했다.

"내게 이렇게 하면 안 됩니다. 내가 이 시간을 얼마나 기다려왔다구요. 이번 여행의 가장 큰 목적 중의 하나가 나의 생사 문제에 대한 박사님의 대답을 듣는 것입니다. 내가 준비한 질문들을 다시 정리하기 위해서는 최소한 두 시간이 필요합니다."

나는 이에 동의했다. 그는 두 시간 동안 꾸물거리더니 이제 준비됐다고 했고, 나는 스톱워치를 눌렀다. 그가 내게 물어본 질문들은 이전에도 여러 차례에 걸쳐 대답했던 사항들이었다. 한 시간이 다 되어 그에게서 등을 돌리고 누워 잠간이라도 눈을 붙여보려 했다. S. V.는 잠을 못 이루고 혼자서 여행하지 않으려 했다. 그는 내 어깨를 툭툭 치고는 의사의 명예를 지켜야 하지 않겠냐고 물어왔다.

"지킬 필요 없습니다."

내가 대답했다.

S. V.가 말했다.

"아닙니다. 지켜야 합니다."

"어떻게?"

"체스판에서 나를 꺾을 의사는 없지요."

S. V.가 큰소리쳤다.

"나한테는 안 될 겁니다."

나도 호기를 부렸다. 나는 사실 마지막으로 체스를 둔 지 수십 년이 흘렀고 그전에도 잘 두지 못했다. 그가 체스 세트를 꺼냈고 우리는 체스를 시작했다. 13수 만에 내가 이겼다. 내가 운이 좋았을 뿐이라며 한 판 더 하자고 요구하기에 다시 두었으나 이번에도 내가 11수 만에 이겼다. 그는 또 한 판 더 하자고 했지만, 나는 승리를 평생 기억하고 싶지 패배의 기억은 갖기 싫다며 그만하자고 했다. 그러자 그가 말했다.

"당신도 짐승 같은 면이 있군요. 의사의 탈을 쓴 호랑이 같습니다."

태양이 지평선 위로 떠오르며 우리 비행기 위로 아침햇살이 내리찍어 더 이상 잠을 이룰 수 없었다. 한 시간 후 비행기가 히드로에 착륙한다는 기장의 말이 흘러나왔다. S. V.는 숙면을 취한 후 방금 일어난 사람처럼 정신이 맑아 보였다. 그가 내게 그날 12시 30분 칼턴타워에서 런던의 의사들 몇 명과 점심 약속이 되어 있다고 말했지만 내가 피곤을 이유로 한 시간만 연기하면 좋겠다고 하니 흔쾌히 동의했다. 그는 내 말을 전적으로 들어주고 있었다.

오후 1시 30분에 우리는 그가 미리 예약해둔 기사가 딸린 자동차를 타고 식사 장소에 갔다. 식사는 굉장히 잘 차려져 있었으며, 캐비어, 철갑상어, 닭고기, 소고기 등 여러 식사 요리 외에도 각종 고급 와인도 준비되어 있었다. 그러나 유감스럽게도, S. V.의 런던 친구들은 어떻게 그가 그렇게 크게 회복되었는지 묻지 않았다. 하지만 그들은 브리검 병원이 이룩한 새로운 기술 발전에는 관심이 많았다. 오찬이 끝나자 그는 소화도 시킬 겸 걸어가자고 말했는데, 자신은 음식에 손도 대지 않은 상태였다.

거의 한 시간가량을 걸어 해러드 백화점까지 갔기에, 나는 진저리가 났다. 그곳은 그의 단골 매장으로, 백화점 직원들은 그를 보고는 반갑게 그리고 따뜻하게 맞아주었다. 그들은 S. V.가 미국에서 돌아온 것을 잘 알고 있었으며, 놀라울 정도로 회복된 것을 축하해주었는데, 그는 겉보기만 좋아졌을 뿐이라면서 "그렇지만 속으로는 중병환잡니다"라고 계속해서 말했다. 그는 커다란 백화점 안을 천천히 걷다가 우리 주위에 있는 모든 사람들을 향해 큰 소리로 말했다.

"이분이 나를 진료하는 미국인 의사 라운 박사님으로 하버드에서 왔습니다."

그날 오후 늦게야 나는 그로부터 풀려났는데, 거의 24시간 내내 그와 같이 있은 셈이었다. 아마 그는 회복을 위해서라면 나를 일주일이라도 데리고 다녔을 것이다.

1975년 8월 10일에 S. V.는 내게 편지를 보내왔다.

> 보스턴은 저의 눈을 번쩍 뜨이게 할 만큼 경이로웠습니다. 당신의 일 하시는 모습이나, 심장병 분야에서 내가 알고 있던 것보다 훨씬 더 과학적인 접근 방법들을 옆에서 지켜본 저는 당신의 무한한 업적에 존경과 놀라움을 가지게 되었습니다.
>
> 저는 살아오면서 많은 심장병 의사들을 만나왔습니다만, 당신처럼 고매한 인격과 따스함을 지닌 분을 본 적이 없습니다. 또 저는 이것 을 당신에게서 직접 경험했습니다. 제가 당신에게 가지는 존경심은 표현할 수 없을 정도입니다.

그보다 앞선 6월 초 그는 내 비서에게도 편지를 보내왔다.

> 라운 박사님과의 여행은 정말 멋지고 즐거운 경험이었습니다. …… 우린 둘 다 잠을 자지 못했습니다. 그는 게슈타포식으로 도망갈 곳 이 없는 질문을 했습니다. 나는 그와 가족들, 부모, 형제, 삼촌, 아이 들에 대해 그리고 종교와 그의 무신론, 정치 등에 대해서도 이야기 했습니다. …… 그리고 큰 실수도 저질렀는데, 그에게 체스를 두자고 했습니다. …… 체스 게임에서, 박사님처럼 친절하고 신사적인 사람 이 갑자기 변하는 모습도 매우 흥미로운 일이었습니다. …… 그는 빠

르고 날카롭게, 모험도 해가며 매몰차게 게임을 했습니다. …… 나는 그분이 나를 이기고 통쾌해하는 모습을 볼 수밖에 없었습니다.

S. V.는 13년 동안 여러 차례 보스턴을 방문했다. 약 처방을 다시 받기 위한 목적도 물론 있었지만, 나에게 개인적인 문제를 상담하려는 목적이 더 컸을 것이다. 그는 부모에게 고민을 털어놓는 십대 소년처럼 보였다. 무엇보다 그는 내게서 자신이 살 수 있다는 확인을 받고자 했다. 걱정하지 말라고 아무리 자신 있게 말해주어도, 내 말 한 마디 한 마디에 매우 민감하게 반응했다. 우리는 전화 통화도 자주 했는데, 전화로 그가 보스턴에 오겠다는 걸 만류하면, 자기 병의 예후가 나쁘기 때문에 내가 자신을 멀리하려는 것으로 생각했다. 그러고는 하는 수 없이 내 입에서 자신을 만나겠다는 약속을 얻어낼 때까지 보스턴에 오겠다고 계속 우기곤 했다.

내가 런던에 갈 때엔 S. V.가 알지 못하게 했지만, 그는 언제나 나를 찾아냈으며, 내가 런던에 가는 사실을 그가 일찌감치 알았을 때는 내게 풍성한 오락거리를 제공해주었다. 여왕과 찰스 황태자 가까운 특등석에 앉아 오페라를 관람하기도 했는데, 좌석의 관람료는 100파운드, 미화로 180달러나 된다는 사실을 나중에 알았다. 그는 가격에 대해서는 입도 열지 않았다.

내가 런던에 간다는 사실이나 장소를 가르쳐주지 말라고 비서에게 몇 차례나 당부했지만, 그는 어떻게 해서든 알아냈다. 언젠가 한번은 밤에 런던에 도착해서 최종 순간에 예약했던 호텔을 바꾼 적도 있다. 그러나 방문을 열고 들어간 순간, 그가 보낸 환영 카드와 함께 근사한 장미꽃

다발이 꽂혀 있는 꽃병을 보고 가슴이 내려앉았다. 어디선가 그가 나를 지켜보고 있는 것 같아 잠을 이룰 수 없었고 호텔 방 안의 불을 켜놓아야 했다.

S. V.를 처음 만난 지 23년이 되던 때까지, 그는 모든 의학적 상식을 뛰어넘어 잘 살았다. 그가 그때까지 산 것은 큰 기적이었고, 내게는 그가 살아 있다는 사실뿐만 아니라 관련된 모든 것들이 다 신비로웠다. 과연 S. V.는 누구인가? 일도 하지 않는 그에게 그 많은 돈이 어디서 생기나? 왜 많은 사람들이 그에게 의지할까? 그가 다른 사람들에게 발휘하는 힘은 어디에서 나오는 것일까? 왜 많은 사람들이 그를 따르며 그를 좋아하는 것일까? 정말 그는 불가능이 없는 천사일까?

1987년 1월 말과 2월에 있을 모스크바 방문 준비에 한창 바쁘던 어느 날, 갑자기 S. V.의 이야기를 기록으로 남겨야 한다는 생각이 절실하게 떠올랐다. 그리고 나는 기록을 끝내자마자 런던에 있는 그의 심장병 주치의에게서 전화를 받았다. 2월 1일, S. V.는 몸에 무엇인가 이상을 느꼈고 밤새 고열에 시달려서 즉시 주치의를 찾아갔다. 세균성 심내막염을 의심하게 하는 소견은 없었으나 며칠 후 나온 세균 배양 결과는 심내막염을 시사해서, 즉시 입원한 후 여러 가지 항생제를 맞았다. 그러나 다음 날 그는 패혈증 쇼크와 심부전에 빠졌고 혈압 유지를 위해서 순환기 보조장치에 의존하게 되었다. 응급으로 심장 수술을 했는데, 수술을 담당한 이집트인 의사는 세균성 심내막염으로 심장판막들이 손상되어 있음을 발견하고 승모판과 대동맥판을 인공판막으로 대체했다. 그러나 나의 진료를 처음 받았을 때와 같은 심방세동이 발생했다. 심방세동으로 심장박동이 빨라지자 불안했던 그의 임상 상태가 급속히 악화되기 시작했으며, 항부정맥 약물을 다량 주사했음에도 그는 얼마 안 있어 사망했다.

S. V.의 죽음은 나에게 커다란 상처를 주었고, 무엇인가 중요한 것을 놓쳤다는 생각이 들게 했다. 나는 신비스럽게 내 삶을 자극해왔던 중요한 어떤 것을 잃었다. 왜 나는 그해 1월 그 바쁜 와중에 S. V.의 이야기를 기록하려고 했을까? 왜 하필이면 나중이 아닌 그때 기록하려고 했을까? 그의 병이 중태로 변하기 전에, 단지 그가 아팠다는 사실을 내가 '알았다는 것'을 기록하려 했던 것이 아닐까? 그가 '라메드바브닉'이 아니라는 사실이 드러나기 전에 그의 삶에 대한 기록을 끝내려 했을지도 모른다.

영국에서의 시작이 그러했던 것처럼 그의 삶은 세균성 심내막염으로 끝이 났다. 죽음의 직접적 원인은 난치성의 심방세동이었으며 그것은 그와 나를 13년 동안 연결시켜준 병이었다. 13이란 숫자는 독실한 유대인들에게 신성하고 신비스러운 의미를 지닌다.

그를 잘 알고 있던 내 비서는 내가 어디를 가는지 항상 그에게 알려줬다. 언젠가 내가 비서에게 그에 대한 이야기를 꺼내자, 그녀는 단지 "그 사람은 매우 신비로운 분이었습니다"라고 말할 뿐이었다.

지금까지도 그가 나와 여러 다른 사람들에게 주었던 커다란 충격은 나에게 미스터리로 남아있다. 그와 있었던 일은 과학을 가장 먼저 내세우지 않는 곳에 사는 사람들 사이의 복잡한 상호 작용으로 생겨났을지도 모른다. 그의 이야기는 한 의사가 몇몇의 환자들과 엮어가는 특별한 관계를 보여주며, 그로 인해 삶이 얼마나 극적으로 바뀔 수 있는지를 보여주는 사례라고 할 수 있다.

6부

환자의 역할에 대하여

환자는 자신이 겪고 있는
증상의 본질적인 문제에 집중하여
그것을 명확히 잘 표현할 수 있어야 한다.

의사를 대할 때 알아 두어야 할
몇 가지 중요한 지식들

의사는 과학적 지식으로 얻은 사실에다 인간적인 이해를 추가해야 한다. 그러므로 환자들도 의사를 대하는 예술을 배양할 필요가 있다. 그러나 의사들은 질병의 치료만을 중시하고 환자들은 낫기만을 바란다. 환자가 예술을 가져야 하는 이유는 치료 과정에서 치유를 위해 의사와 서로 협조하기 위해서이다.

의사와 환자는 서로 대등하게 그리고 서로를 존중하며 치유의 과정에 참가해야 한다. 그러나 그것은 저절로 되는 일이 아니므로 방법을 배워야 한다. 의사가 환자를 존중하지 않으면 환자로부터 신뢰를 얻을 수 없다. 존중은 말로 되는 것이 아니다. 아나톨 브로야드라는 수필가는 암으로 죽기 전 자신을 담당한 의사에 대해 이렇게 말했다.

"나에 대해서 알지도 못하는 사람이 나를 사랑한다고 말하는 것을 믿을 수 없다."

환자는 의사가 자신을 한 인간으로 보아주기를 원하며, 단지 질병으로만 취급되기를 바라지 않는다. 오직 환자만이, 고통받는 한 인간이라는, 좀 더 폭넓은 시각으로 환자를 보게 할 수 있다. 그렇게 만드는 것이 예술이다.

의사들은 각 개인별로 특징이 매우 다르지만, 의사를 대하는 환자의 예술에는 공통적으로 적용될 수 있는 몇 가지 원칙이 있다. 첫째, 의사들을 존중하되 의학에 대한 환상을 갖지 말아야 한다. 과학적 의학이 거의 기적에 가까운 업적을 만들어왔지만, 인간의 질환을 다루기에는 한계가 많다. 의학적 지식이 많이 쌓여왔음에도 모르는 부분은 여전히 남게 된다. 앞으로도 의학은 죽음이나 노화를 막을 수 없을 것이며 사고에 의한 심한 손상이나 선천성 장애를 완전히 정상적으로 만들 수도 없다. 그 밖에도 많은 질환들이 앞으로 오랫동안 정복되지 않을 것이다.

현재에도, 관절염, 심장병, 퇴행성 신경 질환, 자가면역 질환 그리고 대부분의 암 등에는 과학적 의술에 의한 특별한 해결책이 없다. 과학이 매우 급속히 발전하고 있다고는 하지만, 이러한 질환들은 앞으로 상당 기간 동안 완전히 정복할 수 없을 것이다. 이러한 질환들은 근본적인 치료법이 없이 평생 동안 관리되어야 한다. 의학이 할 수 있는 유일한 방법은 증상을 가라앉히고, 질환의 악화 속도를 줄여주고, 환자에게 자신감을 불어넣어주고, 질환으로 환자의 삶이 파괴되지 않도록 도와주는 정도이다. 환자가 의학이 할 수 있는 부분만 기대할 때만, 이러한 목표도 달성 가능하다.

의학에 대해 지나치게 기대하는 환자에게는 실망감만 돌아온다. 거짓이 판을 치는 오늘날과 같은 시대에, 환자들은 불가능을 기대한다. 환자들은 증상이 경감되는 데 만족하지 않고 가능하지도 않은 치료를 요구하며, 의료 산업이나 일부 의사들의 과장된 선전은 이러한 불합리한 기대감을 부추긴다. 의사들의 과장된 선전과 환자들의 과잉 기대가 맞물려 이러한 환상은 증폭된다.

정확한 진단명을 찾지 못한 환자들은 이러한 비현실적 기대로 인해 불만이 쌓인다. 그러나 내 경험에 비추어볼 때, 환자들이 호소하는 증상들 중 대부분은 정확한 설명을 해줄 수 없는 것들이다. 의사들은 이중 일부만을 해결할 수 있을 뿐인데, 그것도 근본 원인을 밝히기보다는 무의미한 진단명을 붙여 자신들의 무지를 은폐한다.

조지 버나드 쇼[*]는 《의사들의 딜레마 The Doctor's Dilemma》라는 책에서 "모든 전문가들은 자신들이 평범해 보이지 않으려는 음모를 꾸민다"라고 말했다. 이러한 연극은 치밀한 계산에서 비롯되기보다는 자신들의 보편적 무지를 방어하기 위한 인간적 본능이라 할 수 있다. 예를 들어 의사들은 약 5000만 명의 미국인들이 가진 질환에다 본태성 고혈압 essential hypertension이라는 이름을 붙였는데 환자들은 그것을 특별하며 경계가 뚜렷하고 원인 등을 잘 알고 있는 병이라 생각한다. 그러나 유감스럽게도 이때 사용한 '본태성'이라는 단어는 의학적 어법으로 '그 원인에 대해 전혀 모르고 있습니다'라는 의미이다. 의사들은 완전한 무지 속에서 더 듣고 있다고 할 수밖에 없는데, 이는 연구를 게을리해서라기보다는 과학의 영역이 아니기 때문이다.

---

[*] **조지 버나드 쇼George Bernard Shaw(1856~1950)**
영국의 극작가이자 소설가. 《인간과 초인》이란 작품으로 세계적인 작가가 되었으며, 1925년 노벨문학상을 수상했다.

과학적 근거가 미약할수록 진단명은 더욱 창조적이 되며, 의학에서 이것은 마치 의류 업계에서의 '패션'을 방불케 한다. 예를 들어 허약함이나 만성 피로, 약간의 열, 인후통, 관절통, 기억력 이상, 두통 그리고 수면 장애 등은 사람들이 태곳적부터 겪어왔던 증상이다. 그러나 현재는 이러한 증상들을 만성 피로 증후군Chronic Fatigue Syndrome, CFS이라는 질병으로 부른다. 만성 피로 증후군은 경계가 명확한 질병이기보다는 마음대로 붙인 이름이라 할 수 있다. 증상들은 여러 가지 다양한 질병들로부터 나타날 수 있으며, 바이러스성 질환이나 면역 질환, 신경생리 질환, 심리적·정서적 질환 등 다양한 질병 범주가 이러한 증상을 보인다. 그렇게 서로 관련 없는 다양한 질환에서 생기는 서로 상이한 증상들을 하나의 질병으로 묶는 것은 질병의 병태생리를 이해하는 데 아무런 도움이 되지 않는다. 오히려 그렇게 묶음으로써 혼란이 초래되며 치료의 가능성만 감소시킨다. 더욱 나쁜 것은 그러한 질병명을 통보받은 환자들은 더욱 곤혹스러워진다는 사실이다. 즉, 의사들이 질병 상태에 있는 정확한 신체 장기를 말해주지 못함으로써 환자들은 자신에게 아주 심한 병이 숨겨져 있다는 느낌을 가지게 된다.

내가 평생에 걸쳐 다루어온 심장병 영역에도 이렇게 상상이 만들어낸 질병명이 많다. 예를 들어 문제가 되지 않는 심잡음이 있는 환자들의 경우도 가슴의 두근거림이나 불편감 그리고 여러 형태의 불안증 등이 있으면 승모판탈출 증후군Mitral valve prolapse, MVP으로 진단 내린다. 이러한 증상들의 조합은 새로운 것이 아니다. 벌써 160년 전 영국 노팅엄의 의사인 존 캘스로프 윌리엄스John Calthrop Williams는 위와 같은 증상을 묶어 '신경성 그리고 교감신경성 심계항진'으로 불렀다. 미국에서는 처음, 남북

전쟁 중에 그러한 증상들을 묶어 '다코스타 증후군DaCosta's Syndrome'으로 불렀다. 그 후 수십 년이 지나는 동안 이와 같은 증상들에 대해 같은 증상군이면서도 민감성 심장, 군인들의 심장, 신경성 순환기 허약증, 과호흡 증후군, 심장 운동 과잉증 등 다양한 이름이 붙여졌다.

초음파검사라는 매우 획기적인 검사 방법의 도입과 더불어 이러한 증상의 환자들 중 일부에서 심장의 수축 도중에 승모판막이 소용돌이친다는 사실이 알려졌고, 이러한 소견이 진단의 중요한 근거가 되었다. 그래서 승모판탈출 증후군이라는 새로운 이름으로 부르게 되었고, 그에 따라 이렇게 단지 생리적 범위에 속하는 변이를 두고 비정상으로 간주하여 이제 질병의 하나가 되었다. 그리고 승모판탈출 증후군으로부터 비롯되는 나쁜 결과들이 다양하게 속속 보고되었고 그로 인해 치료가 필요한 병으로 생각하게 되었다. 그러나 승모판탈출 증후군이 있는 사람들의 99.9퍼센트는 오래 살고 정상 수명을 다 누리지만 이러한 사실은 무시되었다. 사실 승모판탈출 증후군의 위험도는 주근깨보다도 덜하다.

이것은 오늘날 의료계의 유행을 보여주는 한 단편일 뿐인데, 이것은 원인을 모른다는 것을 용납하지 않고 모르는 원인이라는 빈 공간을 무엇으로든 채우려는 우리 인간들의 특성에 기인하기도 한다. 모른다고 말하기보다는 거짓된 설명을 더 선호하는 것이다. 사실 100년 전에는 다코스타 증후군이라 불렀고 현재는 승모판탈출 증후군이라 부르는 이것은 아무 쓸모없는 질병명이다.

현재 잘 알 수 없는 증상들에 흔히 붙이는 질병명인 바이러스성 혹은 후後바이러스성 질환도 이와 비슷한 경우이다. 이런 질병명이 붙은 증상은 악성이 아니며, 조만간 말끔히 없어진다. 그러나 기만처럼 보이는 이러한 행동들도 해를 끼치지 않는다면 어느 정도의 사회적 가치를 지닐 수 있다. 예를 들어 본태성 고혈압의 경우 치료를 않고 그냥 두면 위험한 심혈관계 합병증을 초래할 수 있다. 사실 이렇게 질병명을 붙이는 일종의 사기극에서 환자나 의사 양편 모두 얻는 것이 있다. 환자 편에서 보면, 아무 병명도 없이 있는 것보다 어떤 질병명이 정해지면 치료가 가능하다는 만족을 얻게 되며, 의사 역시 어떤 진단명을 정해줌으로써 환자의 존경을 받고 자신의 치료에 환자가 순응하도록 하는 효과를 얻는다. 물론 환자로부터 신뢰를 얻은 후 호전되지 않으면 환자의 불만은 이제 의사에게 집중된다. 수없이 검사하고 값비싼 시술을 시행해도 즉각적인 효과를 거두지 못하면, 질병에 대한 과학적 이해의 부족이 아닌 의사 개인에게 책임을 추궁하는 말과 비난이 퍼부어질 것이다.

환자들은 자신이 느끼는 불편감의 상당 부분이 질병이 아닌, 생활 속에서 일어나는 어려움에서 기인한다는 사실을 깨달아야 한다. 오늘날과 같이 죽음을 부정하는 시대에 사람들은 어떤 비용을 들여서라도 행복을 사고자 한다. 그러나 의사가 행복을 키워주는 사업가가 아님을 빨리 깨달을수록 의사의 도움을 더 많이 얻을 수 있다. 아우슈비츠에 수용된 적이 있는 정신과 의사인 빅토르 프랑켈*은 그곳에 역설적 행복이 있었다고 한다. 즉, 고통으로부터의 자유가 있었다. 유능한 의사는 고통을 경감시켜주는 사람이지 행복을 가져다주는 사람이 아니다.

---

* **빅토르 프랑켈 Victor Frankel(1905~1997)**
  오스트리아의 심리학자. 나치에 체포되어 아우슈비츠 수용소에 수용된 적이 있다. "인간 세계에서 가장 무서운 것은 삶의 가치를 상실한 절망이다"라는 말을 남겼다.

● 잃어버린 치유의 본질에 대하여 ────

의학은 폭력이나 경제적 곤란, 계층 갈등, 인종주의, 성차별 등 여러 요인으로 인해 개인이 마주하는 사회적 틈새의 문제 치료에도 관심을 가져야 한다. 모든 것을 소비라는 범주 안에서 생각하는 소비자 문화에서는 이러한 사회적 어려움에 대한 반응이 의료 이용으로 나타날 수 있다. 직장이나 결혼생활, 자식 문제 등 한 사람이 생활해나가는 과정에서 불만이 쌓여 신체 증상으로 나타나는 경우가 흔히 생긴다. 그러나 대부분의 의사들은 환자들의 사회적 어려움에 개입해 해결에 도움을 주려는 시간이나 능력 그리고 의지 모두를 지니고 있지 않으며 그렇게 훈련받지도 않았다. 그러므로 환자들은 자신들의 문제를 빨리 해결해줄 의사들을 찾아 돌아다닌다. 문제의 근원이 될 수 있는 생활상의 이러한 어려움을 찾아내고 극복 방법을 도와줌으로써 증상을 경감시켜주는 유능한 의사들을 만나지 못하는 한, 환자들은 점점 더 대체의학을 찾고, 치료를 빙자한 협잡꾼들의 속임수에 빠져들어갈 수 있다.

의식 있는 환자라면 유행하는 치료 방법을 맹신하거나 속임수에 빠지지 않고, 불완전한 우리의 의료제도 속에서도 올바른 길을 갈 수 있으리라 믿는다. 만성 질환을 가진 환자들은 의사에게 자신의 병에 대한 근본적 병태생리나 생화학적 이론을 묻지 말고, 이러한 만성적 문제를 가지고 어떻게 살아가야 하는지, 자신에게 맞는 생활 방법은 무엇인지 가르쳐달라고 요구해야 한다. 의사들은 환자들이 만성 질환을 지닌 채 생활해나가는 방법을 잘 인식하게끔 다음 여섯 가지 질문에 대한 실제적인 답변을 할 수 있어야 한다.

1. 의학적으로 자세하게 이해되는 증상이 있는가? 그리고 그것에 대

한 치료 방법이 존재하는가?

2. 질병에 대한 치료 방법이 없다면 증상의 경감은 가능한가?

3. 질병이 치명적이라면, 환자의 생존 여명은 어느 정도로 추정되는 가?

4. 치명적이지 않다면, 증상이 현상 유지될 것인가 아니면 진행될 것인가? 진행된다면 시간에 따른 경과는 어떻게 추정되는가?

5. 질병의 합병증이 존재한다면 이를 완화하거나 막을 방법은 무엇인가? 그리고 합병증이 생활에 어떤 제약을 줄 수 있는가?

6. 환자의 생활양식을 변경시키면 환자의 생활의 질과 생존에 어떤 결과를 가져올 수 있는가?

의사가 이에 대해 정확한 대답을 하기는 어렵겠지만, 근사치만으로도 큰 의미를 가진다. 같은 상태에 놓인 수천 명을 대상으로 예측하면 매우 정확할 수 있지만, 대상 인구의 공통분모가 적어짐에 따라 예측의 정확도는 크게 떨어진다. 그리고 대상 인구가 단 한 사람일 경우, 즉 의사가 환자 한 개인에 대해 예측해야 하면 정확성을 거의 기대할 수가 없다. 통계 수치를 개별 환자에게 적용하기는 매우 어렵다. 많은 인구 집단에서 도출된 가우스곡선의 어느 부위에 이 환자를 위치시켜야 할지를 결정하는 일은 의사들이 부딪히는 매우 어려운 난제이며, 결정의 가장 세부적인 요인은 의사의 임상 경험의 축적 정도라 할 수 있다. 여러 달이 지나도 환자의 문제가 해결되지 않으면 경험이 더 많은 다른 의사를 찾아가는 것도 좋은 방법이다.

임상 경험이 많은 의사들은 무의식적으로 자기 두뇌의 고위 중추에

잃어버린 치유의 본질에 대하여 ———

복잡한 컴퓨터를 설치한 후, 개별 환자들을 이 컴퓨터에 입력시켜 비교하면서 각 환자들의 상태에 맞는 방법론을 개발하기 위해 창조적인 활동을 작동시킨다. 이런 방법은 때에 따라 놀라운 결과를 가져오기도 한다.

이제 완전히 원점으로 돌아왔다. 나는 지금 내가 처음에 주장한 것과는 모순되는 말을 하고 있다. 처음에 나는 의술에 대한 기대를 낮춰야 한다고 말했지만, 지금은 기적의 가능성도 인정한다. 치료가 불가능할 때라도 치유까지 불가능하지는 않다. 과학적 진료가 한계를 가질 수는 있어도, 희망은 그렇지 않다. 100년 전 에드워드 트루도Edward Trudeau 박사는 말했다.

"치료는 가끔 하고, 환자의 고통을 줄이는 일은 자주 하고, 환자의 마음을 편안하게 하는 일은 항상 하라."

기적은 환자를 편안하게 하고 치유할 때 생겨난다.

나는 J 부인의 사례에서 이와 같은 생각을 가지게 되었다. 또렷한 성품을 지닌 70대 중반의 할머니였던 J 부인은 과거 5년 동안 거의 매주마다 심방세동이 발생해서 매우 힘들어하고 있었지만, 여러 검사를 해봐도 심장의 구조적 결함을 찾아낼 수 없었다. 그녀는 여러 약제를 사용해보았지만 별 효과가 없었고 어떤 약제는 부작용만 일으켰다. 부정맥이 한번 발생하면 며칠 동안은 재발이 걱정되어 아무 일도 못하고 집에만 틀어박혀 있었다. 그녀의 말을 들어보니 사실 할 수 있는 모든 방법은 다 해본 것 같았다. 특별한 치료법을 찾을 것 같지 않았지만, 오히려내 입에서는 그녀에게 걱정 말라며 해결될 수 있다고 하는 말이 나와나 스스로도 놀랐다. 입 밖으로 말을 꺼낸 이상은 어쩔 수가 없어, 시간은 많이 걸릴 것이라고 말하며 일단 수습했다.

몇 달 후 J부인이 다시 방문했을 때 증세는 놀랄 만큼 호전되어 있었다. 기본적인 증상은 자명했지만, 그래도 나는 이렇게 주목할 만한 변화에 깊은 감명을 받았다. 나는 부인에게, 심장에 나타나는 부정맥은 좀 힘들긴 하겠지만 위험한 것은 아니라고 재차 안심시키고, 사용하던 약물 중 부정맥을 나타내던 몇 가지를 중단시켰다. 그녀는 이제 밤새 편히 잘 수 있게 되었고, 아직 부정맥이 발생했지만 강도가 훨씬 떨어졌다. 부정맥이 발생할 때 복용하여 심장박동 수를 낮출 수 있도록 디기탈리스를 다량 처방했다. 근본적인 문제가 해결된 것은 아니지만 그녀는 다시 정상 생활을 할 수 있었다.

그러나 나는 오히려 그 좋은 결과를 믿을 수 없었다. 그렇게 좋은 결과를 가져오는 데는 환자 자신이 가장 큰 역할을 했다. 그녀가 치료를 바라지 않고, 약간 호전되는 것에도 만족한 것이 가장 큰 원인이었다. 그녀는 약간만 호전되어도 기뻐했고 나는 이것을 철저히 이용했다. 건강에 큰 걱정을 하지 않고 가능한 일에만 기대를 걸었다는 사실이 가장 요체라는 것을 곧 깨닫게 되었다.

환자가 기대 수준을 낮추면, 의사와 환자 사이의 관계가 대등해질 수 있으며, 서로의 이해와 존중 속에서 치유를 위한 진정한 동반자 관계가 형성된다. 루이스 토머스는 이러한 관계를 '동질감'으로 표현하며 치유의 필수 요소로 보았다.

루트비히 미스 반데어로에*는 "신은 사소함 속에 존재한다"라고 말

---

* **루트비히 미스 반데어로에Ludwig Mies van der Rohe(1886~1969)**
20세기를 대표하는 독일의 건축가. 고전주의 미학과 근대 산업의 소재를 통합했으며, 특히 유리와 철강의 미를 창시했다.

　　　　　* 잃어버린 치유의 본질에 대하여 ─────

한 바 있는데, 이것은 의학에도 그대로 적용될 수 있다. 보건의학이라는 거대한 공룡을 접할 때면 무력감을 느낄 수 있으며, 사실 이렇게 고도로 관료화된 체계에서 인간적 차원을 기대하는 것이 어리석을 수도 있다. 그리고 그 속에서 원하는 것을 추구해가기 위해서는 아주 특별한 지식이나 기술 그리고 인내력이 필요할지도 모른다. 현재와 같은 의료제도에서는 이런 능력만으로는 부족하다. 거대한 괴물과도 같은 이러한 제도는 환자가 중심이 아니라 경제적 요인이 중심이 되며, 그것은 의사의 전문성과는 서로 충돌한다. 환자 진료 문제나 인간적인 문제들을 강조하는 일은 시간이 너무 많이 들고 비용 절감에 해가 되어 비생산적으로 간주되기 때문에, 의사들은 환자 개인에게 시간을 많이 투자하지 말라는 압력을 받는다. 이윤이 우선시되어, 의사들은 자율권을 빼앗기고 환자들은 자신들의 치료 방법을 선택할 수 없다. 그리고 장기적으로 볼 때, 이 제도는 비용도 많이 들어간다.

의료제도에 대한 획기적 변화와 함께 환자의 자율성이나 권리를 주장하는 말들이 쏟아져 나오고 있으며 환자 권리선언까지 만들어질 정도로 환자의 권리가 신성시되고 있다. 병원에서는 의료제도가 갖는 비인간성을 완충하기 위해 옴부즈맨이나 의료윤리학자를 고용하고 있다.

이러한 제도의 가장 큰 목적은 비용 절감에 있으며, 이 목적을 달성하기 위해 병원 측에서는 경영관리자, 회계사, 법률가 등 많은 행정 직원들을 고용하고 이들의 수가 의사들보다 많은 실정이다. 효율성이라는 미명하에, 여러 환자들의 다양한 문제들을 일괄적인 기준으로 다룬다. 일단 특정한 진단 범주가 정해지면 다음부터는 표준 임상 지침과 전산화된 체계에 의해 자동으로 진행된다. 그러한 표준화는 주로 경제적 동기에서 시작되며, 가설적이긴 하지만 부수적 효과가 기대된다. 즉, 의료 제도의 질을 높이고, 의료 과오에 따른 비용을 줄이고, 불필요한 시술을 최소화하고 그리고 임상적 결과를 평가 비교할 수 있는 통일된 데이터 베이스를 만드는 것 등이다. 정해진 기준을 잘 따르지 않는 의사들은 경제적으로 전혀 도움이 되지 않는다고 취급되어 실직 위험에 처한다. 이러한 환경에서 의사들은 최대한 많은 환자를 처리하라는 목표에 점점 더 구속받아 기술자와 비슷해져간다.

그러나 어렵기는 하지만, 의식 있는 환자라면 의료제도에 내재되어 있는 모순을 이용하여 좀 더 나은 개인적 진료를 얻어내는 것이 전혀 불가능하지 않다. 첫째로 의사들은 아직 환자들을 제도 속의 특정 부위로 위치시키는 수문장으로서의 중심 역할을 한다. 의사들은 각종 전문의 그리고 여러 병원 중 어디로 환자를 보낼지 그리고 각종 시술 중 어떤 시술을 받게 할지를 결정하는 판정관이다. 파수병 역할을 하는 이러한 전문가들은 교육 수준이 높고 제도에 불만을 가지며, 완전하게는 아닐지라도 환자의 개별적 특성에 따라 진료하려는 경향이 있다. 그들은 환자를 집단 속의 한 부분으로 보는 준비를 제대로 하지 못했다. 대부분의 의사들은 자신의 역량에 자부심을 가지며 전문가로서 인정받기를 원한다. 의사들의 이러한 특성을 잘 이용하면 많은 것을 얻어낼 수 있다.

다른 요인으로는 시장 환경을 들 수 있다. 이 제도는 대중들로 하여금 의료 서비스를 고객 만족을 가장 중요시하는 서비스 산업으로 보이게 하려고 노력한다. 새로운 가입자를 많이 확보하는 것이 건강 유지 조직 Health Maintenance Organization, HMO 경영의 가장 큰 목표인데, 이 목표를 달성하기 위해서는 기존 가입자들의 만족도가 높아야 한다. 그러므로 경영자들은 가입자들이 가장 좋다고 생각하는 부분에 막대한 자원을 투입할 수밖에 없다. HMO가 대중들의 눈치를 살필 수밖에 없다는 점은 환자들이 제도 내에서 힘을 발휘할 가능성을 열어준다.

새로운 의료제도에서는 환자의 첫 방문이 과거에 비해서 매우 중요한 의미를 지닌다. 첫 방문에서 의사와 환자는 서로 상대방을 평가하고 굳건한 관계를 형성하게 된다. 의사는 빨리 환자가 가진 문제들에 대해 이야기해서, 짐작되는 진단을 확인하기 위한 시술이나 검사를 결정하고 치료 계획을 즉각 수립해야 한다. 환자를 다른 의사에게 이송할 수도 있으며 정밀 검사나 입원을 의뢰할 수도 있다.

진단을 찾아나가는 과정은 환자에 의해 방해받을 수도 있는데, 환자가 증상과 관련된 정보를 이것저것 모두 말하려 들 때이다. 환자는 의사를 처음 방문했을 때 정보를 잘 전달해주어야 정확하고도 빠른 진단을 기대할 수 있다. 환자가 의사의 진료를 더 잘 받기 위해서는 자신이 방문한 목적을 명확히 인식하고 그것들을 잘 표현해내야 한다. 간단히 말해서, 첫 방문의 목적은 보통 두 가지로 볼 수 있다. 환자의 의학적 문제를 치료하는 데 의사의 관심을 집중시키는 것과 환자에 대한 의사의 공감대를 형성하는 것이다. 이중 후자가 훨씬 중요하다. 의사가 환자에게 그러한 공감대를 나타내는가의 여부는 의사의 개인적 역량과 특성을 나타냄과 동시에 앞으로 의사와 환자가 상호 존중 속에서 굳건한 관계를 형성할 수 있을지를 짐작하게 하는 잣대이다.

의사를 처음 방문했을 때, 환자는 의사들에게 시간이 더 없이 소중하다는 것을 명심하고 행동해야 한다. 할 일이 없는 노인 환자들은 한가로움에 익숙해 시간에 쫓기는 환경에 잘 적응하지 못한다. 현재의 압력밥

솥 같은 진료 환경은 환자를 두고 어서 빨리 하라며 의사에게 '생산성'을 재촉한다. 이러한 제도를 바꿀 힘이 없는 환자의 입장에서는 최소한 시간을 절약해주는 데라도 신경을 기울이면 의사로부터 즉각적인 공감대를 형성해낼 수도 있다.

경험으로 미루어볼 때, 환자에 대한 의사의 첫 평가는 환자가 가진 의학적 문제에 의해서가 아니라 환자 개인이 지닌, 꼭 집어 말할 수 없는 특성에 따라 이루어진다. 개별 환자에 대한 첫인상은 환자의 전체적 특성보다는, 환자가 말을 오래 끌며 이것저것 잡다한 말을 늘어놓고 같은 말을 되풀이하는지, 아니면 필요한 말만 정확히 하는지 등의 아주 사소하고 표면적인 것에 의해 정해지는 수가 많다. 이러한 것들은 시간과 관련된 것으로, 자신의 스케줄이 환자 때문에 방해받을 때 의사는 아주 안 좋은 인상을 받게 된다.

첫인상이 중요하므로, 진료실에 들어와서 마치 식사 후 차 한잔하러 온 사람처럼 소파에 털썩 주저앉으면 좋은 인상을 줄 수 없다. 환자를 처음 보고는 시간을 많이 끌 환자라는 인상을 받게 되면 의사는 어떻게 해서든 빨리 끝내려고 하지 환자의 질병 문제를 진지하게 해결해보려 하지 않는다. 두꺼운 노트를 들고 들어와서는 할 말이 많다는 듯 느긋하게 앉는 환자들도 의사에게 빨리 보내야 할 환자라는 생각이 들게 한다. 의사에게 좋은 인상을 주면 환자에게 득이 될 것이 많다. 진료실로 불쑥 들어와서는 의사의 면허증을 조사하고, 책상에 달려 있는 장신구들을 이리저리 살펴보거나 사소한 이야기에 집착하면 좋은 인상을 줄 수 없다. 상호 존중 속에서 신뢰 관계를 형성할 만한 환자라는 인상을 주어야 한다.

의사가 환자를 소홀히 하면 안 좋은 결과가 초래될 수 있는데, 그 결과 환자의 병이 간과되거나 전혀 다른 질병으로 진단되어 최악의 상황이 올 수도 있다. 즉, 부적절한 약을 처방하거나, 불필요한 검사를 하고, 어떤 경우에는 극도로 위험한 시술을 불필요하게 받게 될 수도 있다. 의사가 환자에게 책임을 전가시키는 것은 어떤 상황에서도 범죄 행위라 할 수 있다. 그러나 아직도 이러한 도덕적 의분도 현재의 의료제도를 빠르게 바꿔놓지는 못할 것이다. 의사들은 환자들의 신체 상해에 대한 의식에 대항하기 위해서 몇몇 보험에 가입하고 있기 때문이다.

환자가 본질적인 문제를 정확히 짚어주는 것이 얼마나 중요한지에 대해 다시 한 번 강조하고자 한다. 환자가 자신의 문제를 집중적으로 말할 수 있으려면, 자신이 의사를 찾은 이유와 의사가 문제를 어떻게 바라볼지를 생각하여, 의사를 찾아가기 전에 미리 자신의 가장 중요한 문제를 정리해둘 필요가 있다. 이것저것 잡다한 이야기가 뒤섞여 해변에서 진주를 찾듯 어렵고 힘들게 중요한 정보를 찾아내야 하는 상황은 바람직하지 않다. 진료 날짜를 잡으려면 몇 주일을 기다려야 할 수도 있고 그렇기 때문에 환자는 의사에게 모든 것을 한꺼번에 다 말하고 싶어 한다. 그러나 이것은 좋은 방법이 아니다. 환자가 여러 가지 문제를 호소하고 또 내용들이 서로 관련 없으면 의사는 환자의 문제를 건강염려증이나 심리적 요인으로 치부해버릴 수도 있으며, 심하면 환자를 '멍청이'라 생각하며 얕잡아볼 수도 있다. 그 순간부터 환자가 말하는 문제들은 하찮은 것으로 취급될 수도 있다.

의사가 시간을 절약할 수 있도록 해주려면 환자는 본질적인 문제에 집중하여 그것을 명확히 잘 표현해야 한다. 그러나 아무리 똑똑한 사람이라도 그렇게 하기는 쉽지 않다. 자신이 느끼는 증상에 맞는 적절한 단어를 골라 말로 표현하는 것은 쉬운 일이 아니다. 사실 몸의 온갖 느낌을 표현하기에 알맞은 형용사는 부족하다. 그래서 환자들은 흔히, 주위 사람들에게 들었거나 매스컴을 통해서 알게 된 질병명을 의사에게 말하기도 한다. 물론 환자는 의사에게 자신의 어디가 문제인지 빨리 알려주려는 의도에서 말을 하는 것일 테고, 어떻게 보면 잘하는 것처럼 보일 수도 있지만, 그것은 잘못된 방법이며 그로 인해 제대로 진단이 되지 못할 수도 있다. 환자가 스스로 내리는 진단을 듣고 황당해진 의사는 어서 빨리 진료를 끝내기 위해 환자의 말을 그대로 받아들이고, 더 이상 알려 하지 않을 수도 있다.

환자 스스로의 진단 때문에 일어난 무서운 결과를 나는 경험한 적이 있다. T 부인은 80대 중반으로 5년 동안 기립성 저혈압으로 거의 운신을 못하고 있었다. 일어서기만 하면 머리가 멍해지며 거의 쓰러질 것 같아서 누워 지내며 가족들의 도움에만 의존하고 살아 매우 우울한 상태였다. 그녀는 온갖 협심증 약을 복용하고 있었으며 약제의 부작용으로 혈압이 떨어진 환자였다.

경험 많은 심장병 의사에게 진료받고 있었으므로, 처음에는 T 부인이 복용하고 있는 약에 그다지 신경을 쓰지 않았다. 그러나 말을 들어보니 부인은 협심증 환자가 아니었고, 가슴의 통증은 관절염이나 근골격계에서 오는 것임이 분명했다.

왜 그런 진단이 나왔는지 알아보니 그녀가 처음부터 자신의 병을 협심증이라고 진단했다는 것이다. 친구 중에 관상동맥성 심장발작을 일으켜서 그 후로 협심증으로 고생하고 있는 사람이 있었는데, 그녀는 자신의 증상이 친구의 증상과 동일하니 같은 병이라고 결론지었다. 친구와 이야기를 나누는 중에 그녀는 협심증이란 용어를 알게 되었다. 그래서 그녀는 심장병 의사를 처음 찾아가서는 자신의 증상이 협심증임에 분명하다고 말했다. 의사는 이 영리한 여자를 전혀 의심해보지도 않고 일반적으로 사용되는 협심증 약을 처방했다. 그러나 약이 듣지 않자 매번 방문 때마다 다른 약을 추가했고, 그런데도 모두 효과가 없었다. 결국 그녀는 완전히 운신을 못하게 되었고 2차 자문을 받으러 나를 찾아왔던 것이다. 내가 모든 약제를 다 중단시키자 어지럼증 등 모든 증상이 완전히 사라지고 가슴 통증만 남았다. 그 후로 그녀는 활보하며 다녔다.

항문에서 피가 날 때 실제로는 대장암임에도 환자가 스스로 치질로 진단하고 의사도 그것을 그대로 받아들여 목숨을 잃는 일이 자주 생긴다. 자기 자신이 스스로 잘못 진단하는 대부분의 경우는 악성이 아니다. 그러나 그렇다고 해서 가볍게 볼 일은 아닌데, 검사를 꼭 필요로 하는 숨은 문제를 의사가 놓쳐버리는 경우가 많기 때문이다. 환자가 내리는 진단을 의사가 그대로 믿어버린 결과 생기는 문제는 물론 의사의 책임이 크지만 환자에게도 책임이 있다는 사실을 잊어서는 안 된다.

환자가 증상을 정확하게 표현하고, 발생 시간이나 증상의 지속, 유발 요인, 증상을 경감시키기 위해 하는 행동 등을 상세하게 말해주면 의사는 빨리 진료의 방향을 잡을 수 있다.

이 의사에게 들은 이야기를 다른 의사에게 가서 평가해달라는 식의 행동도 피해야 한다. 의사들을 찾아다니면서 내 질병에 대해 이 의사가 이렇게 말했는데, 또 저 의사는 저렇게 말했는데, 당신은 어떻게 생각하는지 묻는 환자들이 제법 있다.

"A 박사와 B 박사의 의견이 왜 다른지 설명해주시겠습니까?"라고 물어보고는 그렇게 다른 의견이 나온 이유를 알면 자신의 병을 명확히 알 수 있을 것처럼 생각하는 환자들을 자주 만난다. 의사들 사이에 결론이 서로 다르게 나온 이유를 설명하는 것은 어려운 일이 아니다.

의사는 환자와 상담할 때 환자가 명확히 대답할 수 있는 질문을 하기 위해 애쓴다. 하지만 그것은 쉽지 않은 일이며, 환자로서도 의사의 질문 의도를 잘 파악해야 한다. "잠잘 때 베개를 몇 개나 이용하십니까?"와 같은 질문은 한 마디로 대답할 수 있는 질문이다. 그러나 이런 대답이 나올 수도 있다.

"10년 전, 제가 망막 수술을 받고 나서는 낮은 베개를 이용해야 했는데, 횡격막탈장이 생긴 후부터는 세 개를 이용합니다."

"지금은 어떻습니까?"

의사가 지루한 듯 다시 묻는다.

"한 개요."

원하는 대답을 얻기 위해 멀리 돌아온 것이다. 아주 오래전에 있었던 임상 상태를 일일이 설명할 필요는 없다. 자신에게 생겼던 모든 일을 다 말할 필요도 없다. 짧게, 직접적인 것만 이야기할수록 환자도 불필요한 검사를 덜 받는다. 의사는 비용 효과적인 관점에서, 환자의 말을 계속 들으며 시간을 낭비하기보다는 검사를 해버리는 경향이 있기 때문이다.

환자는 의사에게 자기 문제와 직접 관련이 적은 일반적 의학 지식을 질문하지 않도록 해야 한다. 의학적 지식을 얻고자 한다면 대학의 공개강좌에 등록하거나 의학 교과서를 참조하는 것이 좋다. 스스로 반半의사가 되려고 하지 말라. 해부학이나 호르몬 등 의학적 지식을 많이 갖

잃어버린 치유의 본질에 대하여

추면 의사와 더욱 지적으로 대화할 수 있다거나 자신의 상태를 더욱 잘 표현해낼 수 있다고 생각하는 사람이 많은데, 이는 전적으로 잘못된 판단이다. 관상동맥의 해부학적 구조를 안다고 해서 환자가 허혈성 심장질환에 더 잘 대처하지는 않는다. 이런 짐작들은 의료 산업이 조장한 것에 불과하며, 또 그들은 건강염려증을 퍼뜨리고 의료소비자주의도 조장한다.

의사 흉내를 내거나 의사에게 의학적 지식을 질문하는 행동은 의도에 상관없이 의사를 불신하는 것으로 인식되고, 아무리 마음이 넓은 의사라도 그런 상황에서는 마음이 언짢아질 수밖에 없다. 환자가 되는 예술 중에는 그러한 행동을 피하는 것도 포함된다.

또한 자신이 무슨 약을 복용하고 있는지를 알고 있어야 한다. 현재 무슨 약을 복용하고 있느냐는 의사의 질문에 약 이름과 정확한 용량 그리고 언제 복용하는지 등을 말할 수 있어야 한다. 그런 환자를 보면 의사는 저 환자가 매우 명석하다, 혹은 소홀히 다루었다간 의료 소송에 휘말릴 수도 있겠구나 하고 생각할 것이다. 어떻게 생각하든 환자에게는 유리하며, 의사는 매우 조심스럽게 환자를 대하게 된다. 환자가 자신에게 처방된 약을 잘 알면, 이름만 다른 비슷한 성분의 약을 이중으로 처방받는 일도 예방할 수 있다. 그리고 자신에게 발생했던 약물 부작용에 대해서도 잘 기억하고 있으면, 부작용이 일어날 수 있는 비슷한 약이 처방될 가능성이 줄어든다.

현재의 의료제도에서는 의사의 진료를 받으러 갈 때 가족, 특히 배우자와 동반하면 더 좋은 결과를 얻는다. 가족은 환자가 의사와 상담할 때 환자의 기억 중에서 빠진 부분을 보충해줄 수 있으며, 환자는 가족이 옆에 있다는 이유만으로도 앞으로 하려고 하는 시술이나 검사의 의미 등에 대해서 의사에게 물어볼 용기가 생긴다. 이와 관련해서 환자는 의사에게 기본적으로 물어봐야 할 몇 가지 질문을 준비하고 있어야 한다.

1. 하고자 하는 검사 혹은 시술이 의사가 예상하는 진단을 확정하거나 배제하는 데 필수적인가? 그렇지 않으면 단지 다른 검사들을 위한 예비적 검사인가?
2. 검사 결과에 따라 질병에 대한 치료 방법이 달라지는가?
3. 검사 비용은 얼마이며, 의료보험이 적용되는가?

예를 들어 의사가 심도자 검사를 하자고 한다고 해서, 환자가 항상 이유를 물을 필요는 없다. 그렇게 물어올 때를 대비해서 의사는 항상 표준적인 대답을 준비하고 있으며 거의 성직자에 준하는 권위를 가지고 이렇게 말할 것이다. 오늘날과 같은 과학의 시대에는 "정확히 알아야 치료가 가능합니다"라는 것이다. 다른 질문으로, 그렇게 값비싸고 위험한 검사를 해서 해부학적 문제를 찾아내지 않으면 효과적인 치료가 불가능한지 물어볼 수 있다. 내 생각에, 의사가 "불가능하다"라고 대답한다면 그는 관상동맥의 해부학적 정보에만 의존해서 치료 방법을 결정하는 의사일 것이고, 그러한 의사는 실력 없는 의사이거나 또는 너무 전문화되어 의료기사 비슷한 의사일 것이다. 어느 경우에 속하든 환자는 다른 의사를 찾아가봐야 한다. 다른 의사의 판단도 들어봐야 할지의 여부는 의사가 하고자 하는 시술이 얼마나 위험한 것인가에 따라 다르다. 예를 들어 임파선이 커져 있거나 대변에서 혈액이 검출되면, 의사는 보통 조직 생검이나 대장경 검사를 한다. 이럴 때 검사를 왜 하느냐고 묻는 것은 시간 낭비에 불과하다. 그러나 심도자 검사와 같은 경우는 때에 따라 치명적인 부작용까지 초래할 수 있는 위험한 시술이다. 게다가 관상동맥 질환은 관상동맥에 관한 해부학적 정보 없이도 간단한 방법으로도 치료가 가능한 질환이다.

오늘날과 같이 장비가 우선인 의료제도에서는 환자가 의사가 결정한 사항을 그대로 따라갈 수는 없다. 환자와 의사 사이에 대등한 협조 관계가 반드시 필요하지만 거기에는 권리와 의무가 따른다. 가장 중요한 것은 서로 동의한 과정에 적극적으로 참여하는 일이다. 현재 진행되고 있는 일에 대해 환자가 상세하게 기록하면 의사는 그것을 참고로 하여 지금 제대로 가고 있는지 아니면 수정해야 할지 결정할 수 있다.

좋은 의사를 고르는 데는 몇 가지의 실제적인 기준이 있다. 사람들은 보통 훈련을 잘 받고 최신 지식을 지닌 의사를 찾는다. 또한 일류 의과 대학 졸업자들은 기본이 튼튼하고 치료 가능한 질환의 치료법을 잘 알고 있을 것이라고 생각한다. 그러나 중요한 것은 그런 것이 아니다. 어떤 의사들은 명성은 자자하지만, 실제로는 환자의 치료에 유능하지 않다. 의사와 환자 간의 관계 형성이 가장 중요하며 환자는 의사를 친한 친구처럼 느낄 수 있어야 한다.

편하고 존경심이 생기며 때에 따라 삶과 죽음의 문제를 믿고 이야기할 수 있는 의사인지를 알아볼 수 있는 몇 가지 작은 단서가 있다. 먼저 의사는 환자를 만날 때 악수를 청해야 한다. 이것은 의사가 환자 곁에 가까이 다가가겠다는 의지의 첫 표현이다. 악수를 청하지 않는다고 해서 신뢰할 수 없다는 말은 아니지만 하나의 부정적 요소임은 분명하다. 약속을 지키는 것도 의사의 인품을 평가하는 중요한 요인이다. 그것을 통해 의사가 기본적으로 다른 사람을 존중하는지를 판단할 수 있기 때문이다. 치유 과정의 동반자가 되기 위해서는 상대방의 시간을 존중하는 마음이 있어야 한다. 의사가 항상 진료 시간에 늦는다면, 그는 계획성 없이 적당히 해치우는 성격이거나, 예약 환자를 너무 많이 받거나, 애초부터 다른 사람들의 시간에는 신경을 쓰지 않는 사람일 수도 있지만, 어쩔 수 없이 더 위급한 환자에게 붙잡혀 있을 수도 있다. 그러나 사실, 정말로 응급 상황 때문에 늦는 경우는 드물며 대부분의 경우는 의사의 게으름 때문이다.

환자와 상담하는 도중 다른 전화를 받는 의사도 좋지 않다. 나는 내비서에게 응급 상황이 아니면 환자와 상담하는 중에는 방해하지 말라고 해두었으며, 몇 달 동안 아무 방해 없이 환자들과 상담할 수 있었다. 정말로 응급 환자가 생기면 한 환자의 상담이 끝난 후 다음 환자와 상담하기 전까지의 시간 동안에도 충분히 진료할 수 있는 경우가 대부분이다.

나는 의사의 성격이나 태도가 의사를 선택하는 데 가장 중요한 요소라고 생각한다. 의사는 확신과 낙관적 생각을 가지고 있어야 한다. 3세기 전 조너선 스위프트*는 "이 세상에서 가장 좋은 의사는 식사, 명상

---

* **조너선 스위프트Jonathan Swift(1667~1745)**
  영국의 풍자 작가, 성직자, 정치평론가이다. 《걸리버 여행기》를 썼다.

• 잃어버린 치유의 본질에 대하여 ————

그리고 즐거움이다"라고 말한 바 있다. 치료될 가능성이 전혀 없고 경과가 계속 악화될 것으로 예상되더라도 의사는 확신을 가져야 한다. 말기 환자의 고통을 경감시켜주는 것과 같이, 어떤 경우에도 의사가 해야 할 일은 있다. 중환자를 다룰 때도 가짓된 낙관론이 아니라 따뜻한 마음과 인간적인 관심을 가지고 진실된 확신으로 대해야 한다.

의사는 언제나 환자의 말을 들을 준비가 되어 있어야 하고, 들을 수 있어야 한다. 의사들이 보통 환자의 말을 15~20초도 듣지 않고 말을 잘라버린다는 조사 결과도 있다. 급한 마음으로 시간에 쫓기면서 환자의 말을 들으면 환자의 내부에 있는 가장 중요한 문제를 놓쳐버리기 쉽다. 의사는 열린 마음으로 환자의 모든 문제를 다 살펴야 한다. 환자에게 중요한 말은 반복하고 요약해주는 의사가 되어야 한다.

의사가 환자의 병력을 철저히 들어주고, 직장이나 그 외 다른 사회적 사건들도 묻고, 환자의 작은 상처에도 관심을 가져주고, 심각한 문제에는 진심으로 마음 아파해주면 환자로부터 신뢰를 얻는다. 그리고 의사는 자신을 만나보고자 하는 환자들이 많더라도 당신과 언제나 함께할 것이라는 인상을 주어야 한다.

환자에게 책임을 돌리는 의사들은 좋지 못하다. 어떤 의사들은 처음 만날 때부터 "왜 이제 오셨나요?", "좀 더 일찍 내게 오셨으면" 등의 말을 하는데, 이들은 치유의 태도가 틀렸다고 생각해도 좋다. 농담으로라도 그런 말을 하는 의사는 안 된다.

N 부인은 90세 정도 된 할머니로 항상 유쾌한 표정을 하고 있었지만, 어느 날 매우 기분이 상한 모습으로 나를 찾아왔다. 그녀는 얼마 전에 부인과 의사를 방문했다고 말했다.

"무슨 큰 문제라도 나타났나 보죠?"

내가 물었다.

"아뇨, 전혀."

그녀가 대답했다.

"의사의 말 때문입니다."

그녀의 설명에 따르면 그 의사가 그녀에게 지금 어디에 있는지를 물었고, 그녀는 "그럼 내가 어디에 있어야 됩니까?"라고 반문하자 의사는 웃으며 "할머니 나이로 봐서는 무덤 속에 계실 것 같은데요"라고 말했다고 한다.

진찰할 때 환자의 옷을 모두 벗기는 의사도 완벽을 추구하는 좋은 의사에 속한다. 진찰할 때는 눈으로도 보고, 발의 맥박까지 짚어보고, 신체 여러 장기를 촉진하고 모두 청진해보는 의사가 유능하다. 그러나 철저하게 진찰하는 것보다 훨씬 더 중요한 자질은, 실수를 했을 때 얼버무리지 않고 그것을 받아들이는 자세이다. 똑똑한 환자는 진료 행위가 정확한 과학이 아니라는 것을 잘 안다. 아무리 유능한 의사가 교과서대로 진료하더라도 실수가 생긴다. 그러나 불가항력적으로 발생한 실수를 너그러이 용납해주어야만 그러한 과실이 재발하지 않고 의사를 더욱 유능하게 만들 수 있다.

1차 진료 담당 의사가 전문의에게 환자를 너무 자주 의뢰해도 문제가 된다. 이 문제는 오늘날만의 문제는 아니다. 도스토옙스키는 《카라마조프가의 형제들》에서 이렇게 썼다.

그리고 요즈음 그들은 당신을 전문의에게 보낸다. "당신에게 무엇이

문제인지 진단은 할 수 있지만, 이런저런 전문의들에게 가보면 문제
를 어떻게 치료할지 알 것입니다."
당신의 모든 병을 치료할 수 있던 옛날 의사들은 이제 없어졌고, 전
문의들만이 남아서 신문광고에 등장한다.

당시는 이것이 그다지 심각하지 않은 문제였지만, 이제는 거의 통제
불능일 정도로 큰 문제가 되었다. 복잡한 시술에 의존하지 않거나 세부
전문의에게 자주 보내려고 하지 않는 의사는 자신의 한계를 잘 인식하
는, 신용도가 높은 의사이다. 의사가 환자에게 전문의들을 찾아가는 길
안내만 하는 교통순경이 되어서는 안 된다. 환자들이 가진 대부분의 문
제는 아주 흔한 것이며, 1차 진료 담당 의사 수준에서 쉽게 해결할 수
있다.

그러면 전문의들을 찾아야 할 경우는 언제일까? 물론 신뢰할 만한 1
차 진료 의사가 이 환자는 좀 더 경험 많은 전문의를 찾아가는 것이 좋
겠다고 말하는 경우이다. 진단은 나왔지만 장기적인 치료가 필요할 경
우, 보통 전문의가 관리 방법을 더 잘 알고 있다. 환자의 증상이 호전되
지 않고 그로 인해 생활의 질이 떨어지며, 1차 진료 의사가 일정 기간
치료해보았지만 해결할 수 없는 경우도 전문의를 찾아갈 수 있다. 그리
고 특정한 영역의 질환들, 예를 들면 안과나 피부과, 부인과, 신경과, 정
형외과, 비뇨기과 등에서 다루어야 할 질환임에 분명하면 해당 전문의
를 찾아가는 것이 좋다.

마지막으로 환자가 찾아가야 할 의사들은 다음과 같은 의사다. 환자
의 호소를 편안하게 들어주면서도 복잡한 여러 가지 시술을 권하지 않

는 의사, 환자를 통계 숫자 속에서만 생각하지 않는 의사, 단지 생명을
연장하고자 하는 목적으로 삶의 질을 저하시킬 수도 있는 방법을 권하
지 않는 의사, 사소한 증상을 위험한 병으로 과장하거나 중한 증상에 당
황하지 않는 의사, 그리고 무엇보다도 환자를 위하는 일을 자신이 부여
받은 특권으로 생각하며 기쁨으로 봉사하는 인간애를 가진 의사.

• 잃어버린 치유의 본질에 대하여 ────

주

1. Lewis Thomas, *The Youngest Science: Notes of a Medicine-Watcher*(New York: Viking, 1983).

2. N. S. Yagwer, "Emotions as a Cause of Rapid and Sudden Death", *Archives of Neurology and Psychiatry* 36(1936): 875.

3. S. W. Rabkin et al., "The Electrocardiogram in Apparently Healthy Men and the Risk of Sudden Death", *British Health Journal* 47(1982): 546~552.

4. L. J. Henderson, "Physician and Patient as a Social System", *New England Journal of Medicine* 212(1935): 819~823.

5. Yevgeny Yevtushenko, "The Unexpressed", in *Almost at the End*, trans. Antonia W. Bouis, Albert C. Todd, and Yevgeny Yevtushenko(New York: H. Holt, 1987).

6. D. M. Eisenberg, "Unconventional Medicine in the United States: Prevalence, Costs, and Patterns of Use", *New England Journal of Medicine* 328(January 28, 1993): 246~252.

7. Eisenberg, "Unconventional Medicine", 118.

8. Eisenberg, "Unconventional Medicine", 12.

9. J. S. Todd, "Reform of the Health Care System and Professional Liability", *New England Journal of Medicine* 329(1993): 1733~1735.

10. J. Hampton, *British Medical Journal* 2(1975): 486~489.

11. B. Herbert, *New York Times*, op-ed page, August 10, 1994.

12. J. M. Vaccarino, "Malpractice: The Problem in Perspective", *Jounal of the American Medical Association* 238(1977): 861~863.

13. H. H. Hiat et al., "A Study of Medical Injury and Medical Malpractice: An Overview", *New England Journal of Medicine* 321(1989): 480; L. L. Leape et al., "The Nature of Advanced Events in Hospitalized Patients", *New England Journal of Medicine* 324(1991): 377; A. R. Localio, A. G. Lawthers, T. A. Brennan et al., "Relation between Malpratice Claims and Adverse Events Due to Negligence: Results of Harvard Medical Pratice", *New England Journal of Medicine* 325(1991):245~251.

14. "Medical and Hospital Professional Liability: A Report Prepared for the Texas

Health Policy Task Force"(Austin: Tonn and Associates, 1992), and B. Beckman et al., "The Doctor-Patient Relationship and Malpractice", *Archives of Internal Medicine* 154(1994): 1365.

15. C. Vincent, M. Young, and A. Phillips, "Why Do People Sue Doctors? A Study of Patients and Relatives Taking Legal Action", *Lancet* 243(June 25, 1994): 1609~1617.

16. A. Simanowitz, "Standards, Attitudes, and Accountability in the Medical Profession", *Lancet* 547(1985): ii.

17. Vaccarino, "Malpratice."

18. DRG는 보험회사의 의사 및 병원에 대한 진료비 상환 방법으로, 질병명에 따라 사전에 정해진 금액을 상환하며 검사나 치료의 내용에 따라 액수가 변하지 않는다.

19. Richard Knox, "Doctor's Orders Killed Cancer Patient", *Boston Globe*, March 23, 1995.

20. William Withering, *An Account of the Foxglove and Some of Its Medical Uses*(London: M. Swiney, 1985).

21. M. A. Schnitker and S. A. Levin, "Presence of the Digitalis in Body Fluids of Digitalized Patients", *Archives of Internal Medicine* 60(August 1937): 240~250.

22. S. A. Levin and B. Lown, "'Armchair' Treament of the Acute Coronary Thrombosis", *Journal of the American Medical Association* 148(April 1952): 1365.

23. Thomas Henry Huxley, "Biogenesis and Abiogenesis", in *Discourses Biological and Geological: Essays by Thomas Henry Huxley*(New York: D. Appleton, 1896).

24. Willard R. Espy, comp., *An Almanac of Words at Play*(New York: C. N. Potter, 1975).

25. William Styron, *Darkness Visible: A Memoir of Madness*(New York: Viking, 1990).

26. Rupert Brooke, "The Great Lover", in *The Collected Poms of Rupert Brooke*(New York: Dodd, Mead, 1943).

27. Bruce Bliven, in Lewis Thomas, *The Fragile Species*(New York: Scribners, 1992), 74.

28. Harold Clurman, *All People Are Famous*(New York: Harcourt Brace Jovanovich, 1974), 197.

29. Norman Cousins, *The Healing Heart: Antidotes to Pain and Helplessness*(New York: Norton, 1983).

30. J. D. and G. F. Lubitz, "Trends in Medicare Payment in the Last Year of Life", *New England Journal of Medicine* 328(1993): 1092.

31. J. M. Barrie, *Peter Pan*(New York: Charles Scribner's Sons, 1929).

32. Sherwin B. Nuland, *How We Die: Reflections on Life's Final Chapter*(New York: Knopf, 1994).

33. Cousins, *The Healing Heart*.

34. J. Foreman, *Boston Globe*, March 7, 1994.

35. Michael Ignatieff, *The Needs of Strangers*(New York: Viking, 1985).

36. Roger Rosenblatt, *New York Times*, November 21, 1993.

37. 고대 랍비들은 유대교 신비주의인 카발라에 따라 신이 선택한 36명의 의인 '라메드바브닉 lamedvovnik'이 지구를 떠받치고 있다고 가르친다. 히브리어에서 문자는 숫자로 나타나는 데 라메드lamed는 30이고 보브vov는 6을 가리킨다.

질병 및 의학 용어 해설

갑상선기능항진증

갑상선호르몬의 과잉 분비나 기타 다른 원인에 의해 갑상선이 비대해지면서 정상인보다 두 배에서 네 배까지 커지는 증상. 이 병에 걸리면 무척 초조해지고 심장박동 수가 빨라지며 체중이 준다. 안구 돌출 증세가 동반되는 경우도 있다.

갑상선중독증

갑상선의 기능이 항진되는 질환.

게실염 diverticulitis

결장 게실의 염증.

고관절

골반과 대퇴골을 잇는 관절로 팔의 어깨관절에 해당한다.

관상동맥

심장근육에 혈류를 공급하는 혈관. 전체 모양이 왕관처럼 생겼다 해서 붙여진 이름이다.

관상동맥우회술

막힌 관상동맥 대신에 신체 다른 부위의 혈관을 이식하여 혈류를 통하게 하는 수술.

관상동맥조영술

협심증이나 심근경색증 환자의 심근에 혈액을 공급하는 관상동맥을 방사선을 이용해서 촬영하는 진단법. 이 검사로 협심증의 정확한 진단과 원인을 알 수 있고 치료 방향을 결정하게 된다.

관상동맥혈전증

관상동맥에 동맥경화성의 변화가 생기면 혈액덩어리(혈전)가 붙기 쉬운데 이 혈전이 내강을 막아 심근경색을 일으킨다.

관혈적 방법

수술이나 주사 등 신체에 상처를 주는 방법들을 통칭한다.

기립성 저혈압

자리에서 일어설 때 혈압의 저하가 일어나는 특징이 있어 어지럼증과 낙상의 위험이 동반된다.

기외수축

심장에 이상 자극이 형성되어 정상적인 박동 이외에 다른 박동이 일어나는 상태.

대동맥협착증

대동맥 상부가 선천적으로 좁아져 있는 질병.

동맥류

동맥벽이 약해져서 동맥이 비대해지거나 부푼 상태.

디곡신 Digoxin

심부전과 비정상적인 심장 박동의 치료제.

디기탈리스 Digitalis

심부전증 치료에 쓰이는 치료제.

망막박리

망막의 안쪽 신경막이 여러 가지 원인으로 바깥쪽의 색소 상피세포층으로부터 떨어져서 초자체 안에 들떠 오르는 현상.

무기폐
기관지가 막혀서 그 이하 부위의 폐에서 공기가 빠져나가서 바람 빠진 풍선처럼 되는 질환.

미주신경 迷走神經
연수에서 나온 열 번째의 뇌신경. 부교감신경 중 최대의 것인데 교감신경과 섞이는 부분도 있어 보통 방법으로는 그것을 전부 더듬어가기가 불가능하다.

부신 副腎
신장 위에 붙어 있는 조그마한 조직으로 아드레날린 등의 각종 호르몬을 분비한다.

부정맥 不整脈
맥박의 리듬이 빨라졌다가 늦어졌다가 하는 불규칙한 상태. 정상적인 심장은 분당 60～100회인데, 60회 이하로 뛰는 서맥 徐脈, 100회 이상의 빈맥 頻脈, 예정보다 한 박자 빨리 뛰는 조기 早起 박동의 세 종류로 나뉜다.

불안정 협심증
관상동맥이 심하게 좁아져서 심장발작을 일으킬 수 있는 병.

빈맥
성인의 경우 1분에 60～100회의 맥박 수가 정상인 데 반해 100회 이상의 맥박 수를 가리킨다.

빈맥성 부정맥
부정맥이란 심박동이 불규칙해지는 상태를 가리키는데 이중 심박동 수가 비정상적으로 빨라지는 상태.

삼첨판막
우심방과 우심실 사이에 있는 판막.

성상신경절 星狀神經節
뇌에서 나오는 교감신경들이 심장에 연결되는 중간 정거장 역할을 하는 곳으로, 목 부위에 위치하고 있다.

승모판탈출증
승모판은 좌심방과 좌심실 사이에서 좌심실이 수축하는 동안 좌심방으로 혈액이 들어가지 않도록 하는 역할을 하는 판막인데, 승모판탈출증이란 좌심실이 수축하는 동안 승모판이 닫히면서 그중 일부가 좌심방 내로 들어오면서 승모판 폐쇄부전을 일으키는 질환이다.

승모판협착증
대부분 후천적인 질환인 류머티즘열의 후유증에 의해 오랫동안 판막이 망가지면서 좁아져 생긴다. 정상 승모판의 면적은 4～6제곱센티미터로 심장에서 체순환으로 가는 모든 혈액이 이 면적을 통과한다. 승모판협착에서는 이 면적이 좁아지며 심한 경우 1제곱센티미터 이하까지 좁아지기도 한다.

시험적 개흉술 試驗的 開胸術
확실한 진단과 치료 방침을 세우지 않은 채, 흉곽을 절개한 후 상태에 따라 치료 방법을 결정하는 수술.

신경총 神經叢
신경이 많이 모여 있는 신경다발.

신부전
신장 기능이 현저하게 저하되어 체액의 정상적인 성질을 유지할 수 없게 된 상태.

심계항진心悸亢進
심장의 박동 수가 빨라지며 두근거림이 느껴지는 현상. 건강한 사람은 몹시 흥분하거나 심한 운동을 할 때 심장이 뛰는 것을 느끼나, 심장병이 있어 심장이 제대로 일하지 못하거나 폐에 병이 있을 때, 빈혈이 있거나 심장 활동을 통제하는 신경이 지나치게 흥분되었을 때는 가슴 두근거림이 나타난다.

심근경색
심장근육에 혈액을 공급하는 관상동맥 중 어느 혈관이 갑자기 혈전으로 막히게 되어 심근에 피가 순환하지 못하여 심근의 괴사와 수축력 장애를 가져오는 질환.

심낭막
심장을 둘러싸고 있는 막.

심방성 빈맥
심방의 이상으로 심장박동 수가 빨라지는 현상.

심방세동
심방근의 많은 부분이 동시에 불규칙적으로 통제 없이 수축하는 상태.

심방조동
심방이 1분에 250~350회의 빈도로 규칙적으로 수축하는 상태.

심실성 기외수축
심실에서 비롯되는 이상 박동.

심실중격결손증
좌우심실 사이에 있는 두꺼운 심근 조직인 심실중격에 결손구가 생긴 기형.
심장발작heart attack

심근경색이나 관상동맥혈전증과 같은 말.

심장전도 기능
심장의 펌프 기능을 유지하기 위해 자율적으로 전기가 발생되어 이 전기가 심근세포까지 전달하는 기능.

심장허탈cardiac collapse
의식이 혼미해지며, 혈압이 잡히지 않거나 심장박동이 멈추는 증세.

에디슨씨병
부신피질 기능부전.

요독증
신장의 기능이 극도로 저하되어 오줌으로 배설되어야 할 각종 노폐물이 혈액 속에 축적되어 일어나는 중독 증세.

울혈성 심부전
심장이 점차 기능을 잃으면서 폐나 다른 조직으로 혈액이 모이는 질환.

유양돌기염
귀 뒤쪽 뼈인 유양돌기에 생기는 염증. 대개는 중이염에서 동반된다.

전폐절제술
한쪽 폐 전체를 제거하는 시술.

점액수종
갑상선의 기능저하증. 기력이 감퇴되고, 추위에 민감하며 권태감이 강하고 피부가 건조해지며, 탈모가 되는 외에 안검과 하지에 부종이 보인다.

제세동술
심실세동 시 강력한 전기 충격을 가해 각 세포의 전기 활동을 모두 같은 시기로 일치시킴으로써 중단시키는 시술.

척수의 관문이론 關門理論 Gate Theory
척수에 관문 기능이 있어 강력한 자극이 신경망으로 들어오며, 다른 자극에는 관문이 닫혀 자극이 전달되지 않는다는 가설.

충수염
맹장 선단에 붙은 충수에 일어나는 염증. 흔히 맹장염이라고도 한다.

판막치환술
판막 질환이 진행되어 판막병변이 심한 경우, 손상된 판막 전체를 떼어내고 원래의 위치에 새로운 인공판막을 넣어주는 시술.

폐기종
폐 내에 커다란 공기주머니가 생긴 것을 의미한다. 정상인의 폐는 고무풍선처럼 늘어났다 줄어들었다 할 수 있는 탄력성이 있는 반면, 폐기종 환자의 폐는 늘기만 할 뿐 줄어들지 못한다.

허혈성 심장발작
심장으로 공급되는 혈관이 좁아지거나 일부분이 막혀 혈액이 줄어듦으로써 심장근육에 저산소증 및 괴사 현상을 일으켜 생기는 심장발작 증세.

혈관성형술
혈관에 심한 협착 또는 폐쇄가 있는 경우에 이 부위를 절단한 후에 인조혈관을 이용하여 연결하는 본격적 수술에서부터 풍선을 이용하여 좁아진 부분을 넓혀주는 조작까지 광범

위하게 혈류를 유지시켜주는 모든 수술적 처치.

혈관조영 검사
방사선을 이용한 혈관 검사. 방사선상에서 혈관의 이상 여부를 판단하여 병명이나 병소의 위치, 병의 진행 정도를 확인할 수 있다.

혈괴
어혈 응어리.

혈전
심장이나 혈관 내에 혈액이 응고된 상태.

혈전용해제
관상동맥 내의 혈전을 녹여 심근의 괴사를 중지시키는 약제.

협심증
심장부 또는 흉골 뒤쪽에 발작적으로 일어나는, 조이는 것 같은 동통을 주증으로 하는 증후군. 동시에 불안이나 절망감이 뒤따르며, 동통은 흔히 어깨에서 팔로 퍼진다. 심근의 허혈虛血 상태에 기인하는 가슴 통증을 주로 한 증후군으로 발생 요인은 급성으로 일어나는 심근의 대사 장애로 알려져 있다.

홀터 심전도검사
일상 활동을 하는 상태에서 심전도 기록기를 몸에 부착해 24~48시간의 심박동을 기록해 부정맥을 진단한다. '활동 중 심전도검사'라고도 한다.

잃어버린 치유의 본질에 대하여

노벨상 수상자 버나드 라운이 전하는 공감과 존엄의 의료

1판 1쇄 2018년 6월 8일
1판 2쇄 2018년 8월 17일

지은이 | 버나드 라운
옮긴이 | 이희원

펴낸이 | 류종필
편집 | 최형욱, 이정우
마케팅 | 김연일, 김유리
디자인 | 박미정
표지 그림 | Raija Jokinen 〈Flyttare 1〉

펴낸곳 | (주) 도서출판 책과함께
주소 (04022) 서울시 마포구 동교로 70 소와소빌딩 2층
전화 (02) 335-1982
팩스 (02) 335-1316
전자우편 prpub@hanmail.net
블로그 blog.naver.com/prpub
등록 2003년 4월 3일 제25100-2003-392호

ISBN 979-11-88990-03-0 03510

이 도서의 국립중앙도서관 출판예정도서목록(CIP)은
서지정보유통지원시스템 홈페이지(http://seoji.nl.go.kr)와
국가자료공동목록시스템(http://www.nl.go.kr/kolisnet)에서 이용하실 수 있습니다.
(CIP제어번호 : CIP2018015058)